肿瘤放射治疗器官运动类型及管理手册

主　编　金献测　谢聪颖　严森祥

副主编　陆中杰　白　雪　易金玲　韩　策

编　者　（按姓氏汉语拼音排序）

艾　遥（温州医科大学附属第一医院）　　　孙钦飞（浙江省肿瘤医院）

白　雪（浙江省肿瘤医院）　　　　　　　　吴　钧（温州医科大学附属第一医院）

卜路懿（浙江大学医学院附属第一医院）　　谢聪颖（温州医科大学附属第二医院）

陈元华（浙江大学医学院附属第一医院）　　谢丽华（温州医科大学附属第二医院）

傅益谋（温州医科大学附属第二医院）　　　薛　飞（温州医科大学附属第二医院）

葛　迦（浙江大学医学院附属第一医院）　　严森祥（浙江大学医学院附属第一医院）

韩　策（温州医科大学附属第一医院）　　　阎华伟（温州医科大学附属第一医院）

金献测（温州医科大学附属第一医院）　　　易金玲（温州医科大学附属第一医院）

靳　富（重庆大学附属肿瘤医院）　　　　　余文亮（温州医科大学附属衢州医院）

李文翔（浙江大学医学院附属第一医院）　　张　华（温州医科大学附属第一医院）

刘　缓（温州医科大学附属第一医院）　　　张　吉（温州医科大学附属第一医院）

刘吉平（浙江省肿瘤医院）　　　　　　　　张　力（温州医科大学附属第一医院）

陆中杰（浙江大学医学院附属第一医院）　　郑小敏（浙江省立同德医院）

罗焕丽（重庆大学附属肿瘤医院）　　　　　周永强（温州医科大学附属第一医院）

科　学　出　版　社

北　京

内 容 简 介

本书对医学影像的发展及其与肿瘤放射治疗技术发展的关系进行简单回顾，并从文献和当前临床实践出发，系统阐述医学影像在放疗中的应用，介绍了放射治疗过程中误差类型和来源，肿瘤和器官运动的类型和来源。并对头颈部肿瘤、胸部肿瘤、腹部肿瘤、盆腔肿瘤等部位的器官运动类型和管理手段进行详细回顾和阐述。最后还对最新的人工智能技术在肿瘤器官运动和管理中的应用和前景进行描述。希望能为实现肿瘤放射治疗临床实践过程中器官运动的精确管理和控制，为提高肿瘤放射治疗精确度，最终为提高放疗的疗效和安全性提供帮助。

本书适用于临床一线的肿瘤放射治疗物理人员和技术人员，也可为放射治疗医师提供参考。

图书在版编目（CIP）数据

肿瘤放射治疗器官运动类型及管理手册/金献测，谢聪颖，严森祥主编. —北京：科学出版社，2023.6

ISBN 978-7-03-074396-1

Ⅰ.①肿… Ⅱ.①金… ②谢… ③严… Ⅲ.①肿瘤–放射治疗学–手册 Ⅳ.① R730.55-62

中国版本图书馆 CIP 数据核字（2022）第 253022 号

责任编辑：王镁楹/责任校对：宁辉彩
责任印制：赵　博/封面设计：陈　敬

科 学 出 版 社 出版
北京东黄城根北街 16 号
邮政编码：100717
http://www.sciencep.com
北京天宇星印刷厂印刷
科学出版社发行　各地新华书店经销
*
2023 年 6 月第　一　版　　开本：720×1000 1/16
2024 年 11 月第二次印刷　印张：11 1/2
字数：200 000
定价：98.00 元
（如有印装质量问题，我社负责调换）

前　　言

恶性肿瘤（癌症）已经成为严重威胁中国人群健康的主要公共卫生问题之一。放射治疗在肿瘤治疗中的作用和地位日益突出，已成为治疗恶性肿瘤的主要手段之一。放射治疗的目标是最大限度地将放射剂量集中到病变区域内，杀灭肿瘤细胞，同时最大程度地保护邻近的正常组织和器官，达到使患者长期生存的目的，同时提高其生活质量。

肿瘤患者在放射治疗过程中实际上是一个动态个体，患者的机体和外部条件每天处于细微的变化之中，如呼吸、心跳、胃肠蠕动、直肠和膀胱的充盈度变化及膈肌运动等生理运动，随着这些细小变化的累积，有可能导致患者的放射治疗体位和内部肿瘤位置出现偏差。而放射治疗本身具有复杂的流程，涉及多个部门和环节，各个环节都可能引起各种误差和错误，如定位精准度，肿瘤区勾画一致性和准确性，放射治疗实施的摆位误差等，这些误差和错误，以及患者本身动态的变化都会影响放射治疗的整体精确度和准确性，最终影响放射治疗的疗效和安全。

随着医学影像和放射治疗技术的发展，了解肿瘤和周围器官的运动方式和规律，研究管控其运动的方法，可有效缩小肿瘤内边界，减小计划靶区，可以更好地发挥这些先进放射治疗技术的优势，获得更好的放射治疗效果。因此，本书从文献和当前临床实践出发，系统阐述医学影像在放射治疗中的应用，了解放射治疗过程中的误差类型和来源，希望能对肿瘤的器官运动进行管理和控制，为提高放射治疗精确度提供帮助。

作为医务工作者，要紧跟专业学科发展步伐，提高自身业务能力，将党的二十大精神与工作结合起来，助力健康中国建设。

为了保证相关知识的实时性及实用性，本书邀请了数位经验丰富的临床专家参与编写。在此，我谨向参与本书编写工作的各位专家及全体编审人员表示衷心的感谢。

鉴于作者水平有限、研究问题的复杂性及各种主客观条件和因素的限制，本书仍有一些不尽完善之处，敬请广大读者和学界同仁给予批评斧正。

编　者
2022 年 6 月

目 录

第一章　医学影像与放疗误差

据国家癌症中心最新的全国癌症统计数据显示，恶性肿瘤（癌症）已经成为严重威胁中国人群健康的主要公共卫生问题之一，恶性肿瘤死亡占我国居民全部死因的 23.91%，且近十几年来恶性肿瘤的发病率、死亡率均呈持续上升态势，每年恶性肿瘤所致的医疗花费超过 2200 亿元，防控形势严峻[1]。

肿瘤放射治疗（放疗）是利用放射线治疗肿瘤的一种局部治疗方法。放射线包括各类放射性同位素产生的 α、β、γ 射线和各类 X 射线治疗机或加速器产生的 X 射线、电子线、质子束及其他粒子束等[2]。放疗经历了一个世纪的发展，在伦琴发现 X 射线、居里夫人发现镭之后，很快就分别用于临床治疗恶性肿瘤，直到目前放疗仍是恶性肿瘤重要的局部治疗方法[3]。大约 70% 的癌症患者在治疗过程中需要用到放疗，其中约有 40% 的癌症可以用放疗根治[4]。放疗在肿瘤治疗中的作用和地位日益突出，已成为治疗恶性肿瘤的主要手段之一。

癌细胞和大部分正常细胞都要生长和分裂。但是癌细胞的生长和分裂比它们周围许多的正常细胞都要快[5]。放疗采用特殊设备产生的高剂量射线照射癌变的肿瘤，杀死或破坏癌细胞，抑制它们的生长、繁殖和扩散[6]。虽然一些正常细胞也会受到破坏，但是大多数都会恢复。与化疗不同的是，放疗只会影响肿瘤及其周围器官或组织，不会影响全身。放疗被誉为"隐形的手术刀"，既可单独使用治疗肿瘤，也可以与手术和化疗等配合、作为综合治疗的一部分，提高癌症的治愈率[7]。放疗的目标是最大限度地将放射线的剂量集中到病变区域内，杀灭肿瘤细胞，同时最大程度地保护邻近的正常组织和器官，达到患者能长期生存或提高其生活质量的目的[8]。

肿瘤患者在放疗过程中实际上是一个动态个体，患者的机体和外部条件每天处于细微的变化之中，如呼吸、心跳、胃肠蠕动、直肠和膀胱的充盈度变化及膈肌运动等生理运动，随着这些细小变化的累积，有可能由于许多内在或外在原因导致患者的放疗体位和内部肿瘤位置出现偏差[9]。而放疗流程本身是个复杂的过程，涉及多个环节，各个环节都可能引起各种误差或错误，如定位精准度、肿瘤区勾画一致性和准确性、放疗实施的摆位误差等，这些误差和错误，以及患者本身动态的变化都会影响放疗的整体精确度和准确性，最终影响放疗的疗效和安全性[10]。

随着医学影像和放疗技术的发展，了解肿瘤和周围器官的运动方式和规律，研究管控其运动的方法，可有效缩小肿瘤内边界，减小计划靶区，可以更好地发挥这些先进技术的优势，实现既提高肿瘤控制率，又不增加正常组织并发症，获得更好的放疗效果[11]。因此，器官运动的跟踪和监测在现代放疗中已变得越来越重要。

本章将从历史文献和当前临床实践出发，系统阐述医学影像在放疗中的应用、放疗过程中的误差类型和来源，实现对肿瘤器官运动的管理和控制，为提高放疗精确度提供理论和实践基础。

第一节　放疗中的医学影像

一、影像与放疗靶区勾画

在放疗的实施流程中，医生和物理师通常以给予靶区更加适形和精准的剂量为目标，而实现这一目标的前提是对肿瘤区域及肿瘤周围的正常组织和器官进行准确的分割。不准确的肿瘤或危险器官分割通常被认为是放疗误差的常见来源之一，错误地勾画会造成给予靶区的剂量不足，导致肿瘤控制率降低；或传递给肿瘤附近危险器官上的剂量过高，导致对患者的毒副作用增加。因此，影像在确定放疗靶区方面起着至关重要的作用。

典型的放疗流程通常开始于模拟定位，患者在一个适合接受放疗的固定体位下接受 CT 扫描，从而获取患者的三维解剖结构图像。CT 扫描作为放疗计划制作的标准成像模式，不仅可以给医生提供三维视角的肿瘤形貌信息，还可以提供剂量计算所必需的电子密度信息[12]。放射学宏观上可观察到的肿瘤区域被称作肿瘤区（GTV），GTV 的分割是一项富有挑战性的工作，尤其对于软组织中的肿瘤。为了提高 GTV 的勾画准确性，许多算法被开发用于将模拟定位的 CT 图像与临床诊断中常用的其他模态的影像如 MRI 和 PET 进行配准，借助其他模态影像的优势提高 GTV 的分割精度[13, 14]。相比于 CT 图像，MRI 图像对于盆腔区域肿瘤的分辨率更高，软组织对比度更高，而 PET 图像可以进一步提高头颈部肿瘤、肺部肿瘤、淋巴瘤和食管肿瘤的分割精度[15]。

一种被定义的靶区为临床靶区（CTV），CTV 是在 GTV 的边缘向外扩展一定的距离将肿瘤可能浸润但在宏观上难以观察的微小病灶包括进去，这对于提高肿瘤的治愈率至关重要。通常 CTV 的勾画是基于横断面的解剖学信息，但是这一信息往往过度简化了肿瘤的复杂程度，未能充分考虑肿瘤的异质性，而目前的处理方法是给予 CTV 区域一个比较均匀的放射剂量，同样未能充分考虑肿瘤异质性的问题[16]。

另一种被定义的靶区为计划靶区（PTV），PTV 是一个几何概念，其充分考虑了放疗实践中的各种不确定因素，如在放疗过程中肿瘤自身的内在运动（内靶区，ITV），患者每次治疗过程中产生的随机性和系统性的偏差，这些偏差包括肿瘤受到抑制或者生长产生位置和形状的变化，同样包括患者每次治疗时体位固定所带来的偏差。因此，为了使 CTV 接受足够剂量的照射，PTV 这个靶区概念被广泛接受并使用 [17]，如图 1-1 所示。

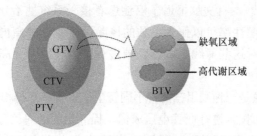

图 1-1　各种靶区之间的结构关系
GTV，肿瘤区；CTV，临床靶区；PTV，计划靶区；BTV，生物学靶区

随着对肿瘤微环境的深入了解和考虑到肿瘤内部的异质性，许多新的功能成像技术被尝试用于辅助放疗。将代谢和分子成像技术应用于放疗中促进"生物学靶区"（BTV）这一概念的建立。BTV 的分割充分考虑了肿瘤内部的代谢、生化、生理和功能变化，并有可能使肿瘤的分割工作远离纯粹的解剖 / 空间信息 [18]。FDG-PET 成像是目前应用最广泛的功能成像技术，这一成像方法大大提高了 BTV 的分割精度。功能性成像可以反映出肿瘤的特征，如缺氧、血管状况和细胞增殖情况，这些特性都会对放疗的结果产生影响。这一需求导致了对确定可靠的"成像生物标志物"的研究，通过对成像模式的定性或定量测量，得到肿瘤内部空间异质性的信息 [19]。因此，将这些成像生物标志物纳入放疗计划制定的过程中可以充分考虑具有放射剂量抗性的区域，并允许对这一抗性区域给予更高剂量 [20]。

二、CT 影像

CT 是肿瘤分期和治疗反应评估中应用最广泛的影像学手段。一套标准的 CT 扫描装置通常包含有 X 射线源、探测器和旋转机架，然后利用探测器得到的射线强度信息结合重建算法将横断面的解剖结构重建出来。新的重建算法，特别是迭代算法以及高灵敏度探测器的发展降低了患者检查时所接受的辐射剂量，数据处理方法的不断改进（如噪声和伪影矫正）进一步提高了肿瘤 CT 成像的质量。这些技术上的进展不仅推动了 CT 成像质量的提高，而且衍生出了许多能够表征组织和描述功能的定量 CT 技术。来自灌注成像和双能量 CT 等技术的生物标志物可以提高病灶区域的成像质量，助力靶区的精准分割，为实现个体化的癌症治疗奠定基础。

CT 灌注成像、动态增强 CT（DCE-CT）成像借助碘造影剂来提升图像成像质量，当静脉注射造影剂时，组织中的碘浓度依赖于血流速度和积累效应，在肾脏再循环和清除药物之前，由于肿瘤内血管的高渗透特性导致肿瘤内部的碘浓度曲线不同于肿瘤周围正常组织的浓度曲线，从而在 CT 图像上表现出更加明显的差异 [21]。定性和半定量评价或评估这些影像数据可以提高从健康组织中区分肿瘤组织检测效率[22]。在接受放疗的头颈部鳞状细胞癌（HNSCC）患者中，肿瘤灌注率已被作为评估肿瘤局部控制率的一种影像学生物标志物，研究发现肿瘤灌注率较低患者的局部控制率较差[23]。有文献报道了癌症患者接受系统性治疗后的肿瘤灌注率变化情况，发现肿瘤灌注率可以作为单独的风险因子预测肿瘤内部对射线具有抗性的区域，使得医生对这些射线不敏感区域进行区分和给予更高的辐射剂量成为可能[24, 25]。

双能量CT成像是一种利用在两种不同管电压设置下获得相减数据的成像技术，通过使用双能量CT技术进行低管电压成像，提高组织的对比分辨率，从而实现对腹部组织的高质量成像。利用双能量CT成像技术，可以重建任意电压下的图像。在低管电压下，X射线对碘的吸收相对于水和软组织增加，导致图像对比度增加。这一成像技术已经被证明可以提高肝部肿瘤和胰腺肿瘤在图像中的对比度[26, 27]。

三、磁共振成像

磁共振成像（MRI）是利用一定频率的射频信号结合一个外加静磁场，实现对磁场内的人体进行成像，从而获取高质量的切面图像。在过去十几年中，发展建立了多种新的定量MRI技术，这些技术的临床应用让医生有更多的方法去探究人体组织的微观结构。

1. 弥散加权成像（DWI）　由于其拥有较强的软组织对比能力，已广泛应用于癌症成像。DWI进一步增强了对水分子中质子的内在随机热运动的探测灵敏度，这种运动是水自然扩散运动的一种过程。通过测量组织内水分子运动的DWI信号，获取组织中细胞密度、细胞内结构、细胞膜通透性、细胞间质体积和血流等相关信息。

肿瘤的增殖生长往往伴随着肿瘤细胞表面积的增加，从而限制了水分子的运动，DWI的表观弥散系数（ADC）可以量化水分子运动这一过程。ADC值的变化可以反映出治疗前后肿瘤细胞结构正常和坏死的变化情况，DWI在肿瘤检测、分期和评估治疗反应方面的潜在价值已在一系列类型的肿瘤中得到证实[28, 29]。有研究证实了ADC值在接受同步放疗、化疗头颈部鳞状细胞癌患者治疗反应的评估作用中，与部分应答者相比，完全应答者治疗前的ADC值明显较低，这表明该生物标志物可以用于预测治疗反应，有助于帮助医生有针对性地调整治疗方案[30]。成像技术的进步使得MRI的定量功能扩展到全身MRI（WB-MR-DWI），能够准确地对包括淋巴瘤和骨髓瘤在内的癌症进行分期[31, 32]。

2. 动态增强磁共振成像（DCE-MRI）　是一种定量的MRI技术，其通过评估细胞外低分子量造影剂（如钆基造影剂）因肿瘤血管系统的药代动力学作用而产生的分布特性实现对组织微血管和结构的研究。DCE-MRI对血管的体积、血流和血管通透性的变化很敏感，其在肿瘤评估中的作用已被广泛研究。由于其在检测乳腺癌方面具有较高的灵敏度,已成为乳腺癌 MRI 方式中的重要选项之一[33]。然而,DCE-MRI 由于造影剂浓度与信号强度之间的非线性关系以及其与翻转角、重复时间和预对比信号等扫描参数的依赖关系不明确而变得复杂。此外,不同影像中心的测量差异仍然是一个问题,这进一步限制了 DCE-MRI 在癌症成像中的临床应用[34]。通过对每个患者进行多种类型的 MRI,有望克服这些限制,从而实现对每个患者的个性化治疗和评估[35]。

3. 磁共振波谱成像(MRS)　是一种基于射频信号检测分析的技术,检测特定核子(如 ^{1}H, ^{31}P, ^{13}C, ^{19}F)所产生的射频信号。MRS 可以定量分析组织中存在的代谢物,如胆碱、肌酸和肌醇,而这些代谢物可以作为肿瘤生物标志物,这一分析技术已在脑肿瘤、前列腺癌和乳腺肿瘤诊断方面显示出优异的潜力[36-38]。然而,MRS 与其他 MRI 技术相比,图像获取流程复杂,信号强度和灵敏度较低,这些不足之处限制了其在临床中的推广使用。

4. 血氧水平磁共振成像(BOLD MRI)　是一种无须借助造影剂的内源非侵入性功能成像方法[39],其基于血液中的氧合程度这一内源性对比因子,因为 T_2 信号与氧合程度有着很强的相关性。脱氧血红蛋白是一种顺磁性分子(它有一个或多个未配对电子,导致其拥有一个强电子磁矩),与逆磁性的氧合血红蛋白(只有成对的电子存在)相比,其 T_2 信号强度更低。对于血氧丰富和缺氧血液之间这种本质上的磁性差异,意味着 BOLD MRI 能够检测组织内的氧合变化。尽管 BOLD MRI 方法主要用于监测大脑的功能性活动,但它也被用于评估肿瘤状况[40],为干预肿瘤中的氧合情况提供帮助[41]。在放疗靶区勾画阶段,BOLD MRI 有助于提高关键神经结构的分割精度,避免神经结构受到过高的剂量照射,从而提高放疗计划质量。此外,DOLD MRI 提供了一种非侵入性的肿瘤内部缺氧区域检测方法,帮助放疗医师准确分辨出肿瘤中的抗辐射区域并对放疗反应预测提供一定的参考价值。

四、正电子发射断层成像

正电子发射断层成像(PET)是一种功能性成像技术,其利用放射性示踪剂将发射正电子的核素耦合到生物活性分子上。通过重建放射性示踪剂在体内的三维分布情况来评估生物活性分子在体内的分布情况。氟代脱氧葡萄糖(FDG),这种葡萄糖的类似物是最常用的生物活性因子,因为这种类似物的代谢情况反映了许多放疗反应相关的关键生物学过程,包括受体介导的葡萄糖摄取、细胞呼吸、缺氧和灌注情况等[20]。随着科学技术的进步,其他种类的 PET 示踪剂被研究和使用,如与肿瘤缺氧区域结合的氟 -18 氟索唑(F-MISO)和用于测量肿瘤增殖情况的 3′-脱氧 -3′-氟胸腺嘧啶(FLT),PET-CT 和 PET-MRI 联合 ^{18}F- 氟乙胆碱这一示踪剂被证明在儿科脑肿瘤的诊断和反应评估中有一定的应用价值[42]。

碘 -124 是碘元素的一种正电子发射放射性同位素,将其标记间碘苯甲胍后联合 PET-CT 或者 PET-MRI 可用于评估神经母细胞瘤。而用碘 -123 标记的间碘苯甲胍联合单光子发射计算机断层成像（SPECT）-CT，可以对病灶区域实现更高分辨率的成像。拥有较长半衰期的碘 -123 标记间碘苯甲胍可以在数天内进行连续扫描，实现对放射性药物的药代动力学研究，碘 -123 较长半衰期这一优点在放疗剂量学监测中具有一定的价值 [43]。

五、功能成像与生物学靶区

虽然功能成像技术有潜力在放射治疗前为放疗医师提供有价值的肿瘤诊断信息，但是将这些信息用以提高放疗的精准性仍然是一项富有挑战性的工作。功能成像技术可以准确识别出肿瘤内部抗辐射特性的区域（生物学靶区），从而放疗医师可以在不增加整个肿瘤剂量的前提下对生物学靶区给予额外的辐射剂量。

一些头颈部肿瘤放疗计划关注了肿瘤区域缺氧因素对放疗剂量的影响情况，这些研究主要是基于 PET 类型的功能成像技术 [44, 45]。早期一些基于功能影像技术的研究证明借助 FDG-PET 和 DCE-MRI 的影像来增加肿瘤局部区域的辐射剂量是具有可行性的 [46-48]，但是需要更多的临床数据证明这一方法对于提高肿瘤控制率和降低毒副作用是有帮助的。尽管在放疗靶区勾画阶段实现了由 GTV 到 BTV 的转变，可以让放疗医生有计划地对肿瘤中的不同区域给予不同的肿瘤控制剂量，但是将这一放疗新理念转化成临床实践工作的标准仍然有很多问题需要解决。目前，一种成像技术获取的影像难以完全反映出肿瘤内部抗辐射特性的潜在机制，且建立不同影像之间的空间对应关系也存在很大的困难 [49]。此外，需要考虑不同功能影像生物标志物用于分割肿瘤内抗辐射区域时其参考价值的优先级问题。

第二节　图像引导放疗

在过去的 20 年中，放疗的临床应用技术发生了显著的变化，放疗技术与图像引导技术之间的发展如图 1-2 所示。放疗中 3D 影像的引入使得单个照射野的剂量传递变成了更加复杂的三维适形放射治疗（CRT），继而发展出了调强放射治疗（IMRT），该技术可以对不规则形状的肿瘤实现理想的剂量传递 [50]。传统放疗中整个治疗野的射线强度是一致的，而 IMRT 使用多个子野来传递辐射剂量，每个子野的射线强度、子野形状都受到控制 [51]。先进的剂量计算方法，对肿瘤区域传递预期的辐射剂量及特殊危险器官的剂量限制进行放疗计划的逆向优化过程，确定各个子野的形状和射线强度使得辐射剂量的传递过程最优化，从而保证 IMRT 可以实现最理想的肿瘤剂量分布 [52]。IMRT 可以对肿瘤内被视为高危险的区域给予更高的照射剂量，同时最大程度地减少给肿瘤周围正常组织带来的辐射剂量。

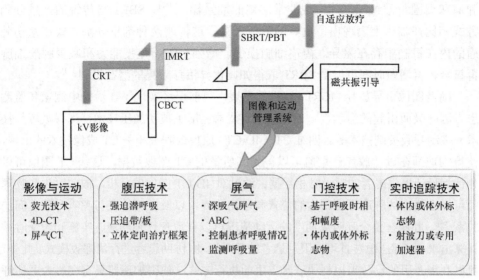

图 1-2　放疗技术与图像引导技术之间的发展关系

利用 IMRT 方法对肿瘤内部的部分区域施加更高剂量的同时不增加治疗的毒副作用，可以提高一些类型肿瘤的放疗效果[53-56]。旋转调强放射治疗（IMAT）是 IMRT 的一种形式，但在这种治疗的方法中，直线加速器的机架围绕着患者旋转成一段弧线，机架在旋转的过程中同时不断地放出射线[57]，这种治疗方式可以明显地提高靶区剂量的适形度，同时减少加速器的治疗时间[58]。与 3D CRT 相比，IMRT 或 IMAT 需要更先进的图像引导方式实现最优的辐射剂量传递，对于 3D CRT，患者在日常治疗中只需使用外部皮肤标记或固定模型，并通过与解剖标志物在 X 射线片上的位置来验证位置的准确性即可[59]。然而，随着 IMRT 和 IMAT 传递的辐射剂量对肿瘤的适形度良好，在治疗过程中确保肿瘤位置的准确性尤其重要。

随着医用直线加速器机载成像系统的发展，目前主流的医用加速器具有能够在放疗实施前对患者进行锥形束 CT（CBCT）扫描的功能，这种成像方法可以在治疗前对肿瘤位置的准确性进行验证。CBCT 成像可以监测每日治疗时肿瘤位置的变化情况，如在治疗盆腔肿瘤时，可以监测膀胱和肠道充盈情况对肿瘤位置带来的影响。此外，通过在肿瘤内或肿瘤附近植入特殊的标志物，可以进一步增强治疗开始前对肿瘤进行位置监测的准确性[52]。因此，治疗前的 CBCT 成像可以为 IMRT 和 IMAT 计划的实施带来安全保证。

在传统的放射治疗中，患者每日的治疗剂量被分割成 1.8 ~ 2.0Gy，从而最大限度地提高肿瘤与正常组织之间的治疗比，在 CRT 和 IMRT 治疗中普遍遵循这一标准。立体定向体部放射治疗（SBRT）作为一种新的剂量分割方式，其利用 1 ~ 5 次的分割次数将大剂量的辐射精准地传递给除头部之外的肿瘤[60, 61]。因为 SBRT 传递的剂量是"消融的"，实施如此大剂量的照射对于患者每次治疗时的体位固定、肿瘤准确定位、剂量精准传递和图像引导治疗的工作提出了更高的要求，以便在肿瘤和周围正常组织之间实现非常陡峭的剂量梯度[62]。SBRT 与传统的剂量分割方式相比在临床上表现出了更好的治疗效果，这说明两种剂量分割方式在杀伤肿瘤的内在机制中存在差异。内皮细胞损伤，增强抗肿瘤免疫能力和减少肿瘤细胞再氧合、再增殖时间可能是 SBRT 取得如此优异治疗效果的潜在机制[63]。

随着图像引导放疗（IGRT）技术的发展，目前已经实现了在治疗中测量和监测患者因呼吸而引起的运动[62]。这些 IGRT 技术包括了被动加压技术、深呼吸屏气技术、主动呼吸控制技术等。四维 CT（4D-CT）成像或呼吸相关 CT 成像技术的出现，使得物理师在设计放疗计划前可以得到高质量的 CT 图像数据，这些 CT 图像可以为计划设计提供患者的呼吸时相数据。通过对 4D-CT 图像的分析，放疗医生和物理师可以准确评估肿瘤可能到达的位置和运动边界，以及肿瘤位置与呼吸时相之间的关系[64]。肿瘤在整个呼吸周期中的运动情况可以在放疗计划创建、实施和验证时被计算出来。腹部压迫装置可以限制患者的呼吸运动，协助患者进行浅呼吸模式。此外，可以利用专用的设备来控制加速器出束的执行方式，使得加速器只有在患者屏住呼吸（使用"憋气"技术）时才进行放射治疗。这些设备包括深吸气屏气和主动呼吸控制系统，当肿瘤位置不正确时，可以中断加速器的出束状态，肿瘤位置的监测利用在线 IGRT 成像系统、红外导航或肿瘤内植入特殊标记物来实现。

大数据量的医学影像不仅是开发自动勾画软件的基础，而且对于影像组学及基因影像组学的发展也是至关重要的，这两种新概念已被视为一种潜在的实现个体化放疗的辅助方法。影像组学是从医学影像（如 CT、MRI 或 PET）中定量提取有关肿瘤异质性的信息，并使用数学方法将这些数据转换为可挖掘的高维数据[65]。基因影像组学涉及了影像组学的定量特征（如形状、强度和纹理特征）与基因水平上的肿瘤潜在分子特征之间的结合。影像组学与基因影像组学数据可以与其他临床数据相结合，如患者的治疗反应数据，从而建立一种放疗效果预测模型，用以帮助医生制订更好的治疗方案[66]。

第三节　放射治疗误差来源

实体肿瘤外照射治疗过程中存在着固有的几何不确定性。主要来源是大体肿瘤区（GTV）勾画不准确，亚临床病灶的未知范围，患者内部器官位置的变化，以及治疗过程中的摆位误差。近年来，几何误差的测量和减小备受关注。然而，其他的不确定性始终存在。在适形放疗中，这些不确定性通常由安全边界来处理。接下来我们将总结放射治疗中的误差来源，描述量化误差的方法，并介绍这些误差对临床靶区（CTV）剂量带来的影响。同时，我们将讨论基于物理和生物学考虑的治疗外放边界，并回顾一些关于误差和边界的文献。

（一）肿瘤区勾画的不确定性

高精确度是适形放疗临床安全实施的前提，我们常常使用"误差"一词来描述治疗计划和执行之间的任何偏差[67]。通常，在增加工作量的情况下（如通过实施照射野成像或在线图像引导放疗）可以减少"小误差"的幅度。目前，用CTV安全边界外放以获得计划靶区（PTV）。PTV被给予高剂量，以确保CTV在"小"几何误差的情况下获得足够的剂量。

在GTV的勾画过程中涉及一些几何不确定因素。首先，成像模态的分辨率是有限的，特别是垂直于造成部分体积效应的横切面[68]。此外，存在观察者噪声（即当同一观察者被要求两次勾画靶区体积，结果将不同，即观察者自身偏差）[69, 70]。观察者对不同成像模态之间的认知差异也是重要的[71-73]。如果使用不同或不明确的勾画原则来定义靶体积，将对靶区勾画的一致性产生重大影响[74-76]。勾画的不确定性是纯粹的系统性错误，它将在治疗计划过程中以相同的方式影响所有治疗部分。

根据国际辐射单位和测量委员会（ICRU）第50号报告，CTV被定义为GTV加上疑似亚临床肿瘤的区域，如图1-3所示[77]。CTV可以是GTV外扩边界，也可以包括淋巴区域。对于前列腺癌，结合临床表现和其他肿瘤特征（如前列腺特异性抗原水平和Gleason评分）来估计显微包膜侵犯和精囊受累的可能性[78-81]，这些估计是基于切除前列腺的病理学结果。此外，对于头颈部和非小细胞肺癌，通过分析手术切除标本，以提供关于亚临床肿瘤浸润概率的信息[82]。

ICRU第62号报告对这一问题有明确的规定，更加精确地划分了外放边界：①内边界（internal margin，IM）：考虑因器官生理运动外放边界；②摆位边界（set-up margin，SM）：摆位误差、机器误差、多次运动间的误差等需要外放的边界[83]。为确保CTV能得到既定的处方剂量，考虑到各种不确定因素，在CTV基础上外放一定范围所包括的体积，PTV包括机器误差、摆位误差、分次运动间的误差及由器官生理运动引起的误差等，如图1-4所示。

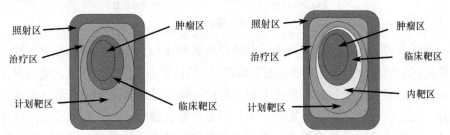

图1-3 ICRU第50号报告的肿瘤区域定义图示 图1-4 ICRU第62号报告的肿瘤区域定义图示

不确定性的另一个重要来源是器官运动[84, 85]。已有研究者通过植入标记物并使用肝门静脉成像或在荧光透视下测量它们相对于骨解剖的位置来研究前列腺在治疗期间的运动[86, 87]，或通过重复采集CT影像用于研究放射治疗过程中器官的运动[85]。肺部肿瘤，特别是靠近横膈膜的病变，肿瘤可能以2～3cm的幅度移动[84, 88]。因此，为了精确计划和治疗肺部肿瘤，减少这种移动是很重要的。器官运动会导致系统和随机误差[89]。即使在CT扫描中没有发生这样的运动，器官的运动也由于采集

CT 图像的动作而被冻结（即光束将被瞄准在扫描期间运动器官的"任意"位置）。

（二）误差分类

在放疗过程中存在的误差，大体分为几何误差和摆位误差两大类。几何误差有两种：一是放射治疗过程中的误差，主要是指体位的变化、器官形状的改变和移动；二是单次治疗过程中的误差，主要是指肿瘤和器官的移动。摆位误差分为系统误差（又称治疗准备误差）和随机误差（又称治疗执行误差）[90]。系统误差是系统本身固有不可消除的一个误差，它体现了在放射治疗机下重复定位状态的难度。引起系统误差的原因很多，比如治疗床面的下陷（主要是指带有网状面的治疗床），再如治疗机与模拟机床的不同，激光灯的误差等。随机误差在每次的治疗中都不一样，它反映了分次治疗的差异。为了确保治疗精度，保证疗效，需采用各种办法来减小这些误差。

摆位误差（图 1-5）是指放射治疗执行过程中实际治疗位置和治疗参考位置的差异[91]。实际治疗位置可由照射野图像提供，治疗参考位置可由模拟定位片和数字重建影像（digitally reconstructed radiograph，DRR）提供。在照射野图像和参考图像上，可显示解剖结构、不透光标记物、照射野外轮廓等。用来比较参考图像和照射野图像的标记物和骨性标志称为参考点。

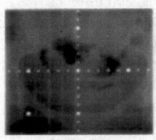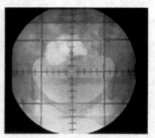

实际治疗位置　　　　　　　　　　治疗参考位置

图 1-5　摆位误差

系统误差为放射治疗过程中实际治疗位置和模拟定位时参考位置的差异，主要发生在定位和计划设计时设备的不确定性；随机误差发生在治疗时，是由器官运动或者肿瘤变化以及治疗重复性差异引起的不确定性因素，为每日治疗重复性的差异，发生在治疗计划执行期间，多由患者位置及器官运动的变化引起，具有偶然性，体现了在放射治疗机器上重复模拟定位时技术上的难度，可采取相应措施纠正使之减小。Stroom 等[92, 93]将系统误差和随机误差分别定义如下：系统误差为每个患者在整个治疗过程中误差的均值，其样本量等于病例数。一般以∑表示系统误差的标准差（standard deviation，SD）。由相同原因（如 CT 成像时器官移动和摆位误差）引起的系统误差大小在不同患者是不同的，但在大量样本中可认为其服从于均数为 0（μ 为 0）的正态分布。随机误差为每个患者的每次总误差减去该患者的系统误差，其样本量等于病例数与拍片次数的乘积。一般以 σ 表示随机误差的标准差。同样也可以认为大量样本时随机误差均数为 0（μ 为 0）。

造成随机误差和系统误差的很多来源不同,可从两方面考虑[94]。一类与设备(模拟机、治疗机、激光等)不确定因素有关;另一类与患者及摆位有关。与设备相关的因素有照射野大小及位置、翻转角(准直器、机架、治疗床等)设置、十字中心、光野一致性、激光灯系统、挡块与托盘等。这类因素可通过采取质量保证程序将其减小。与患者及摆位有关的因素有:器官的移动、患者的运动、体形的变化、皮肤标记点的不准确等。这类因素与治疗部位和患者大体情况(年龄、体重、活动性等)及摆位技术(即技术员借助摆位标记摆位的准确性、技术员的经验、先前受过的培训、责任心及可以用来摆位的时间)密切相关,这类误差不能消除,但通过努力可将其减少。

(三)误差对剂量的影响

随机误差和系统误差对剂量的影响是不同的[95, 96]。随机误差模糊了剂量分布,而系统误差导致累积剂量分布相对于靶的偏移[97]。模糊可以描述为剂量分布与随机误差概率分布函数的卷积,该方法不完全正确,但在实践中相当准确[98]。有研究发现,随机误差的宽度服从高斯分布,其宽度等于随机偏差除以分数的平方根[99-101]。呼吸运动可以类似地处理[102]。由于随机误差和大量分数上的呼吸导致的剂量分布模糊是可预测的,但是如果系统误差对于每个患者来说是未知的(在尚未测量和校正的范围内),其影响必须进行统计学处理。

误差是整个放疗过程中非常重要的一个问题,也是影响放射治疗效果极其重要的因素之一,越来越受到大家的重视。随着医疗水平的不断提高,医疗技术的不断更新,相信在不久的未来放射治疗误差会得到更有效的控制,做到真正意义上的高精度放射治疗。

第四节　器官运动与误差

在放射治疗过程中,患者的解剖结构和体位通常与治疗计划的目标有一定程度的不同。这主要是患者的体位改变和器官运动所导致。因此,实际接受到的吸收剂量分布不同于放射治疗计划既定的分布情况。与此相关的两种情况是目标肿瘤体积的剂量覆盖不足及正常组织的过量,而这两种情况都可能影响临床疗效。在精确的患者定位系统和刚性固定装置的帮助下,患者的体位改变和器官运动的变化可最小化。然而,对于一些解剖部位来说,由于生理过程而引起的器官运动是一个挑战[9]。

在放射治疗过程中,摆位误差及器官运动常引起患者体位和器官位置发生变化,如果不能及时校正,可能会导致脱靶,使周围正常组织受到过多照射,为了减小靶区位置的不确定性对放疗的影响,常需在肿瘤边缘外放适当的边界,这一边界是否得当关系着放射治疗的效果及放射性损伤的程度。随着精确放疗技术在肿瘤放射治疗中的应用及不断发展，这一问题日渐显得突出[103]。边界外扩的选择代表了肿瘤控制率和正常组织并发症发生率之间的妥协[104]。这提示了利用肿瘤和正常组织对辐射效应的生物物理模型有助于制订计划。尽管如此，对于器官运动和患者体位变化情况下的边界外扩选择问题，目前还没有公认的分析策略。

CTV 的运动幅度是确定内边界的首要因素。人体的器官运动大致包括以下三类：①与体位变化有关的器官运动；②分次间的器官运动；③分次内的器官运动[105]。

受运动影响明显的 CTV 需要外放较大的边界，PTV 中可能包括正常组织结构。一方面，这些结构随后可能会影响预期治疗剂量对 PTV 的照射，这一问题在剂量投照研究中尤其重要。另一方面，使用较小的外放边界可能会造成移动幅度较大 CTV 剂量覆盖的不足，因此，需要运动管理并最大限度地减少 CTV 运动所带来的影响。

分次间误差是指治疗时患者解剖位置与模拟计划之间的差别。主要与消化系统的一部分邻近器官有关。患者病情的变化，如体重的增加或减少，也会影响 CTV 的相对位置。

分次内误差指治疗过程中患者因器官运动或体移位动导致的移位误差[106]。当患者照射时器官的运动被认为是生理性器官运动。呼吸运动和心脏搏动是影响分次内运动的主要因素，分次内运动主要影响胸腔和腹部的脏器。

对于头颈部肿瘤来说，影响靶区位置变化的运动包括肿瘤退缩引起的靶区变化、颈部大血管搏动、吞咽动作、咳嗽、牙殆补偿物位置及头发等因素。

对于肺部肿瘤来讲，呼吸运动、心脏的收缩、大血管的搏动和膈肌运动等对由 CTV 至 PTV 外放边界的确定影响较大。在肺癌的放射治疗中，肺的呼吸运动是影响 PTV 最重要的因素之一[105]。

腹部的肿瘤和正常组织器官的运动主要由呼吸、胃肠道的充盈和蠕动，以及腹部组织器官解剖结构的变化（位置、形变）所导致。与呼吸运动不同，充盈状态以及解剖结构的变化通常缺乏规律性，并且可能造成较大的组织形变。

对于盆腔肿瘤，由于受膀胱和直肠充盈程度的影响，位置容易发生变化。这些器官充盈程度的不同影响着其本身及邻近器官的位置变化，患者自身的变化如体重的增加或减少，也会影响靶区的位置。

一、与体位改变有关的器官运动

患者体位的改变可伴随内脏器官的运动，其大小取决于解剖部位。当计划扫描时患者的体位与治疗时患者的体位不同时，就会出现这种类型的器官运动。

现如今高能 X 射线治疗设施有固定的水平束线，患者通常以坐或站的姿势治疗。理想情况下，这些患者应该在治疗位置使用垂直扫描仪进行扫描，但这种方法很少使用。

在有固定水平束线的设施中，头颈部肿瘤患者通常采用坐位治疗。根据 Urie[107]，颅内肿瘤在坐位和仰卧位之间的移位小于 2mm。但这个问题在颅底以下较为严重，因为除了器官运动之外，周围软组织的厚度也会发生变化，从而影响辐射路径的长度。

与位置相关的器官运动在腹部区域最为严重。即使患者以平卧位治疗，当患者从仰卧位变为俯卧位或侧卧位时，脏器也会移动。Serago 等[108]测量了患者从仰卧位转为侧卧位时颅内组织的运动，最大可达 1.5mm。Tsujii 等[109]研究了患者从仰卧位移动到俯卧位的影响。器官位置的显著变化出现在胸部和腹部区域，特别是腹部器官的尾端移动。此外，内部结构可以改变厚度和形状。

使用固定装置也会引起器官运动。如果在患者被固定并处于治疗体位时进行验证计划扫描，则可以消除与体位相关的器官运动。

二、分次间的器官运动

这种运动的原因是每天 CTV 位置的变化，是指治疗时患者解剖位置与模拟定位计划之间的差别，主要与消化系统的一部分或邻近器官有关。患者病情的变化，如体重的增加或减少，也会影响 CTV 的相对位置。

（一）解剖结构变化

解剖结构变化主要包括在治疗过程中，肿瘤退缩引起的靶区体积及周围危险器官的变化，多发生在颈部肿瘤的患者。由于头颈部肿瘤治疗次数较多，周期较长，解剖结构常常会在分次间发生变化，该变化具有不规律性。事实上，许多患者在治疗过程中会经历靶区体积、危险器官的体积和空间变化，这可能是治疗反应、体重减轻、炎症、肌肉萎缩和对正常组织的辐射效应的某种组合造成的（表 1-1）。

刘均等[110]利用锥形束 CT（cone-beam CT，CBCT）图像分析跟踪头颈部恶性肿瘤调强放射治疗分次治疗间和分次时肿瘤中心误差情况，探讨了 CTV 外放边界大小。Den 等[111]共采集了 28 例患者摆位后的 1013 幅千伏级 CBCT 图像，发现分次间的摆位存在平移误差。王瑾等[112]应用 IGRT 在线校正摆位误差后，发现摆位误差很小，其对剂量分布的影响可以忽略不计。宋延波等[113]针对鼻咽癌患者，将 IGRT 过程中每周采集的千伏级 CBCT 图像与原始治疗计划 CT（plan CT）图像进行可变形融合，量化分析在整个疗程中因腮腺解剖学变化而导致的剂量学变化。Barker 等[114]研究了 14 例头颈部肿瘤患者放疗过程中的解剖变化，发现在治疗的最后 1 天，GTV 中位体积缩小，GTV 中心体积也发生变化，双侧腮腺体积同样减少，且两侧腮腺中心向体中线移动。Hansen 等[115]选取 13 例头颈部癌患者进行相关研究，于放疗 22 次或体重减轻 12% 之后行再次扫描，然后与原始计划 CT 相比较，观察到左右腮腺体积分别缩小，Han 等[116]的研究得到同样的结论。Castadot 等[117]对 10 例喉癌患者每周行一次 CT 扫描，发现原发病灶体积及受累淋巴均缩小。

Ahamad 等[118]研究发现放疗结束时体重下降，同侧和对侧腮腺受到的平均剂量反而增加。惠华还通过去发组和留发组研究了头颈部位原发和继发肿瘤精确放疗中头发对摆位误差的影响，得出去发组 3D 绝对摆位误差分别为 X（0.67±0.30）mm、Y（0.98±0.68）mm、Z（0.81±0.48）mm，留发组分别为 X（1.38±0.79）mm、Y（1.85±1.19）mm，Z（2.48±0.98）mm[119]。

表 1-1　解剖结构变化及剂量变化

作者	方法	结论
刘均等[110]	CBCT 图像分析	摆位未校正 CTV 外扩边界分别为 6.41mm、6.15mm、7.10mm；校正后 CTV 外扩边界分别为 1.78mm、1.80mm、1.97mm。在线校正次数＞15 次者左右、前后、头脚方向外扩分别为 3.8mm、3.8mm、4.0mm，11～15 次者分别为 4.0mm、4.0mm、5.0mm，5～10 次者分别为 5.4mm、5.2mm、6.1mm
Den 等[111]	CBCT 图像分析	摆位存在平移误差，左右、前后和头脚方向摆位误差分别为（1.4±1.4）mm、（1.7±1.9）mm 和（1.8±2.1）mm
王瑾等[112]	CBCT 图像分析	左右、头脚和前后 3 个方向的摆位误差≤2mm 的概率分别为 97.2%、97.2% 和 100%，可见摆位误差很小，其对剂量分布的影响可以忽略不计。因此，应用 IGRT 在线校正摆位误差后，适当地将 CTV 至 PTV 的安全边界缩小至 2～3mm 是可行的
Han 等[116]	CBCT 图像分析	腮腺体积在治疗期间可由 20.5cm³ 缩小至 13.2cm³，平均每次放疗缩小 0.21cm³（1.1%），平均每周缩小 4.9%
宋延波[113]	CBCT 图像分析	放疗结束时，腮腺体积缩小了 9.9%～47.9%。腮腺内界移位中位值 0.4mm/周，外界 0.6mm/周
Barker 等[114]	每周三次 CT 扫描	在治疗的最后 1 天，GTV 中位体积缩小为初始计划时的 69.5%（9.9%～91.9%），平均每天缩小 1.8%（0.2%～3.1%）；GTV 中心也发生变化，中位偏移距离 3.3mm（0～17.3mm）。双侧腮腺体积较初始体积减小 28.1%，平均每次治疗减少 0.6%；且两侧腮腺中心向体中线移动，至治疗结束时，中移位动距离为 3.1mm（0～9.9mm）
Castadot 等[117]	每周 CT 扫描	原发病灶体积及受累淋巴结均缩小，平均每天缩小 3.2% 和 2.1%，原发病灶侧移 1.3mm，受累淋巴结向中心移动 0.9mm
Hansen 等[115]	MRT	左右腮腺体积分别缩小 21.5% 和 15.6%，该研究两次 CT 扫描的平均时间间隔为 39 天，左右腮腺每天缩小的百分数为 0.6% 和 0.7%
Ahamad 等[118]	CT 扫描	放疗结束时体重平均下降 8.8%，并且体重每下降 10%，同侧和对侧的腮腺受到的平均剂量分别增加 6.1Gy 和 2Gy，受到剂量超过 24Gy 和 30Gy 的腮腺体积分别为 10% 和 5.1%；此外，体重每下降 10%，CTV 高剂量区接受超过 105% 处方剂量的体积增加 11.8%

（二）牙龈补偿物

郑步宏[120] 通过制作龈垫并在其上镶金属球作为内标记，通过正、侧位射野影像片上读取的内标记点坐标与定位 CT 中相应坐标来比较适形放射治疗的鼻咽癌患者的摆位误差。22 例患者在 X、Y、Z 轴上的摆位系统误差标准差分别为 1.13mm、1.47mm、1.31mm；摆位随机误差标准差（σ）分别为 0.81mm、0.45mm、0.80mm。不考虑器官运动时，在 X、Y、Z 轴上的 MPTV 大小分别为 3.40mm、3.98mm、3.83mm。考虑器官运动时，在 X、Y、Z 轴上的 MPTV 大小分别为 3.75mm、4.35mm、4.16mm。

（三）吞咽动作、喉等运动

对于头颈部肿瘤来说，影响靶区器官生理运动包括颈部大血管搏动、吞咽反射、咳嗽反射、喉的运动等，幅度较小或偶然出现，一般可忽略不计[121, 122]。但是，如果肿瘤发生在具有一定活动度的头颈部器官，如舌体、软腭、喉等器官时，调强放射治疗过程中患者可能因自然吞咽的不自主活动引起原发肿瘤位置相应移动，导致放疗脱靶。Cook[123]发现患者卧位时，咽喉部移位不是很大，也有研究显示喉在吞咽过程中活动度较大[124, 125]。Hamlet 等[126]的研究也得到类似的结论。孙萌等[127]应用 MRI 动态图像观察了吞咽时软腭、舌体和喉的变化，见表 1-2。Bruijnen 等[128]通过 MRI 能观察到呼吸、舌的运动和吞咽，其中喉和舌也具有相当大的运动幅度。Osman 等[129]使用四维 CT（4D-CT）采集数据，测试了声带的活动性和每日可重复性，显示了声带的小部分内运动。

表 1-2　吞咽运动引起的变化

作者	方法	结论
Cook 等[123]	荧光显影＋压力测量	吞咽动作频率为 0.5～1 次 / 分，咽喉部移位最大可达到 20～25mm
Hamlet 等[126]	视频透视	患者在治疗中吞咽时喉上移 2cm
孙萌等[127]	MRI	软腭向上移动距离为（1.06±0.31）cm，向后移动距离为（0.83±0.24）cm；舌体向后移动距离为（0.77±0.22）cm。喉向上移动距离为（1.14±0.22）cm，向前移动的中位距离为 0.4cm（0.27～0.90cm）

（四）子宫体和子宫颈运动

Buhcial 等[130]发现子宫颈和子宫内膜肿瘤位置的影响，在头脚和前后方向子宫体的平均移位分别为 7mm（3～15mm）和 4mm（0～9mm），子宫颈在头脚方向的平均移位为 4mm（–1～6mm），子宫颈在前后和侧位方向的运动以及子宫体在侧位方向的运动不明显。

（五）前列腺位置变化

前列腺位置受周围邻近器官影响，治疗中都存在一定范围位置变动，位置变动可能导致放疗靶区部分脱靶和直肠膀胱照射损伤风险增加[131]。Heuvel 等[132]利用超声技术探测前列腺的位置，发现前列腺在头脚方向的运动最大。Millender 等[133]对一些肥胖型前列腺癌患者使用植入的金制标记及照射野影像装置观察每天治疗时前列腺位置的变化，发现左右方向的位置偏差最大。刘跃平[134]对 28 例大分割放疗的前列腺癌患者，在定位前两周使用 B 超引导经直肠穿刺在前列腺内植入3 颗纯金标记，患者仰卧位模体固定，使膀胱充盈并在直肠内置入扩张球囊充气60ml 并 CT 定位后再制订放疗计划。23 例患者每次治疗前 CBCT 校位，扫描图像与计划图像行骨配准并记录摆位误差，得出前列腺癌精确大分割放疗时分次间移位远远大于分次内移位，分次间移位必须校正后才能放疗，发现直肠内球囊插入对前列腺位置具有固定作用。Haken 等 [135] 使用侧位片研究了前列腺的交错运动问题，显示前列腺位置的变化与膀胱和直肠充盈的变化相关。50 例患者中有 31 例直肠充盈 30 ~ 50cm³ 造影剂时可见 5mm 的体位变化。所有 50 例患者观察到的体位变化平均为 5mm（0 ~ 20mm）。移位的主要方向为前或上，分期较低的患者似乎存在更大的移位。同时对 6 例先前植入 ¹²⁵I 粒子的患者进行 CT 研究，发现其中 3 例患者在填充膀胱和（或）直肠造影剂后前列腺出现明显的移动。Schild 等 [136] 对 18 例患者进行了 CT 扫描，以评估前列腺运动对直肠和膀胱扩张的反应。在 Balter 等 [86] 的研究中，患者接受全膀胱治疗，并在放射治疗过程中每周拍摄门静脉图像，参考门静脉图像对前列腺的移位进行测量。Herk 等 [137] 研究了 11 名男性的前列腺运动。患者在治疗过程中为仰卧位，膀胱充盈，每两周进行 3 ~ 4 次 CT 扫描。治疗后 30 分钟内进行 CT 扫描，发现前列腺运动与膀胱充盈和腿部旋转的相关性较小。Crook 等 [138] 的研究中，进行第一次和第二次模拟（患者接受约 40Gy 的吸收剂量治疗后），并从获得的 X 射线片上记录相对于骨标志的主要位置。在初始模拟时，进行尿道造影，并使用 10 ~ 15cm³ 钡剂进行直肠灌注标记。第二次模拟时未使用胃肠道造影剂（表 1-3）。

表 1-3　前列腺运动综述

作者	方法	结论
Heuvel 等 [132]	超声	前列腺在三维方向的运动范围分别为：侧位方向（0.4±4.3）mm，头脚方向（2.6±5.4）mm，前后方向（2.5±5.7）mm
Millender 等 [133]	金标 +EPID	前列腺左右方向的位置偏差最大，平均11.4mm/次，上下方向为7.2mm/次，前后方向偏差最小，平均2.6mm/次
刘跃平等 [134]	金标	左右、头脚、前后移位平均值分别为（0.055±0.10）cm、（0.20±0.22）cm、（0.19±0.18）cm；3 个方向 > 0.3cm 移位分别为 1 次、52 次、49 次，> 0.5cm 移位分别为 1 次、29 次、16 次
Schild 等 [136]	CT 扫描	18 例患者中有 3 例的前列腺后缘在直肠扩张时向前移动超过 5mm。观察到精囊前缘最大移位为 17mm。由于膀胱扩张，11 例患者中有 1 例发现前列腺后缘向后方移位大于 5mm。该运动观测到的最大移位为 8mm
Balter 等 [86]	不透光标记物 + 正交片	前后、侧方和头脚方向观察到的最大移位为 7.5mm、2mm 和 5mm
Herk 等 [137]	CT 扫描	前列腺在前后、侧位和头脚方向的运动标准差（SD）分别为 2.7mm、0.9mm 和 1.7mm，围绕前后、侧位和头脚轴的旋转 SD 分别为 1.3°、4.0° 和 2.1°。前后平移和侧旋与直肠容积相关
Crook 等 [138]	金种子	前列腺向后下方运动，平均值和 SD 分别为 5.6mm、6mm、4.1mm 和 5.9mm、6mm、4.5mm。30% 的患者前列腺基部向后方移位超过 10mm，11% 的患者为下方向移位

（六）膀胱和直肠变化

膀胱和直肠充盈程度的不同，影响着其本身及邻近器官的位置变化、患者自身的变化如体重的增加或减少，也会影响靶区的位置（表 1-4）。Turner 等[139] 对 30 例浸润性膀胱癌患者在放疗过程中每周进行的 CT 扫描和最初计划的 CT 扫描进行了比对评估。要求患者排空膀胱，仰卧位进行扫描，在放疗中间段扫描时测量膀胱容量，容量的变化范围为 7%～55%，发现在治疗中膀胱和直肠的变化较大。在 Miralbell 等[140] 研究中，膀胱先充盈 170cm³ 的造影剂，其中 100cm³ 随后被抽出，通过比较两个充盈量的 CT 扫描影像来测量肿瘤移位。为了减少膀胱形状和位置的变化，Miralbell 还使用充盈 80cm³ 液体的导尿管球囊进行研究。选取的 8 例患者中，在治疗最后两周的 10 次治疗中拍摄正交 X 射线影像，观察到大约 5mm 的平均运动。在 Lebesque 等[141] 的研究中要求患者膀胱充盈，每两周行 CT 扫描，直肠和膀胱容量与初次扫描比较，发现在治疗过程中，直肠和膀胱的体积都随着时间的推移而减小。Crook 等[138] 发现，当患者接受约 40Gy 的吸收剂量治疗后，第一次 CT 和第二次 CT 之间的直肠直径平均减小了 15mm。Roeske 等[85] 的研究结果表明，在前列腺癌放疗过程中，膀胱的体积相对于患者的平均体积减小了约 40%，直肠的体积增大了约 80%，还观察到一半患者膀胱容量增加，而另一半患者膀胱容量减少。Strom 等[142] 进行多次 CT 扫描来研究俯卧位和仰卧位患者的直肠和膀胱直径。初次扫描是在应用泻药后进行的，以减少直肠内容物。对于仰卧位患者，在放疗第 2 周和第 4 周的 2 次扫描中直肠直径增大。在最后一次扫描时（第 6 周），直肠容积已恢复到计划扫描时观察到的水平。在俯卧位患者中，观察到膀胱直径在治疗过程中逐渐减小。仰卧位患者膀胱直径和俯卧位患者直肠直径变化没有时间趋势。Fokdal 等[143] 对浸润至膀胱肌层的膀胱癌患者行 CT 检查发现，由于膀胱内液体的体积不同，膀胱在向前和向头侧方向的运动幅度较大，建议给予各向异性的

表 1-4　膀胱和直肠变化

作者	病例	结论
Turner 等[139]	30 例	在 60% 的患者中，发现膀胱前后壁移位大于 15mm。最大移位为 27mm。直肠前后直径测量范围为 17～76mm（中位 32mm）。单个患者直肠前后直径的变化范围为 3～46mm（中位数为 13mm）。在 8 例膀胱后壁活动度测量的患者中，5 例出现直肠直径大于 20mm 的变化
Miralbell 等[140]	3 例	对两例肿瘤分别位于前侧壁和外侧壁的患者，在头脚方向测量最大移位 15mm
Lebesque 等[141]	11 例	个别患者，直肠容量和膀胱容量分别减少了 26% 和 33%。在治疗过程中，直肠和膀胱的体积都随着时间的推移而减少，前者的速率约为每周 6%，后者约为每周 4%
Crook 等[138]	55 例	患者接受约 40Gy 的吸收剂量后，第一次 CT 和第二次 CT 之间的直肠直径平均减小了 15mm
Roeske 等[85]	10 例	膀胱的体积相对于患者的平均体积可减小约 40%，直肠的体积增大约 80%。他们观察到一半患者膀胱容量增加，而另一半患者膀胱容量减少。有 7 例在治疗过程中直肠的体积减小
Fokdal 等[143]	15 例	膀胱在向前和向头方向的运动幅度较大，外放范围分别为：前 2.4cm，后 1.1cm，头方向 3.5cm，脚方向 0.5cm，两侧方 1.3cm

外放边界以实现与膀胱肿瘤良好的适形度。Muren[144] 发现膀胱癌患者在分次放疗过程中，膀胱的体积逐渐增大，建议在放疗过程中，应定期调整靶区位置及放疗计划，以免遗漏病灶或正常组织受到过多照射。

（七）呼吸运动

呼吸运动是胸、腹部器官运动的主要因素，对分次内呼吸运动研究较多，但也有部分关于分次间呼吸引起的邻近器官运动的研究。比如 Cohen 等 [145] 用 CT 研究了 8 例食管癌患者食管在分次间的运动情况。研究表明，食管在分次间运动 > 5mm 的有 24%，> 10mm 的有 3%，平均左右方向运动为 1.8mm，偏向左侧；平均前后方向运动为 0.6mm，偏向后侧；平均绝对运动小于 4.2mm。研究建议 ITV 外放范围为左侧 12mm，右侧 8mm，后侧 10mm，前侧 9mm。该研究没有研究头脚方向的运动情况，因为在 CT 影像上食管的上下界不易分辨。Qiu 等 [146] 利用 4D-CT 和 CBCT 对 35 例非小细胞肺癌（NSCLC）的食管进行研究，颈段、近端、中段和远端的胸段食管在左右 / 前后方向的移动范围分别为 –4.2 ～ 7.1mm/–4.4 ～ 5.1mm，–10.3 ～ 6.0mm/–4.3 ～ 3.8mm，–8.7 ～ 5.5mm/–6.4 ～ 2.8mm 和 –9.1 ～ 4.7mm/–5.8 ～ 3.3mm，研究表明四个部位的食管在左右方向的移动幅度都比前后方向大，在左右方向上，中段食管的移动范围比颈段大，同时指出有右肺肿瘤和淋巴结肿大的患者，其食管在左右方向的移动更明显。

（八）肝脏运动

Park 等 [147] 利用 4D-CT 与 4D-CBCT 分析了肿瘤的运动状况。他们在 20 例肝脏 SBRT 患者的 GTV 周围植入了金标（2mm×5mm），利用 CBCT 的 X 射线投影进行了追踪并与 4D-CT 的测量结果进行比较发现，肝脏肿瘤在头脚方向移动可达 17.9mm，在前后方向移动可达 5.3mm，在左右方向移动可达 3mm。Nishioka 等 [148] 利用实时追踪系统，在肝脏肿瘤邻近位置植入金标进行追踪监测发现，肿瘤在头脚方向移动可达 15.98mm，在前后方向移动可达 4.19mm，在左右方向移动可达 4.19mm。

三、分次内的器官运动

在体外放射治疗中，通过三维调强来改善三维剂量分布，通过图像引导技术降低了分次间的不确定性，下一步的工作是减少因分次内靶区运动而产生的不确定性。当患者接受照射时发生的器官运动认为是分次内的器官运动，最大的为呼吸器官，呼吸、心脏运动、大血管的搏动和膈肌运动等是分次内器官运动的主要来源，主要影响胸腔和腹部的脏器，对由 CTV 至 PTV 边界的确定影响较大。呼吸门控或追踪呼吸运动等放射治疗技术在临床的实践研究，使移动肿瘤获得更小的安全边界外放和更高的剂量。下面将详细介绍几个器官的分次内运动的定量研究。

（一）呼吸运动

主要呼吸肌受自主和非自主（自动）控制[149]。自主控制起源于运动皮质和前运动皮质，并沿皮质脊髓束传递，非自主控制是由位于脑干的节律性和非节律性系统以及脊髓的节段内和节段间条件反射引起的[150]。完成吸气需要横膈膜和位于肋骨之间的外部肋间肌肉的收缩（图 1-6）。横膈膜的收缩导致它向下移动，增加胸腔的垂直尺寸，导致肺膨胀。在静息吸气时，横膈膜的收缩使胸腔内的容积产生 75% 的变化[151]。外部肋间收缩，抬高肋，向外推动胸骨，增加胸腔的前后容积[152, 153]。由于弹性反冲，呼气通常是被动的。压力与肺容积的关系存在滞后性；在相同的压力下，吸气和呼气时的肺容积是不同的。

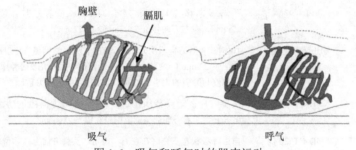

图 1-6　吸气和呼气时的肌肉运动

Shimizu 等[154]对 16 例患者在自由呼吸时进行 CT 扫描，探讨肺的平均移位。Jursinic 等[155]采用 MRI 检查手段观察肺的移位。Seppenwoolde[156]对 20 位肺癌患者通过植入内部基准以及 X 射线透视跟踪，发现肺下部非固定肿瘤头脚方向上的平均运动幅值大于肺上部肿瘤和依附于胸腔壁或者椎骨的肿瘤，而肺部肿瘤在前后方向和左右方向上的运动均较小。Erridge 等[157]通过电子射野影像装置观察研究得到肺癌受呼吸运动影响移动的范围相对要大得多。Stevens 等[158]的研究表明肿瘤运动的发生及其幅度与肿瘤的大小、位置和肺功能之间没有关系。张丹丹[159]将 17 例患者经 4D-CT 扫描，同时使用腹带系统获取患者扫描时的呼吸相位变化，合成 10 个相位的图像，通过勾画 10 个相位四维图像的靶区体积确定靶区中心的变化幅度。呼吸运动也是导致包括乳腺癌在内的胸腹部肿瘤放疗过程中靶区脱靶的主要原因，而确保靶区准确照射的关键是靶区的准确勾画。国兵等[160]选取保乳术后符合 EB-PBI（部分乳腺外照）条件的 20 例患者，在 4D-CT 10 个时相上，由同一勾画者基于术腔边界金属夹结合术腔血清肿块勾画瘤腔靶区（TB）。以 0 时相为参考时相，制订三维适形放射治疗（3D-CRT）计划，并将 0 时相的 3D-CRT 复制到其余 9 个时相上，观察呼吸周期中呼吸运动导致的靶区的变化。Ding 等[161]也采用 4D-CT 测得 EB-PBI 患者术腔靶区在各个方向的移位，得出在平静呼吸状态下，呼吸运动能引起 EB-PBI 靶区小幅度的移位。王素贞等[162]利用同样方法测得 EB-PBI 患者术腔靶区的几何体中心点移位，见表 1-5。

表 1-5　胸腔内肿瘤运动

作者	方法	结论
Shimizu 等 [154]	CT 扫描 16 例	位于肺上叶和中叶肿瘤头脚方向的平均移位为 6.2mm（2.4～10.3mm），肺下叶的平均移位为 9.1mm（3.4～24.0mm）
Jursinic 等 [155]	MRI	肺癌头脚方向移位 9.5mm（4.5～16.4mm），前后方向移位 6.1mm（2.5～9.8mm），左右方向移位 6.0mm（2.9～9.8mm）
Seppenwoolde 等 [156]	金标 +CT 20 例	患者自由呼吸时进行 CT 扫描，位于肺下叶、未侵犯脊柱或胸壁等固定结构的肿瘤在头脚方向的运动幅度为（12±6）mm，位于肺上叶或侵犯固定结构的肿瘤运动幅度为（2±2）mm；侵犯固定结构的肿瘤在侧位和前后位的移位分别为（1.2±0.9）mm 和（2.2±1.9）mm，上叶和下叶肿瘤的移位无明显差别
Erridge 等 [157]	EPID 97 例	头脚方向移位 12.5mm（6～34mm），前后方向移位 9.4mm（5～22mm），左右方向移位 7.3mm（3～12mm）
Stevens 等 [158]	正交 X 射线 22 例	10 例在头脚方向没有运动，而在剩下的 12 例患者中肿瘤头脚方向移位 3～22mm（一般为 4～8mm），他们的研究表明肿瘤运动的发生及其幅度与肿瘤的大小、位置和肺功能之间没有关系
张丹丹等 [159]	4D-CT 17 例	头脚方向的运动范围是 0～2cm，前后方向的运动范围是 0.12～0.76cm，左右方向的运动范围是 0.12～0.66cm
国兵等 [160]	4D-CT 20 例	自由呼吸状态下靶区在左右、前后、头脚方向上的移位中位数分别为 0.95mm、0.75mm 和 0.8mm，三维移位矢量中位数为 0.95mm
王素贞等 [162]	4D-CT 14 例	患者术腔靶区的几何体中心点在左右、前后和上下方向上的移位分别为 1.34mm、2.01mm 和 1.89mm
Ding 等 [161]	4D-CT 14 例	患者术腔靶区在左右、前后和上下方向上的移位分别为 0.9mm、1.2mm 和 1.4mm

（二）心脏搏动

Ross 等 [84] 通过超高速计算机断层扫描（UFCT）来分析 20 例患者胸腔内肿瘤由于呼吸以及心脏跳动导致的运动。Ekberg 等 [163] 使用透视法评估了 20 例肺癌患者 CTV 的运动，见表 1-6，观测到的最大运动分别为 5mm、5mm 和 12mm。同时指出，对于那些靠近心脏的肿瘤，心脏运动是 CTV 运动的主要贡献者。然而 Shirato 等 [164] 研究却表明心脏的跳动相对呼吸引起的运动可忽略不计。

表 1-6　心脏搏动的相关研究

作者	方法	结论
Shirato 等 [164]	CT	心脏的跳动只会引起 33% 的胸腹部肿瘤前后方向运动 1～4mm，头脚方向和左右方向运动 1～2mm，相对呼吸引起的运动可忽略不计
Ross 等 [84]	超高速计算机断层扫描	肿瘤左右方向运动平均 6.1mm，前后方向运动 2.7mm，头脚方向运动范围最大 2cm（平均 1cm）
Ekberg 等 [163]	透视法	两个极端位置之间的平均运动幅度在前后方向上为（2.4±1.3）mm，在左右方向上为（2.4±1.4）mm，在头脚方向上为（3.9±2.6）mm。观测到的最大运动分别为 5mm、5mm 和 12mm

（三）膈肌运动

早期 Wade[165] 用透视法测量了 10 名男性的膈肌运动。Weiss 等[166] 对 30 例患者的右侧半膈肌运动也进行了透视检查。Korin 等[167] 利用 MRI 技术研究了 15 名志愿者上腹部器官的运动。Davies 等[168] 使用超声测量了正常情况下膈肌平均运动幅度为（12±7）mm（±1SD）（范围 7 ～ 28mm），深呼吸条件下运动幅度为（43±10）mm（范围 25 ～ 56mm）。Gloeggler 等[169] 使用深吸气屏气（deep inspiration breath hold，DIBH）装置进行呼吸控制，测量了 5 名仰卧位肺癌患者的膈肌运动，指导患者深吸气屏气 12 ～ 16s，重复 10 ～ 13 次。在 X 射线透视下观察深吸气屏气和平静呼吸时膈肌的运动幅度。Balter 等[170] 研究了使用透视法检查右膈肌头脚方向的偏移，其中 12 名患者参与了在正常呼吸条件下的研究，见表 1-7。

表 1-7　膈肌运动研究综述

作者	方法	结论
Wade[165]	透视法	正常呼吸时，站立患者膈肌移动（16±2）mm（±1SD），仰卧患者膈肌移动（17±3）mm。当患者深呼吸时，膈肌在站立和仰卧时分别移动（103±22）mm 和（99±16）mm
Weiss 等[166]	透视法	静呼吸时，站立患者膈肌移动（8±4）mm，仰卧患者膈肌移动（13±5）mm。在深呼吸条件下，运动范围为 12 ～ 75mm
Korin 等[167]	MRI	头脚方向和平均 PTT 膈肌运动在正常呼吸时为 13mm，在深呼吸时为 39mm
Davies 等[168]	超声	正常情况下膈肌平均运动（12±7）mm（±1SD）（范围 7 ～ 28mm），深呼吸条件下运动（43±10）mm（范围 25 ～ 56mm）
Gloeggler 等[169]	DIBH	在自由呼吸条件下，所有患者的平均运动量为 26.4mm（范围 18.8 ～ 38.2mm）
Balter[170]	透视法	平均偏移运动为 9.1mm，SD 为 2.4mm

（四）肾脏运动

已经有许多学者对肾脏运动做了研究，如 Suramo 等[171] 利用超声研究了 50 例患者的双肾呼吸运动，发现左右肾运动无明显差异。Schwartz 等[172] 使用 MRI 评估 14 名患者（27 个肾脏）的肾脏运动，研究中患者要求在深吸气和深呼气时屏住呼吸。Moerland 等[173] 对 14 名志愿者进行了 MRI 调查，患者同样被要求在深吸气和深呼气时屏住呼吸，测量 25 个肾脏在 2 ～ 35mm 范围内的肾脏运动。Davies 等[168] 使用超声图像测量正常呼吸条件下的平均肾脏运动，对于深呼吸情况，在一些患者中观察到复杂的肾脏运动，这种运动无法量化。Ahmad 等[174] 对 8 例患者（14 个肾脏）使用造影剂后的前后位片进行了评估，观察到的最大肾脏运动为 32mm。Balter 等[175] 利用 CT 图像评估了 9 名患者在正常呼吸条件下双侧肾脏的运动，见表 1-8。

表 1-8　肾脏运动研究综述

作者	方法	结论
Suramo 等[171]	超声	在正常呼吸条件下，平均移位为 19mm（范围 10 ～ 40mm），而在深呼吸条件下则增加到 40mm（范围 20 ～ 70mm）

续表

作者	方法	结论
Schwartz 等[172]	MRI	深吸气至深呼气时下肾极平均移动 17mm（范围 4～43mm）
Moerland 等[173]	MRI	正常呼吸条件下测定 25 个肾脏，呼吸引导的肾脏运动 2～35mm
Davies 等[168]	超声	正常呼吸条件下的平均肾脏运动（8 个肾脏）（11±4）mm（±1SD）（范围 5～16mm）
Ahmad 等[174]	X 射线片	最大肾脏运动为 32mm，平均移动量为（14±9）mm（±1SD）
Balter 等[175]	CT	双肾平均运动为 18mm

（五）肝脏运动

Weiss 等[166] 通过用闪烁摄像机监测患者在给药 Tc-99 化合物后的肝脏运动。Suramo 等[171] 利用超声研究了 50 例患者的上下器官运动。Schwartz 等[172] 也利用超声研究了 9 例仰卧位患者伴随呼吸的腹部脏器运动。Balter 等[175] 在对肝脏运动的 CT 研究中，9 名患者被要求在扫描时在正常吸气和呼气状态下屏住呼吸。从获得的图像中可以确定肝脏平均峰谷运动（PTT）为 17mm。Shimizu 等利用高速 MRI 研究单个肝肿瘤的运动[176]。Aruga 等[177] 对 4 例肝脏肿瘤患者在平静吸气期和平静呼气期分别进行 CT 扫描，观察 CTV 位置的变化。Cliffor 等[178] 研究发现胸腹部器官在头脚方向上的运动幅度大于其前后方向和左右方向上的运动幅度，见表 1-9。

表 1-9　肝脏运动研究综述

作者	方法	结论
Weiss 等[166]	Tc-99 化合物和闪烁摄像机	在正常呼吸条件下，站立和仰卧患者的肝脏平均偏移分别为（8±2）mm 和（11±3）mm（±1SD）。在深呼吸条件下，肝脏运动范围为 12～75mm
Suramo 等[171]	超声	正常呼吸条件下，肝脏 PTT 运动平均为 25mm（10～40mm），深呼吸条件下为 55mm（30～80mm），患者取仰卧位
Schwartz[172]	超声	正常呼吸下肝脏 PTT 运动（10±8）mm（61SD），范围为 5～17mm。深呼吸时，PTT 为（37±8）mm，范围为 25～57mm。以上数值为头脚方向的运动。在两种呼吸条件下，前后、左右方向运动都小于 2mm
Balter 等[175]	CT	平均 PTT 肝脏运动为 17mm
Shimizu 等[176]	MRI	头脚、前后、左右的平均肿瘤移位分别为 21mm、8mm 和 9mm
Aruga 等[177]	CT	CTV 位置的变化范围为 13.2～27.3mm，其中左右方向变化幅度为 0.4～5.9mm，头脚方向为 2.2～24.5mm，前后方向为 0.2～11.7mm
Cliffor 等[178]	CT	肝脏在头脚方向上的运动范围为 10～26mm（浅呼吸），12～75mm（深呼吸），前后方向为 1～12mm，左右方向为 1～9mm

（六）胰腺

Suramo 等[171] 利用超声检查来研究呼吸诱导胰腺运动评估了 50 名患者在正常和深呼吸条件下的运动，并分别确定了两类患者的平均运动为 20mm（10～30mm范围）和 43mm（20～80mm 范围）。Bryan 等[179] 测量了 36 例患者从深吸气到深呼气时的胰腺运动，分别测量了仰卧位、俯卧位和侧卧位患者的平均运动量，结果分别为 18mm、19mm 和 22mm。所有患者体位的测量范围为 0 ～ 35mm。

Heinzerling 等利用 4D-CT 研究危险器官（OAR）的运动，评估腹部压缩（AC）减少区域运动的剂量效应，对不同计划进行剂量 - 体积分析，比较有 AC 和无 AC 与不同计划方法的 OAR 剂量。肠系膜上动脉（SMA）、腹腔干、肾血管的局部血管运动较小（＜ 5mm），AC 对其影响不明显，但胰腺平均运动幅度＞ 5mm。

（七）前列腺位置变化

分次内前列腺位置变化主要受治疗过程中直肠不自主蠕动的影响。Padhani 等[180] 利用 MRI 在 7min 内监测了 55 名患者的前列腺位置，发现前列腺运动与直肠运动密切相关，且以前向运动为主。Malone 等[181] 使用植入的金标，用透视法观察了热塑膜固定的俯卧位患者前列腺与呼吸相关的运动，发现热塑膜固定误差的减小必须权衡增加与呼吸相关的运动。Madsen 等[182] 对 47 例前列腺癌患者进行前瞻性的研究，首先在前列腺内植入固定标记，患者在接受立体定向放射治疗时使用电子射野影像装置（EPID）和 X 射线连续拍片技术，观察前列腺的运动情况。Nederveen 等[183] 通过对 10 例患者放疗过程中 251 次的观察发现，前列腺的平均移位不超过 1mm。Mah 等和 Huang 等[184, 185] 分别使用 MRI 技术和超声技术观察前列腺分次放疗时的器官运动情况，发现除受直肠不自主蠕动的影响使前后方向的位置变化较大（1 ～ 7mm）外，其他方向的变化较小。因此与摆位误差相比，放疗过程中分次内前列腺的运动可以忽略不计，在三维适形调强放射治疗中可以不考虑这方面的影响（表 1-10）。

表 1-10 前列腺位置变化研究综述

作者	方法	结论
Padhani 等[180]	MRI	在 7min 内监测了 55 名患者的前列腺位置。在 16 名患者中，观察到 33 个前列腺运动。其中小于 5mm 的 20 例，5 ～ 10mm 的 7 例，大于 10mm 的 6 例。运动时间平均为 25s
Malone 等[181]	金标 + 透视	头脚和前后方向的平均 PTT 偏移量（±1SD）在 2.9 ～ 1.7mm 和 1.6 ～ 1.1mm
Mah 等[184]	MRI	前列腺在前后方向、上下方向和左右方向的移位分别为（0.2±2.9）mm、（0±3.4）mm 和（0±1.5）mm
Madsen 等[182]	EPID+X 射线连续拍片	使用电子射野影像系统观察到前列腺在三维方向的移位分别为上下 2.0mm、前后 1.9mm、左右 1.4mm，最大标准差为 2.0mm；使用 X 射线连续拍片观察到 6min 内前列腺的移位为上下 1.5mm、前后 1.4mm、左右 0.4mm；6min 以后前列腺三维方向运动分别为 0.4mm、0.9mm 和 0.8mm
Nederveen 等[183]	金标 + 平板成像	前列腺的平均移位不超过 1mm

总结

有关内脏器官运动的可用数据量因不同器官和运动类型而有很大差异。尽管了解器官运动的性质和幅度是确定内部边界的必要条件，但对于运动幅度和边界大小之间的绝对关系，还没有普遍的共识。如果以器官运动对 CTV 吸收剂量的影响作为计算边界大小的标准，则必须考虑 CTV 内及周围的剂量分布。在最近的一篇论文中，Yan 等发现了为了保持相同的剂量学标准，达到更适形的剂量分布，所需外放的边界更大 [186]。器官运动补偿的方法通常是资源密集型的，它们的实施必须与器官运动可能损害临床结果的潜在风险进行权衡，并可能掩盖适形放射治疗的优势。

　　放疗技术的最新发展使得对靶区提供高度适形剂量成为可能。随着立体定向放射治疗和立体定向消融治疗等现代放射治疗方案中单次高剂量的应用日益普及，高精度的治疗至关重要。为了做到这一点，我们必须克服由体位固定问题而导致患者不稳定所带来的潜在困难；因治疗时间延长而引起的患者焦虑和随机运动；在治疗过程中肿瘤变形和位置偏移。因为它会受到患者呼吸的影响，不可避免地导致肿瘤移动，这对接受放疗的胸部和腹部肿瘤患者来说是一种挑战。因此，在现代放疗中监测分次内运动已变得越来越重要。主要的分次内运动管理策略包括在治疗计划中整合呼吸运动、屏气技巧、腹部被迫浅呼吸，由此不少厂家和专业人员开发了呼吸门控和动态实时肿瘤跟踪技术。成功的分次内运动管理能够减少计划的靶区外放，并确保计划的剂量输送到靶区并避免危险器官受到过量照射。MRI- 直线加速器的应用，可促进治疗过程中对软组织的无辐射实时监测技术的发展，可能成为运动管理的未来模式。

参 考 文 献

[1] 2018 年全国最新癌症报告：每分钟有 7 人被确诊为癌症 . 新民周刊，2018，（14）：53.

[2] Thomas F J，Antunez A R. Cancer Management in Man. Radiation Oncology，1989，149-169.

[3] Kottmeier H L. Carcinoma of the uterine cervix—radiotherapy. Curr Top Pathol，1981，70（3）：237-252.

[4] 满世军 . 浅析恶性肿瘤的放射治疗 . 中国社区医师（医学专业），2010，12（35）：46-47.

[5] 钟碧玲，宗永生 . 癌细胞有丝分裂和凋亡对鼻咽癌生长的影响 . 肿瘤，2001，21（4）：257-259.

[6] 汝康 . 什么是"放疗". 老年人，2018，（6）：59.

[7] 石薇，俞晓立 . 放疗——一把"隐形手术刀". 抗癌，2017，30（1）：21-25.

[8] 石梅，马林，周振山 . 肿瘤放射治疗新技术及临床实践 . 西安：第四军医大学出版社，2015.

[9] Langen K M，Jones D T. Organ motion and its management. Int J Radiat Oncol Biol Phys，2001，50（1）：265-278.

[10] van Herk M. Errors and margins in radiotherapy. Seminars in Radiation Oncology，2004，14（1）：52-64.

[11] Wu V W C，Ng A P L，Cheung E K W. Intrafractional motion management in external beam radiotherapy. Journal of X-ray Science and Technology，2019，27（6）：1071-1086.

[12] Bhide S A，Newbold K L，Harrington K J，et al. Clinical evaluation of intensity-modulated radiotherapy for head and neck cancers. Br J Radiol，2012，85（1013）：487-494.

[13] Brock K K，Mutic S，Mcnutt T R，et al. Use of image registration and fusion algorithms and techniques in radiotherapy: Report of the AAPM Radiation Therapy Committee Task Group No. 132. Med. Phys，2017，44（7）：e43-e76.

[14] Castadot P，Lee J A，Parraga A，et al. Comparison of 12 deformable registration strategies in adaptive radiation therapy for the treatment of head and neck tumors. Radiother Oncol，2008，89（1）：1-12.

[15] Daisne J F，Duprez T，Weynand B，et al. Tumor volume in pharyngolaryngeal squamous cell carcinoma: compari-

son at CT，MR imaging，and FDG PET and validation with surgical specimen. Radiology，2004，233（1）：93-100.

[16] Grégoire V，Haustermans K. Functional image-guided intensity modulated radiation therapy：Integration of the tumour microenvironment in treatment planning. Eur J Cancer，2009，45（Suppl 1）：459-460.

[17] ICRU. International commission on radiation units and measurements；Prescribing recording and reporting photon-beam intensity-modulated Radiation Therapy（IMRT）. 2010.

[18] Ling C C，Humm J，Larson S，et al. Towards multidimensional radiotherapy（MD-CRT）：biological imaging and biological conformality. Int J Radiat Oncol Biol Phys，2000，47（3）：551-560.

[19] O' Connor J P B，Aboagye E O，Adams J E，et al. Imaging biomarker roadmap for cancer studies. Nat Rev Clin Oncol，2017，14（3）：169-186.

[20] Prestwich R J D，Vaidyanathan S，Scarsbrook A F. Functional imaging biomarkers：Potential to Guide an Individualised Approach to Radiotherapy. Clin Oncol，2015，27（10）：588-600.

[21] Goh V，Glynne-Jones R. Perfusion CT imaging of colorectal cancer. Br J Radiol，2014，87（1034）：20130811.

[22] Razek A A K A，Tawfik A M，Elsorogy L G A，et al. Perfusion CT of head and neck cancer. Eur J Radiol，2014，83（3）：537-544.

[23] Hermans R，Meijerink M，van den Bogaert W，et al. Tumor perfusion rate determined noninvasively by dynamic computed tomography predicts outcome in head-and-neck cancer after radiotherapy. Oncol Biol Phys，2003，57（5）：1351-1356.

[24] Ippolito D，Querques G，Okolicsanyi S，et al. Diagnostic value of dynamic contrast-enhanced CT with perfusion imaging in the quantitative assessment of tumor response to sorafenib in patients with advanced hepatocellular carcinoma：A feasibility study. Eur J Radiol，2017，90：34-41.

[25] Hill E J，Roberts C，Franklin J M，et al. Clinical trial of oral nelfinavir before and during radiation therapy for advanced rectal cancer. Clin Cancer Res，2016，22（8）：1922-1931.

[26] Marin D，Nelson R C，Samei E，et al. Hypervascular liver tumors：low tube voltage，high tube current multidetector CT during late hepatic arterial phase for detection—initial clinical experience. Radiology，2009，251（3）：771-779.

[27] Marin D，Nelson R C，Barnhart H，et al. Detection of pancreatic tumors，image quality，and radiation dose during the pancreatic parenchymal phase：effect of a low-tube-voltage，high-tube-current CT technique--preliminary results. Radiology，2010，256（2）：450-459.

[28] Michielsen K，Dresen R，Vanslembrouck R，et al. Diagnostic value of whole body diffusion-weighted MRI compared to computed tomography for pre-operative assessment of patients suspected for ovarian cancer. Eur J Cancer，2017，83：88-98.

[29] Young Y M，Park J，Cho J Y，et al. Predicting biochemical recurrence in patients with high-risk prostate cancer using the apparent diffusion coefficient of magnetic resonance imaging.Investigative and Clinical Urology，2017，58（1）：12-19.

[30] Kim S，Loevner L，Quon H，et al. Diffusion-weighted magnetic resonance imaging for predicting and detecting early response to chemoradiation therapy of squamous cell carcinomas of the head and neck. Clinical Cancer Research：An Official Journal of the American Association for Cancer Research，2009，15（3）：986-994.

[31] Albano D，Patti C，La Grutta L，et al. Comparison between whole-body MRI with diffusion-weighted imaging and PET/CT in staging newly diagnosed FDG-avid lymphomas. Eur J Radiol，2016，85（2）：313-318.

[32] Latifoltojar A，Hall-Craggs M，Bainbridge A，et al. Whole-body MRI quantitative biomarkers are associated significantly with treatment response in patients with newly diagnosed symptomatic multiple myeloma following bortezomib induction. Eur Radiol，2017，27（12）：5325-5336.

[33] Mann R M，Balleyguier C，Baltzer P A，et al. Breast MRI：EUSOBI recommendations for women's information. Eur Radiol，2015，25（12）：3669-3678.

[34] Kim H. Variability in quantitative DCE-MRI：sources and solutions. J Nat Sci，2018，4（1）：e484.

[35] Heethuis S E，Goense L，van Rossum P S N，et al. DW-MRI and DCE-MRI are of complementary value in pre-

dicting pathologic response to neoadjuvant chemoradiotherapy for esophageal cancer. Acta Oncol，2018，57（9）：1201-1208.

[36] Baltzer P A T，Dietzel M. Breast lesions：diagnosis by using proton MR spectroscopy at 1.5 and 3.0 T—systematic review and meta-analysis. Radiology，2013，267（3）：735-746.

[37] Kurhanewicz J，Vigneron D B. Advances in MR spectroscopy of the prostate. Magnetic Resonance Imaging Clinics of North America，2008，16（4）：697-710.

[38] Horská A，DPhil P B B. Imaging of brain tumors：MR spectroscopy and metabolic imaging.Neuroimaging Clin N Am，2010，（3）：293-310.

[39] Ogawa S，Menon R S，Tank D W，et al. Functional brain mapping by blood oxygenation level-dependent contrast magnetic resonance imaging. A comparison of signal characteristics with a biophysical model. Biophys，1993，64（3）：309-397.

[40] Wu G Y，Suo S T，Lu Q，et al. The value of blood oxygenation level-dependent（BOLD）MR imaging in differentiation of renal solid mass and grading of renal cell carcinoma（RCC）：analysis based on the largest cross-sectional area versus the entire whole tumour. PLoS One，2015，10（4）：e0123431.

[41] Rich L J，Seshadri M. Photoacoustic imaging of vascular hemodynamics：validation with blood oxygenation level-dependent MR imaging. Radiology，2015，275（1）：110-118.

[42] Fraioli F，Shankar A，Hargrave D，et al. 18F-fluoroethylcholine（18F-Cho）PET/MRI functional parameters in pediatric astrocytic brain tumors. Clin Nucl Med，2015，40（1）：e40-e45.

[43] Huang S Y，Bolch W E，Lee C，et al. Patient-specific dosimetry using pretherapy [^{124}I]m-iodobenzylguanidine（[^{124}I] mIBG）dynamic PET/CT imaging before [^{131}I] mIBG targeted radionuclide therapy for neuroblastoma. Imaging Biol，2015，17（2）：284-294.

[44] Chang J H，Wada M，Anderson N J，et al. Hypoxia-targeted radiotherapy dose painting for head and neck cancer using F-18-FMISO PET：a biological modeling study. Acta Oncol，2013，52（8）：1723-1729.

[45] Thorwarth D，Eschmann S M，Paulsen F，et al. Hypoxia dose painting by numbers：a planning study. Int J Radiat Oncol Biol Phys，2007，68（1）：291-300.

[46] Berwouts D，Olteanu L，Duprez F，et al. Three-phase adaptive dose-painting-by-numbers for head-and-neck cancer：initial results of the phase I clinical trial. Radiother Oncol，2013，107（3）：310-316.

[47] Madani I，Duprez F，Boterberg T，et al. Maximum tolerated dose in a phase I trial on adaptive dose painting by numbers for head and neck cancer. Radiother Oncol，2011，101（3）：351-355.

[48] Bakst R L，Lee N，Pfister D G，et al. Hypofractionated dose-painting intensity modulated radiation therapy with chemotherapy for nasopharyngeal carcinoma：a prospective trial. Int J Radiat Oncol Biol Phys，2011，80（1）：148-153.

[49] van Elmpt W，Zegers C M，Reymen B，et al. Multiparametric imaging of patient and tumour heterogeneity in non-small-cell lung cancer：quantification of tumour hypoxia，metabolism and perfusion. Eur J Nucl Med Mol Imaging，2016，43（2）：240-248.

[50] Bhide S A，Newbold K L，Harrington K J，et al. Clinical evaluation of intensity-modulated radiotherapy for head and neck cancers. Br J Radiol，2012，85（1013）：487-494.

[51] Taylor A，Powell M E B. Intensity-modulated radiotherapy—what is it. Cancer Imaging，2004，4（2）：68-73.

[52] Alonzi R. Functional radiotherapy targeting using focused dose escalation. Clin Oncol，2015，27（10）：601-617.

[53] Chao K，Deasy J O，Markman J，et al. A prospective study of salivary function sparing in patients with head-and-neck cancers receiving intensity-modulated or three-dimensional radiation therapy：initial results. Int J Radiat Oncol Biol Phys，2001，49（4）：907-916.

[54] Zelefsky M J，Fuks Z，Hunt M，et al. High dose radiation delivered by intensity modulated conformal radiotherapy improves the outcome of localized prostate cancer. J Urol，2001，166（3）：876-881.

[55] Kupelian P A，Thakkar V V，Khuntia D，et al. Hypofractionated intensity-modulated radiotherapy（70 Gy at 2.5 Gy per fraction）for localized prostate cancer：long-term outcomes. Int J Radiat Oncol Biol Phys，2005，63（5）：

1463-1468.

[56] Bhide S，Urbano T G，Clark C，et al. Results of intensity modulated radiotherapy（IMRT）in laryngeal and hypopharyngeal cancer: a dose escalation study. Radiother Oncol，2007，82（1）: S74-S75.

[57] Yu C X. Intensity-modulated arc therapy with dynamic multileaf collimation: an alternative to tomotherapy. Phys Med Biol，1995，40（9）: 1435-1449.

[58] Carmen C，Olivotto I A，Beckham W A，et al. Volumetric modulated arc therapy improves dosimetry and reduces treatment time compared to conventional intensity-modulated radiotherapy for locoregional radiotherapy of left-sided breast cancer and internal mammary nodes. Int J Radiat Oncol Biol Phys，2010，76（1）: 287-295.

[59] Citrin D E. Recent developments in radiotherapy. N Engl J Med，2017，377（11）: 1065-1075.

[60] Martin A，Gaya A. Stereotactic body radiotherapy: a review. Clin Oncol，2010，22（3）: 157-172.

[61] Guckenberger M，Andratschke N，Alheit H，et al. Definition of stereotactic body radiotherapy. Strahlenther. Onkol，2014，190（1）: 26-33.

[62] Lo S S，Fakiris A J，Chang E L，et al. Stereotactic body radiation therapy: a novel treatment modality. Nature Reviews Clinical Oncology，2010，7（1）: 44-54.

[63] Brown J M，Carlson D J，Brenner D J. The tumor radiobiology of SRS and SBRT: are more than the 5 Rs involved. Int J Radiat Oncol Biol Phys，2014，88（2）: 254-262.

[64] Keall P J，Mageras G S，Balter J M，et al. The management of respiratory motion in radiation oncology report of AAPM task group 76. Medical Physics，2006，33（10）: 3874-3900.

[65] Lambin P，Leijenaar R T H，Deist T M，et al. Radiomics: the bridge between medical imaging and personalized medicine. Nat Rev Clin Oncol，2017，14（12）: 749-762.

[66] Wu J，Tha K K，Xing L，et al. Radiomics and radiogenomics for precision radiotherapy. J Radiat Res，2018，（suppl 1）: i25-i31.

[67] Urie M M，Goitein M，Doppke K，et al. The role of uncertainty analysis in treatment planning. Int J Radiat Oncol Biol Phys，1991，21（1）: 91-107.

[68] Links J M，Beach L S，Subramaniam B. Edge complexity and partial volume effects. J Comput Assist Tomogr，1998，22（3）: 450-458.

[69] Dubois D F，Prestidge B R，Hotchkiss L A，et al. Intraobserver and interobserver variability of MR imaging- and CT-derived prostate volumes after transperineal interstitial permanent prostate brachytherapy. Radiology，1998，207（3）: 785-789.

[70] Fiorino C，Reni M，Bolognesi A，et al. Intra- and inter-observer variability in contouring prostate and seminal vesicles: implications for conformal treatment planning. Radiother Oncol，1998，47（3）: 285-292.

[71] Haken R T，Thornton A F，Sandler H M，et al. A quantitative assessment of the addition of MRI to CT-based，3-D treatment planning of brain tumors. Radiother Oncol，1992，25（2）: 121-133.

[72] Leunens G，Menten J，Weltens C，et al. Quality assessment of medical decision making in radiation oncology: variability in target volume delineation for brain tumours. Radiother Oncol，1993，29（2）: 169-175.

[73] Rasch C，Barillot I，Remeijer P，et al. Definition of the prostate in CT and MRI: a multi-observer study. Int J Radiat Oncol Biol Phys，1999，43（1）: 57-66.

[74] Valley J F，Mirimanoff R O. Comparison of treatment techniques for lung cancer. Radiother Oncol，1993，28（2）: 168-173.

[75] Ketting C H，Austin-Seymour M，Kalet I，et al. Automated planning target volume generation: an evaluation pitting a computer-based tool against human experts. Int J Radiat Oncol Biol Phys，1997，32（3）: 697-704.

[76] Nowak P，Dieren E V，Koste J，et al. Treatment portals for elective radiotherapy of the neck: an inventory in The Netherlands. Radiother Oncol，1997，43（1）: 81-86.

[77] Jones D. ICRU Report 50—Prescribing，Recording and reporting photon beam therapy. Medical Physics，1994，21（6）: 833-834.

[78] Marks L B，Anscher M S. Radiotherapy for prostate cancer: should the seminal vesicles be considered target. Int J Radiat Oncol Biol Phys，1992，24（3）: 435-440.

[79] Kleer E，Larsonkeller J J，Zincke H，et al. Ability of preoperative serum prostatespecific antigen value to predict pathologic stage and DNA ploidy Influence of clinical stage and tumor grade. Urology，1993，41（3）: 207-216.

[80] Partin A W，Yoo J，Carter H B，et al. The use of prostate specific antigen，clinical stage and Gleason score to predict pathological stage in men with localized prostate cancer. J Urol，1993，150（1）: 110-114.

[81] Diaz A，Iii M R，Marquez C，et al. Indications for and the significance of seminal vesicle irradiation during 3D conformal radiotherapy for localized prostate cancer. Int J Radiat Oncol Biol Phys，1994，30（2）: 323-329.

[82] Giraud P，Antoine M，Larrouy A，et al. Evaluation of microscopic tumor extension in non–small-cell lung cancer for three-dimensional conformal radiotherapy planning. Int J Radiat Oncol Biol Phys，2000，48（4）: 1015-1024.

[83] Al A. ICRU Report 62. Prescribing, recording and reporting photon beam therapy（supplement to ICRU report 50）. Journal of ICRU，1999，33: 1-51.

[84] Ross C S，Hussey D H，Pennington E，et al. Analysis of movement of intrathoracic neoplasms using ultrafast computerized tomography. Int J Radiat Oncol Biol Phys，1990，18（3）: 671-677.

[85] Roeske J C，Forman J D，Mesina C F，et al. Evaluation of changes in the size and location of the prostate，seminal vesicles，bladder，and rectum during a course of external beam radiation therapy. Int J Radiat Oncol Biol Phys，1995，33（5）: 1321-1329.

[86] Balter J M，Sandler H M，Lam K，et al. Measurement of prostate movement over the course of routine radiotherapy using implanted markers. Int J Radiat Oncol Biol Phys，1995，31（1）: 113-118.

[87] Nederveen A，Lagendijk J，Hofman P. Detection of fiducial gold markers for automatic on-line megavoltage position verification using a marker extraction kernel（MEK）. Int J Radiat Oncol Biol Phys，2000，47（5）: 1435-1442.

[88] Ekberg L，Holmberg O，Wittgren L，et al. What margins should be added to the clinical target volume in radiotherapy treatment planning for lung cancer. Radiother Oncol，1998，48（1）: 71-77.

[89] Armstrong J G. Target volume definition for three-dimensional conformal radiation therapy of lung cancer. Br J Radiol，1998，71（846）: 587-594.

[90] Hurkmans C W，Remeijer P，Lebesque J V，et al. Set-up verification using portal imaging: review of current clinical practice. Radiother Oncol，2001，58（2）: 105-120.

[91] 潘才住，潘建基，陈传本. 头颈部肿瘤精确放疗摆位误差的分析. 实用癌症杂志，2006，（3）: 326-328.

[92] Stroom J C，Boer H，Huizenga H，et al. Inclusion of geometrical uncertainties in radiotherapy treatment planning by means of coverage probability. Int J Radiat Oncol Biol Phys，1999，43（4）: 905-919.

[93] Stroom J C，Heijmen B J. Geometrical uncertainties，radiotherapy planning margins，and the ICRU-62 report. Radiother Oncol，2002，64（1）: 75-83.

[94] 王鑫，胡超苏，应红梅. 放射治疗中的摆位误差. 肿瘤防治杂志，2004，11（11）: 1221-1225.

[95] Bijhold J，Le Be Sque J V，Hart A M，et al. Maximizing setup accuracy using portal images as applied to a conformal boost technique for prostatic cancer. Radiother Oncol，1992，24（4）: 261-271.

[96] van Herk M，Remeijer P，Rasch C，et al. The probability of correct target dosage: dose-population histograms for deriving treatment margins in radiotherapy. Int J Radiat Oncol Biol Phys，2000，47（4）: 1121-1135.

[97] Leong J. Implementation of random positioning error in computerised radiation treatment planning systems as a result of fractionation. Phys Med Biol，1987，32（3）: 327-334.

[98] Lujan A E，Larsen E W，BaLter J M，et al. A method for incorporating organ motion due to breathing into 3D dose calculations. Med Phys，1999，26（5）: 715-720.

[99] Cho B C J，Herk M V，Mijnheer B J，et al. The effect of set-up uncertainties，contour changes，and tissue inhomogeneities on target dose-volume histograms. Med Phys，2002，29（10）: 2305-2318.

[100] Herk M V，Witte M，Geer J，et al. Biologic and physical fractionation effects of random geometric errors. Int J Radiat Oncol Biol Phys，2003，57（5）: 1460-1471.

[101] Mccarter S，Beckham W. Evaluation of the validity of a convolution method for incorporating tumour movement and set-up variations into the radiotherapy treatment planning system. Phys Med Biol，2000，45（4）: 923-931.

[102] McKenzie A L. How should breathing motion be combined with other errors when drawing margins around clinical

target volumes. Br J Radiol，2000，73（873）：973-977.

[103] 闫婧，李宝生．器官运动和控制对肿瘤放射治疗的影响．国外医学（肿瘤学分册），2005（12）：917-921.

[104] Goitein M. Organ and tumor motion: an overview. PubMed，2004，14（1）：2-9.

[105] 尹勇．肺癌精确放射治疗中的器官运动分析研究．济南：山东大学，2004.

[106] Yan D，Lockman D，Martinez A，et al. Computed tomography guided management of interfractional patient varia-tion. Semin Radiat Oncol，2005，15（3）：168-179.

[107] Urie M. Treatment planning for proton beams//Linz U. Ion beams in tumor therapy. Weinheim，Germany：Chap-mann & Hall，1995: 279-289.

[108] Serago C F，Urie M M，Okunieff P G，et al. Measurement of intracranial motion and implications for precision radiation therapy and radiosurgery（Abstr.）. Radiology，1992，185：273.

[109] Tsujii H，Bagshaw M A，Smith A R，et al. Localization of structures for pion radiotherapy by computerized to-mography and orthodiagraphic projection. Int J Radiat Oncol Biol Phys，1980，6（3）：319-325.

[110] 刘均，陈宏，张国桥，等．图像引导调强放疗头颈部肿瘤摆位误差对靶区外扩边界大小的影响．中华放射肿瘤学杂志，2011，20（4）：277-280.

[111] Den R B，Doemer A，Kubicek G，et al. Daily image guidance with cone-beam computed tomography for head-and-neck cancer intensity-modulated radiotherapy：a prospective study. Int J Radiat Oncol Biol Phys，2010，76（5）：1353-1359.

[112] 王瑾，许峰，柏森，等．千伏级锥形束断层扫描在鼻咽癌适形调强放射治疗中的初步应用．癌症，2008，27（7）：761-765.

[113] 宋延波．基于 CBCT 头颈部癌图像引导放疗过程中腮腺剂量变化的研究．重庆：重庆医科大学，2009.

[114] Barker Jr J L，Garden A S，Ang K K，et al. Quantification of volumetric and geometric changes occurring during fractionated radiotherapy for head-and-neck cancer using an integrated CT/linear accelerator system. Int J Radiat Oncol Biol Phys，2004，59（4）：960-970.

[115] Hansen C R，Christiansen R L，Lorenzen E L，et al. Contouring and dose calculation in head and neck cancer radiotherapy after reduction of metal artifacts in CT images. Acta oncologica（Stockholm，Sweden），2017，56（6）：874-878.

[116] Han C，Chen Y J，Liu A，et al. Actual dose variation of parotid glands and spinal cord for nasopharyngeal cancer patients during radiotherapy. Int J Radiat Oncol Biol Phys，2008，70（4）：1256-1262.

[117] Castadot P，Geets X，Lee J A，et al. Assessment by a deformable registration method of the volumetric and po-sitional changes of target volumes and organs at risk in pharyngo-laryngeal tumors treated with concomitant che-mo-radiation. Radiother Oncol，2010，95（2）：209-217.

[118] Ahamad A，Dong L，Zhang L，et al. 181: Is there a trigger point for adaptive replanning during head & neck IMRT. Int J Radiat Oncol Biol Phys，2006，66（3）：S100-S101.

[119] 惠华，崔连环，耿冲，等．头发对头颈部肿瘤精确放疗摆位误差影响．中华肿瘤防治杂志，2018，25（3）：207-212.

[120] 郑步宏,潘建基,徐鹭英,等．殆垫内置标记点法测量鼻咽癌适形放疗摆位误差的研究．中华放射肿瘤学杂志，2005，14（3）：218-221.

[121] Eisbruch A. Intensity-modulated radiotherapy of head-and-neck cancer: encouraging early results. Int J Radiat On-col Biol Phys，2002，53（1）：1-3.

[122] Gilbeau L，Octave-Prignot M，Loncol T，et al. Comparison of setup accuracy of three different thermoplastic masks for the treatment of brain and head and neck tumors. Radiother Oncol，2001，58（2）：155-162.

[123] Cook I J，Dodds W J，Dantas R O，et al. Opening mechanisms of the human upper esophageal sphincter. Am J Physiol，1989，257（5 Pt 1）：G748-G759.

[124] Sia I，Carvajal P，Carnaby-Mann G D，et al. Measurement of hyoid and laryngeal displacement in video fluo-roscopic swallowing studies：variability，reliability，and measurement error. J Dysphagia，2012，27（2）：192-197.

[125] Bahig H，Nguyen-Tan P F，Filion D，et al. Larynx motion considerations in partial larynx volumetric modulated

arc therapy for early glottic cancer. J Med Imaging Radiat Oncol，2017，61（5）：666-673.

[126] Hamlet S，Ezzell G，Aref A. Larynx motion associated with swallowing during radiation therapy. Int J Radiat Oncol Biol Phys，1994，28（2）：467-470.

[127] 孙萌，刘璇，曹莹，等 . 基于 MRI 动态图像观察吞咽时器官动度对头颈部肿瘤调强放疗靶区影响 . 中华放射肿瘤学杂志，2020，29（11）：937-940.

[128] Bruijnen T，Stemkens B，Terhaard C，et al. MRI-Based radiation therapy：Intrafraction motion quantification of head and neck tumors using cine magnetic resonance imaging. Int J Radiat Oncol，2018，100（5）：1358.

[129] Osman S，Boer H，Heijmen B，et al. Four-dimensional CT analysis of vocal cords mobility for highly focused single vocal cord irradiation. Radiother Oncol，2008，89（1）：19-27.

[130] Buchali A，Koswig S，Dinges S，et al. Impact of the filling status of the bladder and rectum on their integral dose distribution and the movement of the uterus in the treatment planning of gynaecological cancer. Radiother Oncol，1999，52（1）：29-34.

[131] Tong X，Chen X，Li J，et al. Intrafractional prostate motion during external beam radiotherapy monitored by a real-time target localization system. Journal of Applied Clinical Medical Physics，2015，16（2）：5013.

[132] Van den Heuvel F，Powell T，Seppi E，et al. Independent verification of ultrasound based image-guided radiation treatment，using electronic portal imaging and implanted gold markers. Medical physics，2003，30（11）：2878-2887.

[133] Millender L E，Aubin M，Pouliot J，et al. Daily electronic portal imaging for morbidly obese men undergoing radiotherapy for localized prostate cancer. Int J Radiat Oncol Biol Phys，2004，59（1）：6-10.

[134] 刘跃平，许晶，张连胜，等 . 前列腺癌大分割精确放疗分次治疗间和分次治疗内位置变动分析 . 中华放射肿瘤学杂志，2016，25（11）：1199-1203.

[135] Haken R K T，Forman J D，Heimburger D K，et al. Treatment planning issues related to prostate movement in response to differential filling of the rectum and bladder. Int J Radiat Oncol Biol Phys，1991，20（6）：1317-1324.

[136] Schild S E，Casale H E，Bellefontaine L P. Movements of the prostate due to rectal and bladder distension：implications for radiotherapy. Med Dosim，1993，18（1）：13-15.

[137] Herk M V，Bruce A，Kroes A，et al. Quantification of organ motion during conformal radiotherapy of the prostate by three dimensional image registration. Int J Radiat Oncol Biol Phys，1995，33（5）：1311-1320.

[138] Crook J M，Raymond Y，Salhani D，et al. Prostate motion during standard radiotherapy as assessed by fiducial markers. Radiother Oncol，1995，37（1）：35-42.

[139] Turner S L，Swindell R，Bowl N，et al. Bladder movement during radiation therapy for bladder cancer：Implications for treatment planning. Int J Radiat Oncol Biol Phys，1997，39（2）：355-360.

[140] Miralbell R，Nouet P，Rouzaud M，et al. Radiotherapy of bladder cancer：relevance of bladder volume changes in planning boost treatment-ScienceDirect. Int J Radiat Oncol Biol Phys，1998，41（4）：741-746.

[141] Lebesque J V，Bruce A M，Kroes A，et al. Variation in volumes，dose-volume histograms，and estimated normal tissue complication probabilities of rectum and bladder during conformal radiotherapy of T3 prostate cancer. Int J Radiat Oncol Biol Phys，1995，33（5）：1109-1119.

[142] Stroom J C，Koper P C，Korevaaar G A，et al. Internal organ motion in prostate cancer patients treated in prone and supine treatment position. Radiother Oncol，1999，51（3）：237-248.

[143] Fokdal L，Honoré H，HøYer M，et al. Impact of changes in bladder and rectal filling volume on organ motion and dose distribution of the bladder in radiotherapy for urinary bladder cancer. Int J Radiat Oncol Biol Phys，2004，59（2）：436-444.

[144] Muren L P，Smaaland R，Dahl O. Organ motion，set-up variation and treatment margins in radical radiotherapy of urinary bladder cancer. Radiotherapy Oncology，2003，69（3）：291-304.

[145] Cohen R J，Paskalev K，Litwin S，et al. Esophageal motion during radiotherapy：quantification and margin implications. Dis Esophagus，2010，23（6）：473-479.

[146] Qiu B，Lu S，Wang B，et al. Quantifying the interfractional motion of esophagus using daily cone beam computed tomography with oral contrast during radiation therapy for locally advanced non-small cell lung cancer. Pract

Radiat Oncol，2020，10（5）：e339-e347.

[147] Park J C，Park S H，Kim J H，et al. Liver motion during cone beam computed tomography guided stereotactic body radiation therapy. Medical Physics，2012，39（10）：6431-6442.

[148] Nishioka T，Nishioka S，Kawahara M，et al. Synchronous monitoring of external/internal respiratory motion：validity of respiration-gated radiotherapy for liver tumors. Jpn J Radiol，2009，27（7）：285-289.

[149] Shirato H，Shimizu S，Shimizu T，et al. Real-time tumour-tracking radiotherapy. Lancet，1999，353（9161）：1331-1332.

[150] Evans K C，Shea S A，Saykin A J. Functional MRI localization of central nervous system regions associated with volitional inspiration in humans. J Physiol，1999，520（Pt 2）：383-392.

[151] Mead J，Loring S H. Analysis of volume displacement and length changes of the diaphragm during breathing. J Appl Physiol，1982，53（3）：750-755.

[152] Troyer A D，Estenne M J. Coordination between rib cage muscles and diaphragm during quiet breathing in humans. J Appl Physiol，1984，57（3）：899-906.

[153] Kenyon C M，Cala S J，Yan S，et al. Rib cage mechanics during quiet breathing and exercise in humans. J Appl Physiol，1997，83（4）：1242-1255.

[154] Shimizu S，Shirato H，Kagei K，et al. Impact of respiratory movement on the computed tomographic images of small lung tumors in three-dimensional（3D）radiotherapy. Int J Radiat Oncol Biol Phys，2000，46（5）：1127-1133.

[155] Jursinic P A，Nelms B E. A 2-D diode array and analysis software for verification of intensity modulated radiation therapy delivery. Medical physics，2003，30（5）：870-879.

[156] Seppenwoolde Y，Shirato H，Kitamura K，et al. Precise and real-time measurement of 3D tumor motion in lung due to breathing and heartbeat，measured during radiotherapy. Int J Radiat Oncol Biol Phys，2002，53（4）：822-834.

[157] Erridge S C，Seppenwoolde Y，Muller S H，et al. Portal imaging to assess set-up errors，tumor motion and tumor shrinkage during conformal radiotherapy of non-small cell lung cancer. Radiotherapy and Oncology，2003，66（1）：75-85.

[158] Stevens C W，Munden R F，Forster K M，et al. Respiratory-driven lung tumor motion is independent of tumor size，tumor location，and pulmonary function. Int J Radiat Oncol Biol Phys，2001，51（1）：62-68.

[159] 张丹丹. 呼吸运动对靶区受照剂量分布影响的研究. 北京：中国协和医科大学，2009.

[160] 国兵，李建彬，王玮，等. 呼吸运动对部分乳腺外照射靶区剂量学的影响. 中华放射医学与防护杂志，2016，36（7）：496-500.

[161] Ding Y，Li J，Wang W，et al. Displacement of the lumpectomy cavity defined by surgical clips and seroma based on 4D-CT scan for external-beam partial breast irradiation after breast-conserving surgery：a comparative study. The British Journal of Radiology，2013，86（1030）：20130416.

[162] 王素贞，李建彬，王玮，等. 四维CT测定保乳术后部分乳腺外照射术腔中银夹的移位. 中华肿瘤杂志. 2012，34（3）：201-204.

[163] Ekberg L，Wittgren L，Holmberg O，et al. What margins should be added to the clinical target volume in radiotherapy treatment planning for lung cancer. Radiother Oncol，1998，48（1）：71-77.

[164] Shirato H，Seppenwoolde Y，Kitamura K，et al. Intrafractional tumor motion：lung and liver. Radiother Oncol，2004，14（1）：71-77.

[165] Wade O L. Movement of the thoracic cage and diaphragm in respiration. J Physiol，1954，124：193-212.

[166] Weiss P H，Baker J M，Potchen E J. Assessment of hepatic respiratory excursion. J Nucl Med，1972，13（10）：758-759.

[167] Korin H W，Ehman R L，Riederer S J，et al. Respiratory kinematics of the upper abdominal organs：a quantitative study. Magn Reson Med，1992，23（1）：172-178.

[168] Davies S C，Hill A L，Holmes R B，et al. Ultrasound quantitation of respiratory organ motion in the upper abdomen. Br J Radiol，1994，67（803）：1096-1102.

[169] Gloeggler P J, Raben A, Hanley A J, et al. Deep inspiration breath-hold technique for lung tumors: the potential value of target immobilization and reduced lung density in dose escalation. Int J Radiat Oncol Biol Phys, 1999, 45 (3): 603-611.

[170] Balter J M, Lam K L, Mcginn C J, et al. Improvement of CT-based treatment-planning models of abdominal targets using static exhale imaging. Int J Radiat Oncol Biol Phys, 1998, 41 (4): 939-943.

[171] Suramo I, Paivansalo M, Myllyla V. Cranio-caudal movements of the liver, pancreas and kidneys in respiration. Acta Radiol Diag, 1984, 25 (2): 129-131.

[172] Schwartz L H, Richaud J, Buffat L, et al. Kidney mobility during respiration. Radiother Oncol, 1994, 32 (1): 84-86.

[173] Moerland M A, Van D, Bhagwandien R, et al. The influence of respiration induced motion of the kidneys on the accuracy of radiotherapy treatment planning, a magnetic resonance imaging study. Radiother Oncol, 1994, 30 (2): 150-154.

[174] Ahmad N R, Huq M S, Corn B W. Respiration-induced motion of the kidneys in whole abdominal radiotherapy: implications for treatment planning and late toxicity. Radiother Oncol, 1997, 42 (1): 87-90.

[175] Balter J M, Ten Haken R K, Lawrence T S, et al. Uncertainties in CT-based radiation therapy treatment planning associated with patient breathing. Int J Radiat Oncol Biol Phys, 1996, 36 (1): 167-174.

[176] Shimizu S, Shirato H, Xo B, et al. Three-dimensional movement of a liver tumor detected by high-speed magnetic resonance imaging. Radiother Oncol, 1999, 50 (3): 367-370.

[177] Aruga T, Itami J, Aruga M, et al. Target volume definition for upper abdominal irradiation using CT scans obtained during inhale and exhale phases. Int J Radiat Oncol Biol Phys, 2000, 48 (2): 465-469.

[178] Clifford M A, Banovac A, Levy E, et al. Assessment of hepatic motion secondary to respiration for computer assisted interventions.Computer Aided Surg, 2002, 7 (5): 291-299.

[179] Bryan P J, Custar S, Haaga J R, et al. Respiratory movement of the pancreas: an ultrasonic study. Journal of Ultrasound in Medicine: Official Journal of the American Institute of Ultrasound in Medicine, 1984, 3 (7): 317-320.

[180] Padhani A R, Khoo V S, Suckling J, et al. Evaluating the effect of rectal distension and rectal movement on prostate gland position using cine MRI. Int J Radiat Oncol Biol Phys, 1999, 44 (3): 525-533.

[181] Malone S, Crook J M, Kendal W S, et al. Respiratory-induced prostate motion: quantification and characterization. Int J Radiat Oncol Biol Phys, 2000, 48 (1): 105-109.

[182] Madsen B L, Hsi R A, Pham H T, et al. Intrafractional stability of the prostate using a stereotactic radiotherapy technique. Int J Radiat Oncol Biol Phys, 2003, 57 (5): 1285-1291.

[183] Nederveen A J, Heide U A V D, Dehnad H, et al. Measurements and clinical consequences of prostate motion during a radiotherapy fraction. Int J Radiat Oncol Biol Phys, 2002, 53 (1): 206-214.

[184] Mah D, Freedman G, Milestone B, et al. Measurement of intrafractional prostate motion using magnetic resonance imaging. Int J Radiat Oncol Biol Phys, 2002, 54 (2): 568-575.

[185] Huang E, Dong L, Chandra A, et al. Intrafraction prostate motion during IMRT for prostate cancer. Int J Radiat Oncol Biol Phys, 2002, 53 (2): 261-268.

[186] Yan D, Lockman D, Brabbins D, et al. An off-line strategy for constructing patient-specific planning target volume in adaptive process for prostate cancer. Int J Radiat Oncol Biol Phys, 2000, 48 (1): 289-302.

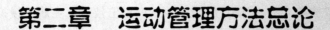

第二章 运动管理方法总论

　　放射治疗（放疗）是恶性肿瘤治疗的三大手段之一，对提高肿瘤局部控制率起着非常重要的作用。在放疗过程中，由于身体以及人体器官的自主运动和不自主运动，患者的体位和解剖位置通常与定位时存在一定差异，从而可能导致靶区剂量不足或正常组织受到过多照射。借助于精确的摆位系统和合适的固定装置可以减少患者身体的自主运动，然而，如何解决器官不自主运动造成的靶区位置不确定性一直是肿瘤放疗学和肿瘤放疗物理学关注的热点。

　　如第一章所述，由于靶区位置不确定性的存在，放疗中常常需要在肿瘤边缘外放适当的边界。ICRU 第 62 号报告对这一问题做了详细的阐述，对各种外放边界给出了明确的定义：①内边界（internal margin，IM）：考虑 CTV 的大小、形状和位置变化而外放的边界；②摆位边界（set-up margin，SM）：考虑患者的体位和射线束等一些不确定因素而外放的范围[1]。

　　CTV 的运动幅度是确定内边界的首要因素。人体的器官运动大致包括以下三类：①与位置有关的器官运动，患者的体位变化可引起内部器官的整体位置移动，移动的多少受解剖位置的影响。这种器官运动在定位过程和治疗过程中因患者体位的变化而出现。②发生在放疗分次之间的器官运动，放疗分次之间的器官运动多发生在消化系统或空腔器官。另外，患者自身的变化如体重的增加或减少，也会影响 CTV 的位置。③患者每次放疗过程中发生的器官运动称为放疗分次内的器官运动。

　　在肿瘤放疗分次内和放疗分次间，患者体内器官均可能存在不同程度的运动和移位，从而导致器官体积定义和剂量学上的变化。放疗的基本原则就是要尽可能增加靶区剂量并减少正常组织的受照剂量，所以需要采取一些有效干预措施以减少放疗过程中因器官运动对放疗剂量分布的影响，这就是器官运动的管理。

第一节　放疗前模拟定位运动管理

　　CT 模拟定位系统是将 CT 扫描机、计算机化的模拟定位系统和三维治疗计划系统通过数据传输系统进行网络连接，实现 CT 扫描数据的获取，进而进行三维重建、靶区定位、虚拟模拟、治疗计划等过程。

　　在放射治疗之前，可以使用模拟机透视、计算机断层扫描和 MRI 成像来测量患者器官运动的大小，然后在肿瘤区勾画和计划设计的时候去考虑这些器官运动对剂量分布的影响，避免靶区漏照或正常组织过量照射。

CT 模拟定位和常规 X 射线模拟定位比较，更加适合三维治疗方式。X 射线模拟定位是利用专用模拟定位机来实现的，主要依据透视图像的骨性标记，是一种二维平面模拟技术。CT 模拟定位是一种三维定位技术，克服了模拟定位机平片拍摄的缺点，能提供更多横断面内的解剖细节，极大地改进了图像模糊的不足。CT 模拟定位适用于复杂的三维治疗，如需要多野照射或者旋转照射等剂量曲线复杂的肿瘤定位。CT 定位可以看清肿瘤和肿瘤周边的正常组织的情况。其定位影像可以传输到三维治疗计划系统，进行计划设计。精确计算靶区和危险器官的受照剂量，既有效地消灭肿瘤，又保护了正常组织，为肿瘤患者提高生活质量提供了保证。

一、放疗中的体位固定

体位固定是放疗实施的第一步，并贯穿于整个放疗过程。如何减少患者在放疗过程中的不自主运动并且精确重复定位时的体位是保证放疗准确实施的关键步骤之一。体位固定是借助体位固定装置，以防止患者因下意识运动而使治疗体位发生变化，并且保证患者在治疗过程中体位保持不变。合格的体位固定必须做到精确可重复，并且不影响射线的投照。结构合理的体位固定装置可以减少每天患者的摆位时间，可以增加患者放疗过程中的舒适度，可以限制患者身体的呼吸动度，可以帮助固定体表标记与靶区的相对位置。下面是我们常用的体位固定装置和辅助设备，如图 2-1 所示。

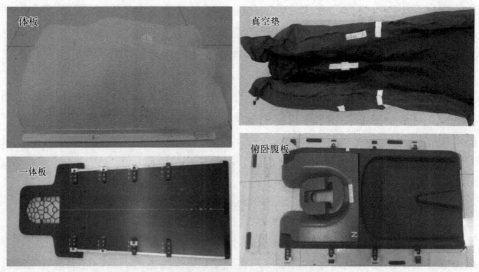

图 2-1　体位固定装置和辅助设备

（一）热塑膜

热塑膜具有可塑性强、可重复使用、透气性好、射线穿透性好、安全性好、无污染、使用方便等特点。按照不同形状可分为头膜、头颈肩膜、体膜等。热塑膜使用时需注意塑形时要拉伸均匀，避免冷却硬化材料自身的轻微收缩导致患者不适，另外已成形的热塑膜存放时不可挤压、不可置于温度高的地方。

（二）发泡胶

发泡胶具有质量轻、持久耐用、免维护、无毒无刺激等特点。操作简单，自动塑形可以恰当填充身体各个部位的空隙，更好地实现体位的个体化固定。发泡胶一次成形，要求操作者技术熟练。发泡胶成形后要求置于干燥的环境中，避免阳光暴晒。

（三）真空负压垫

真空负压垫简称真空垫，主要用于体部肿瘤的固定，根据每位患者的体型特点进行塑形，患者舒适度高，治疗摆位的重复性好。使用真空垫需注意定期检查是否漏气，防止变形。

（四）体板

配合体膜使用，主要用于胸部、腹部肿瘤患者的体位固定，也可用于某些肢体肿瘤或特殊体位患者的体位固定。体板使用方便，中间镂空部分对射线影响较小。但是患者身体与体板的相对位置重复性差，摆位依赖于体表标记线。

（五）头板

配合头膜和头颈肩膜使用，主要用于头颈部肿瘤、颅内肿瘤、颈段食管癌及某些肺尖部肿瘤。头板操作方便、可重复性高、患者舒适度高。

（六）一体板

配合头膜、体膜和真空负压垫使用，有多种组合方式。一体板应用范围广，主要用于多发转移需同时固定头部及体部的患者，以及乳腺癌患者，可固定患者头偏向健侧以暴露患侧颈部。与体板相比，一体板在减少患者呼吸运动方面的固定效果稍差。

（七）俯卧腹板

配合体膜使用，主要用于宫颈癌、前列腺癌、直肠癌等盆腔肿瘤。患者采取俯卧位，在腹部对应位置有大小可调节的孔洞，可以使患者的腹部自然下垂，有效减少小肠的受照剂量，最大限度保护正常组织。

（八）乳腺托架

乳腺托架为高度可调节的楔形托架，能将患者肩背部抬高一定高度，使胸壁接近水平状，这样使剂量分布更加均匀。但是乳腺托架体积较大，容易与机架发生碰撞。

除了体位固定，另一种简单的干预措施是训练患者以放松的呼吸模式呼吸。稳固腹压的腹带和立体定向框架也被用来减少呼吸引起的上腹部器官的前后方向运动[1]。患者的体位和固定装置可能会影响器官的运动。例如，对于前列腺癌患者，未发现患者仰卧时由于呼吸引起的可测量的器官运动；然而，在相同的患者中观察到，由于俯卧呼吸引起的器官运动超过 5mm[2-4]。虽然这些方法在一些患者中可能有效，但重要的是要确认三个方向的运动都减少了，并且干预的器官位置是可重复性的。

二、模拟定位扫描

快速 CT 摄影技术和 MRI[5] 是在短时间内确定三维器官运动和变形大小的更复杂的方法。这些工具还可以用于构建真实的剂量分布，反映自由呼吸期间的运动[6] 和变形[7]。当使用诸如屏气等减少器官运动的干预措施时，CT 摄影或重复 CT 扫描和 MRI 也可以用来确定器官位置的重复性。

如果在放射治疗期间不使用减少器官运动影响的直接干预措施，那么在模拟和计划设计时也有其他策略可用来减少器官运动带来的不利影响。例如，在呼吸周期的 1 个阶段进行计划 CT 扫描可以减少运动引起的体积和形状伪影。在呼气末执行计划 CT 扫描，用不对称的 PTV 外放边界来补偿器官运动（更大的下方和前方边缘），允许较少的正常组织照射[8]。

第二节 放疗出束前的图像引导

早期放射治疗的图像引导包括在治疗前使用常规 X 射线成像设备进行的 X 射线成像。从 20 世纪 70 年代开始，专用的射线和透视设备被组装起来用于模拟治疗单元的几何形状。不久，这种放射治疗模拟机就成了治疗部门的标准设备。同样是在 20 世纪 70 年代，超声成像被引入，它首次提供了识别器官的能力，在某些情况下，还提供了识别肿瘤边界的能力。超声在前列腺癌患者的放射治疗计划中得到了相当广泛的应用[9]。与此同时，放射科已经开始使用 CT，且作用迅速被认可[10]。随着 CT 扫描仪的可用性迅速增加，并带来了在任意平面上格式化三维（3D）图像数据集的机会，包括模拟传统模拟机产生的图像的视图[11]。随后，基于 CT 的放射治疗模拟软件开始出现，被称为"虚拟仿真"[12-14]。到 21 世纪初，传统的模拟器基本上被专用的 CT 扫描仪所取代。

随着电子射野影像装置（electronic portal imaging device，EPID）的引入，癌症放射治疗的图像引导技术向前迈进了一大步。EPID 由二维（2D）半导体探测器阵列组成，这些半导体探测器通过捕获电子的方式获取定位图像，取代了胶片和胶片显影剂的需求。这些设备虽然诞生于 20 世纪 90 年代，但是在 21 世纪早期技术即得到了大幅度的提升，产生了比它们所取代的定位图像更高质量的 EPID 图像。伴随着技术的成熟，直线加速器制造商开始出售配备 EPID 的直线加速器，到 2000 年，大多数直线加速器都带有这种设备。这种技术是根据 EPID 图像和来自计划系统的数字重建影像（DRR）之间的比较来调整患者的体位（2D/3D 匹配）[15-16]。

与此同时，直线加速器制造商开始在其系统的机架上安装机载千伏（kV）成像仪，这样就可以通过旋转机架获得患者在治疗位置上具有诊断质量的正交 X 射线片。这些成像系统有助于将机载成像（OBI）系统的投影射线照片与 DRR 进行比较，从而极大地改善 2D/3D 匹配[17]。

随着千伏成像的发展，另外一种提议被重视起来，即通过电子射野成像系统而不是千伏 OBI 系统来获取传输数据从而创建 CT 图像。该设备可以使用平板图像感受器的整个区域，而不是仅仅获取单层横断面的信息[18-19]。从千伏电源的投影束获得的 CT 体积图像数据集被称为锥形束 CT（CBCT），CBCT 的使用大大增强了图像引导放疗（IGRT）这一技术的应用[20-22]。摆位时来自患者的全三维影像数据集的可用性允许与在 CT 定位模拟时获得的参考 CT 数据集进行 2D/3D 比较[23]。

IGRT 旨在减少放疗期间靶区的移位误差和摆位误差，监测和校正放疗时肿瘤和正常组织运动引起的误差，实时监测肿瘤或其标志物。它的发展以图像引导设备的发展为基础，因此临床应用的图像引导设备状况代表了 IGRT 的现状。

一、电子射野影像装置

电子射野影像装置（EPID）是当射线束照射靶区时，采用电子技术在射线出射方向获取图像的工具。基于非晶硅平板探测器的 EPID 可用较少的剂量获得较好的成像，具有体积小、分辨率高、灵敏度高、影响范围宽等优点，并且是一种快速的二维剂量测量系统，既可以离线校正验证照射野的大小、形状、位置和患者摆位，也可以直接测量照射野内剂量。EPID 应用能量为兆伏（MV）级的 X 射线，但是骨骼和空气对比度都较低，并且骨的对比度比空气的低，软组织显像不清晰，一些靶区校正需结合内植标志才能进行。近年来，EPID 设备和相关软件发展更新迅速。

（一）摆位误差的校正分析和图像追踪

EPID 用于放疗摆位误差和靶区外放的校正主要分为在线和离线两种方式：在线是在每次放疗前采用低剂量成像后，立刻分析和校正摆位误差后实施治疗；离线是对配对图像进行再次分析，包括分析在线校正的准确性，统计分析摆位误差、靶区外放等。

Herman 等[24] 把离线校正归结为三方面：①简单的离线校正，即通过前一次放疗中所测得的摆位误差的数据，在后面的放疗中实施校正。②监测，就是用 EPID 测得个体或群体摆位误差的数据，但不作任何处理，只是用来观察摆位误差的幅度、时间趋势等。③统计分析和决策，即对基于 EPID 所测得的摆位误差的数据进行统计分析，分析结果予以临床应用，通过不同的处理方法来降低或消除它对放疗的影响。其有两种模式：一是基于整体的分析模式，即在一批被研究的患者中，将EPID测得的每个患者的摆位误差数据归为一体进行分析，所得结果以后也将用于所有相应的患者。二是基于个体的分析模式，即基于每个患者不同的摆位误差情况进行放疗方案的调整。由于个体差异的存在，使得基于整体的分析模式所得的数据不可能对每一个个体都适用[25]。Yan 等[26] 提出的自适应放疗思想，即在每个患者整个放疗过程的早期用 EPID 测量每日的摆位误差，对每日摆位误差进行统计分析，决定是否需要修改放疗计划。如果需要则进行相应修改，而后按修改好的计划继续治疗。

在线应用就是在每次放疗时，先给予很低的剂量进行成像，立刻分析患者的摆位误差并予以校正，校正满意后再给予剩下的放射剂量完成放疗。由于图像比对大多是操作者通过视觉判断进行手工比对的方式，并且由于时间原因，很少是由多位医师共同分析和比对图像，应用这种方法时人为主观因素引起的误差较大。有研究[27] 证实，即使应用了在线校正，最终定量的离线分析仍然有 15% 的摆位误差超过 5mm。另外，治疗中要调整摆位会增加治疗的时间。因此，为降低摆位误差判断的主观性，缩短摆位时间的延长和提高校正误差的速度，不少学者进行了相关的研究。Herman 等[28] 在进行前列腺癌的放疗时，在前列腺中植入射野影像可清楚显示的金粒作为标志物，用 EPID 拍摄正侧位图像，采用三维计算法建立金粒空间位置的几何坐标进行三维分析并实施在线校正。结果显示，摆位精度提高，而需要的时间仅比常规摆位平均时间超出 1.4min。Brock 等[29] 比较了在校正摆位误差时应用计算机控制和手工控制治疗床的移动所需的时间与准确性。结果显示，计算机控制比手工控制的速度快（25.4s vs 109.1s），准确性高（1.8mm vs 2.5mm），EPID 的在线应用对每个患者来讲确实能够减少摆位误差，但这种方法并不普及，采用金粒植入的方法也只适用于少数解剖部位。目前 EPID 的在线应用只是被少数人所认可，这些学者认为在线校正后的摆位准确性确实可行。

（二）基于 EPID 跟踪

常用的图像引导方式分为二维正交图像（kV/MV 和 MV/MV）和三维 MV 级锥形束 CT（MV-CBCT）[30] 图像。其中，二维正交图像的优点是获取图像速度快，患者受量低，临床使用广泛；三维图像的优点是提供更多的图像信息，便于放疗医师接受和分析。相对于 kV-CBCT，MV-CBCT 噪声高、图像对比度低，但图像质量更满足临床需要，且在做好相关修正的情况下可应用于放疗急诊姑息治疗，可在 30min 内完成定位、图像采集、计划设计、治疗实施等[31-32]。

由于 EPID 具有可实时获取治疗时的照射野图像以及对患者无额外照射的特点，近年来开始用于实时追踪靶区运动变化的研究。EPID 主要有植入基准标记[33] 和无基准标记[34-35] 软组织两种图像追踪方式，基准标记追踪对正常组织有一定损伤，是 MV 图像追踪的"金标准"；无基准标记追踪主要依据肿瘤和周边组织对比度差异，但对正常组织无损伤。有文献报道，EPID 用于靶区追踪时，在模体内的误差在 1mm 以内，在人体内的误差在 2mm 以内，但只能提供照射野内的图像信息且分辨率受呼吸及其他组织叠加影响[7]。因此，研究主要集中在肺癌靶区的追踪，相关研究结果表明通过肿瘤的追踪和预测可以使靶区外放降低 21%，进而使周围正常组织的平均剂量降低 10.7%[36]。此外，EPID 也为实时图像引导 IMRT 提供了可行性，Rottmann 等[37]把动态多叶准直器和靶区作为一个功能单位，通过预测系统延迟时间的方法来实施无基准标记肺癌立体定向放射治疗计划，其系统延迟时间（230±11）ms。

（三）EPID 局限性

EPID 探测器虽有高抗辐射性，但剂量学特性会受辐射影响，探测分辨率会随照射时间增加而降低，使用时需做好探测器的质量控制。同时，由于人体生理运动、解剖结构和放疗实施过程复杂，图像获取和准确的剂量投照影响因素众多，因此，相关的实时图像追踪[38]和实时剂量验证[39]研究绝大多数在模体内进行，准确性和可行性需要行进一步的临床研究证实。其中，验证图像的获取、存储读取、分析、进一步的匹配反馈和调整烦琐，整个过程时间仍较长，需要计算机技术和相关算法的进一步发展，这也是目前研究的热点。另外，治疗中实时验证时为保证安全性，只能获取照射野内的图像，图像质量和探测范围也存在局限性。

二、kV 级 X 射线和 CT

诊断 X 射线的能量范围是 30 ～ 150kV，1cm 厚的骨和空气对比度都很高，并且骨的对比度比空气的高。有的把 kV 级 X 射线球管安装在治疗室壁上，有的安装在直线加速器的机架臂上。安装在直线加速器机架臂上的单球管 X 射线成像系统只有在机架臂旋转的过程中才能获得这些结构的三维信息。这些设计都是用于定位骨性结构或基准标记。kV 级 X 射线摄片较清晰，足以辨认这些结构，但是难以检测放疗过程中软组织的相对形态变化。

kV 级透视影像常被用于在模拟时监测器官运动，然而，如果要测量多个方向的器官运动，则需要多个投影。而荧光透视则可凸显射线不易穿透的结构，以确保可靠的可视化和运动跟踪。虽然有些肿瘤可以直接观察到，如偏侧化肺癌，但大多数不能，因此需要间接测量器官运动。例如，呼吸引起的膈肌运动很容易在透视下测量，可以作为呼吸引起的肝肿瘤最大运动的替代测量指标。横膈运动与肝癌前后投影运动的相关性良好[40]。在肿瘤或邻近组织中植入不透明的标志物，无论是在模拟时还是在放疗过程中，都能极大地方便确定肿瘤的运动。

射波刀（CyberKnife）系统就是使用治疗室内两个交角安装的 kV 级 X 射线成像系统等中心投照到患者治疗部位，根据探测到的金属标志的位置变化，或者根据拍摄的低剂量骨骼图像与先前储存在计算机内的图像比对，以便决定肿瘤的正确位置，并将数据输送至控制加速器的计算机，具有 6 个自由度运动功能的机械臂随时调整 6MV 级 X 射线照射的方向，从非共面的不同角度照射肿瘤，机械臂非常灵活是该系统的突出优点。

诊断用 kV 级 CT 经过了多年的发展，扫描速度快，成像清晰，具有较高的空间分辨率和密度分辨率，软组织显像清晰。因此，在治疗室安装 kV 级 CT 引导放疗也是一种很好的选择。模拟机、kV 级 CT 和直线加速器都安装在治疗室内，共用一张床，患者通过床沿轨道移动在这三者间转换，进行在线校正，几何精度可达 1mm。但该系统不是在治疗位置成像，无法对治疗时的肿瘤运动进行实时监测管理。

三、锥形束 CT

锥形束 CT（CBCT）于 2001 年商业化并首次应用于牙殆面部成像[41]。自此，人们发现 CBCT 在 IGRT 等放射治疗应用中也有很好的前景，因为它可以减少患者在每次治疗前的摆位误差。根据采用的放射线能量的不同，CBCT 可分为两种：采用 kV 级 X 射线的 kV-CBCT 和采用 MV 级 X 射线的 MV-CBCT。

平板探测器的读数装置和探测器结合在一起，本身就具有提高空间分辨率的优势，因此 kV-CBCT 可以达到比传统的 CT 更高的空间分辨率，密度分辨率也足以分辨软组织结构，可以通过肿瘤本身成像引导放疗。而且该系统的射线利用率高，患者接受的射线剂量少，使得它可以作为一种实时监测手段。因此，CBCT 具有在治疗位置进行 X 射线透视、摄片和容积成像的多重功能，对在线复位很有价值，成为目前 IGRT 开发和应用的热点。但其密度分辨率（尤其是低对比度密度分辨率）与先进的 CT 相比还有差距；同时平板探测器受 CT 系统中散射的影响较大。MV-CBCT 的 X 射线源和治疗束同源是其优点。而且 MV 级 X 射线具有旁向散射少的特点，适用于精确评估电子密度，故可以同时作为剂量学监测设备。但与 kV-CBCT 相比，它在图像分辨率、信噪比和成像剂量上处于明显劣势。

（一）CBCT 成像设备

目前，有三种机载式锥形束装置。分别是 Varian Obi 成像系统（美国）、Elekta XVI 系统（英国）和 Siemens MVision（西门子医疗，德国）（图 2-2）。Varian 和 Elekta 系统是 kV CBCT 成像（30 ～ 140kV），其中 kV X 射线源（kVS）和 kV 探测器面板（kVD）集成到直线加速器机架上，kV X 射线与治疗射束二者中轴线正交。西门子公司开发了 kV 锥形束（kVision）和 MV 锥形束（MVision）（1 ～ 6mV）两种成像工具用于患者摆位验证和修正。kVision 系统临床使用的很少，信息不详。通过利用现有的 MV 级射束，MVision 对许多疾病部位都有较好的 3D 软组织对比度。MHI（三菱重工业株式会社，日本东京）和 BrainLAB（Feldkirchen，德国）联合开发的产品 MHI-TM2000/Vero 系统（图 2-2D），是专门针对图像引导立体定向体部放射治疗（SBRT）的一种较新的设备，它利用旋转的刚性环形结构来集成射束投照平台和图像引导系统。Vero 系统同时使用千伏锥形束 CT 配准和基于红外反射标记的光学跟踪。

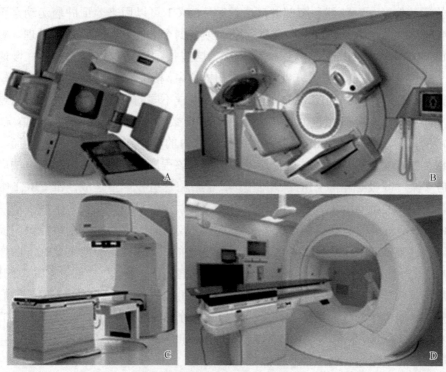

图 2-2 安装在医用直线加速器上的锥形束成像系统
A. Varian Obi 成像系统；B. Elekta XVI 系统；C. Siemens MVision；D. 三菱 Vero 系统

（二）CBCT 在器官运动中的应用

高度适形治疗技术，如调强放射治疗（IMRT）和三维适形放射治疗（3D-CRT），需要先进的成像方式来精确定位肿瘤区和危险器官。CBCT 使放射治疗师不仅能够在治疗前纠正肿瘤区位置的变化，还可以监测由于患者体重减轻和肿瘤退化（形状/体积变化）引起的肿瘤解剖信息的复杂变化。大面积平板探测器和计算机的发展使 CBCT 成为执行高精度三维 IGRT 任务最理想和常用的平台[2]，并已开始取代二维 IGRT，以便在整个治疗过程中验证肿瘤区域是否包含在计划靶区（PTV）体积内。因此，基于 CBCT 的 IGRT 已成为验证患者结构和肿瘤位置的主流方式[42]。

基于 CBCT 的 IGRT 改善了不同治疗部位的放射治疗精度，如前列腺、肺和头颈部[70-72]。基于 CBCT 在前列腺模体研究中显示出很高的准确性，残余误差＜1mm。然而，在临床情况下，对于没有植入标志物的病例，观察者间的差异性

> 2mm。每日重新计划设计的策略减少了这些不确定性。三维 IGRT 相对于 2D 技术的优势在于它有助于评估 OAR 的几何形状，如膀胱充盈时可以减少 OAR 的剂量，并使 PTV 外放边界从 8mm 显著减少到 4mm[43]。

基于 CBCT 的 IGRT 治疗肺癌的实践尚存一些挑战，因为呼吸运动会引起明显的运动伪影。对肺部和腹部肿瘤成像时，CBCT 可以用来验证肿瘤运动是否符合呼吸运动的函数。然而，肿瘤的运动必须根据个人的呼吸模式进行管理。实践中已有几种基于 CBCT 的肺癌成像方法。这些技术包括屏气技术 [74-75]、慢速扫描 [44] 和呼吸相关成像 [77, 78]。在现代 CT 扫描仪中，相对于呼吸周期（0.5s 或更短），机架旋转速度很快。因此，3D-CT 扫描可以采样不同的呼吸相位，并且可以通过选择对应于特定呼吸相位的切片来获得 4D-CT 数据。但是，在 CBCT 的情况下，缓慢的机架旋转（~ 1min/r）会导致所有切片内的移动对象变得模糊。然而，呼吸相关的 CBCT 提供了有关肿瘤运动的信息。该程序通过回顾性分类的方法产生对应于某一呼吸时相的 CBCT 二维投影。然后将这些投影重建成四维 CBCT 数据集。因此，四维 CBCT 提供了运动结构的三维轨迹信息，并且实质上减少了三维 CBCT 数据集中的运动伪影。此外，它能够以较小的治疗动度安全地提供门控放射治疗。基于 CBCT 投影数据相位的合并，研究了器官运动对四维 CBCT 图像的影响 [45, 46]。Li 等的结论是在不增加患者剂量的情况下，可以生成四维 CBCT 图像，并且可靠的相位拼接是可能的。为了评估 SBRT 过程中肿瘤运动的幅度，他们还研究了肺癌中作为呼吸函数的肿瘤的分割间和分割内的运动 [47, 48]。基于 CBCT 的 SBRT 报告了 500 多名Ⅰ~ⅡB 期非小细胞肺癌（NSCLC）患者的统计结果，其两年局部控制率高达 94%，且毒性低 [49]。

对于头部和颈部病灶，基于 CBCT 的 IGRT 技术大大减少了摆位时间 [13]，并使 CTV 到 PTV 的外放边界减少了 50%[50]，这可以提升靶区的治疗剂量和（或）降低危险器官的毒性。由于在解剖结构 [51-53] 中测量了较大的摆位误差，因此应考虑图像配准以提供高摆位精度。CBCT 作为 IGRT 的基本原理是通过跟踪器官的运动和三维校正来帮助减少摆位误差。

（三）CBCT 的问题

CBCT 在成像中的应用越来越多，故而研究人员开始探索患者受到的成像剂量。锥形束结构在一次旋转中覆盖了较大的视野，与扇束 CT 相比，散射线更多。CBCT 探测到的散射线总量超过原射线，以致重建图像中部 HU 值偏低。最终导致重建 CBCT 图像中的均匀性和对比度变差，而噪声增加。在获取 CBCT 图像时，应注意通过选择最佳扫描参数、仔细定位和固定患者等方式来将图像伪影降至最低。每日进行 CBCT 扫描会给患者带来很大的剂量，因此，随着其使用的普及，准确的 CBCT 剂量学知识也至关重要。

第三节　放疗中的运动管理

放射治疗过程中的器官运动必须加以考虑，因为它对 PTV 边界的确定、靶区和正常器官体积的定义以及整个剂量分布都有影响。正如 Booth 等[54] 在文章中所讨论的那样，由于生理功能导致的器官运动可能是比较显著的。例如，在自由呼吸期间，肝脏在头脚方向运动可高达 5cm。虽然呼吸运动通常是上腹部器官运动的最大诱因，但心脏搏动、胃充盈、直肠充盈和吞咽引起的器官运动也不可忽视。此外，患者在放射治疗分次内，可能会因身体不适或治疗时间过长而不由自主地改变姿势，从而导致器官移出辐射场。如表 2-1 所示各种肿瘤放疗中的运动情况。

人们已经研究了许多方法来最小化放疗过程中呼吸引起的器官运动对治疗的影响，包括改变呼吸模式、自愿或受控屏气、射束门控或跟踪靶区照射等。减少非呼吸性器官运动的方法主要包括在每次治疗前保持相同的准备方案、确保固定方式的舒适性、确保较短的整体治疗时间。

表 2-1　各个部位肿瘤的运动数据

器官	运动统计信息	移位或百分比	作者
乳腺（腔内）	范围（3D）	0.8～3.8mm	Glide-Hurst 等（2015）[138]
乳腺（同侧）	范围（3D）	0.7～3.0mm	Glide-Hurst 等（2015）[138]
肝	Mean	17.6mm（5.6～39.5mm）	Worm 等（2013）[139]
	Mean±SD	24.4mm±16.4mm	Bussels 等（2003）[140]
	Mean±SD	13.0mm±5.0mm	Weiss 等（1972）[141]
	Mean	14mm	Harauz 和 Bronskill（1979）[142]
	Mean	25mm（10～40mm）	Suramo 等（1984）[143]
	Mean	10mm（5～17mm）	Davies 等（1994）[144]
肾脏	Mean	19mm（10～40mm）	Suramo 等（1984）[143]
	Mean	11mm（5～16mm）	Davies 等（1994）[144]
	Mean±SD	16.9mm±7.9mm	Bussels 等（2003）[140]
	Mean	＜10mm	Pham 等（2014）[145]
胰腺	Mean	20mm（10～30mm）	Suramo 等（1984）[143]
	Mean	20mm（0～35mm）	Bryan 等（1984）[146]
	Mean±SD	23.7mm±15.9mm	Bussels 等（2003）[140]
前列腺（仰卧）	Mean±SD	0.6mm±0.4mm	Butler 等（2013）[147]
	Margin（LR、AP、IS）	1.8mm，5.8mm，7.1mm	Litzenberg 等（2006）[148]
	Mean time ＞ 3.5mm	14%，3%	Langen 等（2008）[149]
	Mean time ＞ 3mm、5mm、7mm、10mm	5.6%，2.2%，0.7%，0.4%	Ng 等（2012）[132]
前列腺（俯卧）	Mean±SD	1.2mm±0.6mm	Butler 等（2013）[147]
子宫颈	Maximum	10.6mm	Kerkhof 等（2009）[150]
	Mean±SD	2.9mm±2.7mm	Haripotepornkul 等（2011）[151]

续表

器官	运动统计信息	移位或百分比	作者
子宫	Mean±SD	7.0mm±9.0mm	Taylor 和 Powell（2008）[152]
膀胱	Maximum	58mm	McBain 等（2009b）[153]
	Volume increase	101%	McBain 等（2009a）[154]
	SD	5mm	Meijer 等（2003）[155]
	Maximum	15mm	Foroudi 等（2013）[156]
直肠	Maximum	30mm	Muren 等（2004）[157]
	Margin（systematic，random）	6mm，16mm	Muren 等（2004）[157]

一、生理变化干预

无论选择哪种策略来减少器官运动的影响，几种常见干预措施都可以将器官运动的影响降至最低。干预措施介入时应确保治疗时间不会过长，确保患者在治疗体位上的舒适度，并尽量减少因不适和膀胱充盈等器官的某些生理变化而导致患者移动的概率。减少由生理变化引起的胃肠道（GI）、泌尿生殖系统和其他器官系统的运动的准备程序也可能是有用的。例如，对于接受前列腺放射治疗的患者，通过每天在同一时间进行治疗，在每次治疗之前进行相同的饮食、肠道和膀胱准备，那么前列腺在治疗期间因为直肠或膀胱充盈的变化而移动的可能性就会降低。还有一种一般干预措施是患者反馈，包括听觉反馈和视觉反馈[55-56]。如果患者学会了如何通过浅呼吸减少器官运动，并通过视听反馈告知他们在治疗期间如何保持这种模式，那么他们就可能会从中受益。理想情况下，反馈应来自直接的肿瘤成像；然而，对邻近器官成像、肺活量测定、鼻息监测、外部标记位置监测或身体轮廓的光学监测通常是更实际的选择。如果使用测量邻近器官位置的间接方法，则必须确认患者间接测量指标确实与器官位置直接相关。Seppenwoolde 等[57]最近观察到自由呼吸过程中器官运动的滞后现象。其他研究表明，外部标记与内部位置的关系在不同患者之间可能不尽相同。更重要的是，对于单个患者而言，这种关系可能会在短时间内发生变化[13-14]。因此，器官位置的间接测量是否准确还需要进一步验证，而验证器官位置的推荐方法是对肿瘤（或邻近器官）进行直接成像。

二、呼吸运动补偿

补偿呼吸运动的策略包括使用腹压[15-16]、自主浅呼吸[58]、自主深吸气屏气[59]、呼吸周期不同时相的自主屏气[19-20]、主动呼吸控制、门控放疗[21-22]及实时肿瘤追踪[60]。尽管浅呼吸和施加腹压可以减少膈肌运动的程度，但有报道指出，使用了这些技术后在头脚方向上仍能观察到超过 10mm 的运动[61]。另一项关于肺癌患者自主屏气的研究发现，肿瘤位置在最大呼气时和末次吸气时的重复性最好。反复屏气时横膈膜位置相对于骨骼位置的偏差一般小于 5mm。虽然自主屏气可能对某些患者有益，但也存在漏气和患者差错的可能性，特别是对肺部疾病患者。门控放射治疗，即射束仅在呼吸周期的预设阶段被触发打开，此前 Magera 曾讨论过。值得注意的是，门控通常是指使用外部替代物来确定肿瘤的位置（与直接肿瘤成像相反）来实施门控照射。Shirato 等 [15] 首先介绍了一种实时肿瘤跟踪系统，该系统由治疗室中的透视 X 射线管组成，可显示肿瘤中直径 2mm 的不透明放射标志物。只有当标志物位于计划的治疗区域内时，才会触发直线加速器进行照射。虽然这种方法已经被用于追踪标志物，以减少肝、肺和椎旁肿瘤的正常组织辐射，但这种系统尚未广泛使用。另一种方式是，当肿瘤移动到治疗区域之外时，多叶准直器、治疗床位置或机械臂上的整个加速器可以与肿瘤一起移动，以确保在任何时候都有足够的肿瘤覆盖。

三、主动呼吸控制

主动呼吸控制（active breathing control，ABC）这一术语，是指由技术员控制、触发和监测的呼吸控制技术。操作员使用计算机控制的阀门在呼吸周期中的预定点关闭流向患者的气流，从而形成受控的屏气。只有在屏气期间，放射治疗设备才打开，患者才会接受照射。有报道研究了 8 名接受肝脏放射治疗的患者，对 262 次照射的 ABC 屏气重复性进行了评估 [62]。在 ABC 屏气期间，透视下没有观察到膈肌或肝参考标志物的运动。在每次放射治疗前，患者启用 ABC 装置，并使用室内安装的诊断 X 射线管和数字成像仪获得正交图像。将图像与参考图像进行比较，移动治疗床以产生可接受的患者摆位，并获得重复正交验证图像。根据屏气期间获得的重复图像和 CT 扫描，分析膈肌和肝脏（通过植入的不透明放射基准标记的定位来评估）相对于骨骼的位置，以及平均分数内、前后方和内侧方可重复性。肝微线圈相对于骨骼的长度分别为 2.5mm、0.6mm 和 1.9mm。90% 的合并分数内肝脏微线圈 - 骨架位置的差值小于 4.8mm。然而，横膈的平均分数间长期重复性为 4.4mm，其中 10% 的合并分数间肝脏微线圈 - 骨架位置的差值大于 9.8mm，这表明在呼吸周期的同一阶段重复屏气治疗期间，肝脏相对于骨骼的位置发生了变化。由于采用 ABC 时器官位置的重复性较差，因此建议在每次放射治疗前均进行影像学检查。如果需要的治疗动度小于自由呼吸所需的治疗动度，则可通过重新定位来降低。我们还建议继续使用 ABC 对单个患者的重复性进行研究。

四、光学工具

光学工具已被用来测量和跟踪放射治疗期间患者的轮廓 [28-31]。可以在模拟定位时获得计划 CT 对应的患者三维轮廓，并且当患者在放射治疗期间实时轮廓与参考轮廓匹配时，光学工具可以触发加速器出束，而身体轮廓发生变化，射束可以停止。这项技术可以检测在放射治疗期间可能发生的患者的不自主运动和位置漂移。然而，需要确保光学轮廓与内部器官位置直接相关。

综上所述，减少放射治疗期间因器官运动而引起的不良影响的方法包括改变呼吸模式、自主或受控屏气期间进行治疗、门控照射或实时追踪照射。将胃肠道器官运动的影响降至最低的方法主要是在每次放射治疗前使用相同的饮食和胃肠道准备方案。缩短整体治疗时间，选择舒适的治疗体位，也可以减少患者不自主运动和器官生理变化的概率。

减少器官运动的干预措施必须是针对患者的，并且需要对器官运动和干预措施的可重复性进行个性化研究。为了使门控或屏气干预有效，器官位置的重复性必须足够好，以允许降低 PTV 外放边界。最糟糕的是错误地安抚和增加靶区遗漏概率的干预。由于门控和屏气干预相对应用时间较短，最好谨慎使用，如果可能的话，用直接肿瘤成像来确认个体患者的可重复性。

第四节　呼吸运动管理方法

目前，大多数的放疗设备都不会直接补偿呼吸运动，但治疗时却会出现呼吸运动，因此，评估 CT 成像的平均位置和运动范围十分重要。慢速 CT 扫描、吸气末 / 呼气末或屏气 CT 扫描及四维 CT（4D-CT）/ 呼吸关联 CT 扫描是能在整个呼吸范围（在 CT 采集时）内观察肿瘤运动的三种 CT 扫描技术。本文依工作量递增的顺序将他们顺次列出。对这些技术而言，需要理解其呼吸模式。此外，如果没有减少 CT 扫描剂量，这些成像流程会让患者受到的辐射剂量比标准 CT 模拟高 2 ～ 15 倍。

一、慢速 CT 扫描

获得周围型肺部肿瘤影像的代表性方案是慢速 CT 扫描[32-34]。慢速 CT 扫描的运行速度非常慢，多层 CT 扫描会在每一片层记录多个呼吸时相。大多数的 CT 扫描仪都可以进行慢速 CT 扫描，它是最有效也是最常用的方法。该类影像（至少在高对比度区）可显示扫描期间肿瘤出现呼吸运动的范围，但前提是 CT 床板在特定位置滞留时间要比呼吸周期长。该技术可以生成一个包围肿瘤的体积并以此补偿呼吸运动在 CT 定位和实际治疗之间的变化，还要用额外的边界考虑这些变化。除了勾画解剖结构之外，慢速 CT 上勾画的解剖结构更能代表呼吸周期平均值，因而剂量计算也比标准扫描更有利。与自由呼吸状态下的 CT 扫描相比，获得慢速 CT 扫描影像的复杂性并没有增加。

慢速 CT 扫描的缺点是其分辨率会因波浪式的呼吸而出现一定的下降，并使肿瘤和正常器官出现较大的偏差。该方法仅适用于不涉及纵隔或胸壁的肺部肿瘤。不建议将其用在其他肿瘤部位（如肝脏、胰腺、肾脏等）。有人认为，PET 采集影像的时间很长，可以用来解决肿瘤运动轨迹问题，然而，肿瘤的运动也会让 PET

影像变模糊，使可疑病变区变得不再那么明显，此时，呼吸门控 PET 或 4D PET 或许是一个更好的选择。另一个缺点是，与常规 CT 扫描相比，慢速 CT 扫描会增加辐射剂量。

二、吸气末 / 呼气末或屏气 CT 扫描

绝大多数放疗中心获得肿瘤区体积的方法是，在 CT 模拟期间获取患者的吸气末 / 呼气末或屏气 CT 扫描影像，吸气末和呼气末 CT 扫描会使 CT 扫描时间增加一倍以上，并依赖患者重复屏气的能力。扫描两次再用融合影像勾画外轮廓。对肺部肿瘤而言，除了纵隔肿瘤，大多数的可视化系统都用最大强度投影（MIP）[63]工具获得肿瘤区体积。相较于慢速 CT 扫描，其优点在于：自由呼吸（FB）期间存在的模糊程度将在屏气期间被显著地降低。应该在特定 CT 数据集上计算剂量，它最适合特定的患者，如呼气末 CT，患者呼气比吸气花费更多的时间。呼气末 CT 扫描会低估肺的体积，过高地估计接受特定剂量的肺的体积百分比。为了节省时间，在整个扫描区域（通常包括整个胸腔）内，用自由呼吸 CT 法或屏气或门控，吸气末和呼气末扫描的长度足以覆盖肿瘤体积并以此确定 GTV 的运动范围。屏气 CT 定位需要施加必要的监测并以此验证门控或屏气的稳定性，另外还要确保扫描的结果能表示患者正常呼吸的范围。

屏气 CT 扫描也用于呼吸门控治疗，然而，在相同的呼吸位置上，呼吸门控 CT 扫描优于屏气 CT 扫描。屏气与自由呼吸（如肋间肌与膈肌）相比，起主要作用的呼吸肌大有不同，屏气期间不存在自由呼吸期间出现的滞后现象（相对于外部监测器）。

三、4D-CT/ 呼吸关联 CT 扫描

有呼吸运动时，获得高质量 CT 数据最有前途的方法是 4D-CT 或呼吸关联 CT（常规和锥形束）扫描 [36-37]。分析四维数据以确定平均肿瘤位置、肿瘤的运动范围及肿瘤轨迹与其他器官和呼吸监测器的关系。4D-CT 的局限性在于采集期间会受呼吸模式变化的影响，现已推出呼吸训练技术，然而用这些技术也会观察到伪影 [64]。

16 排 CT 扫描机能在约 1min 的扫描时间内获得 4D-CT 扫描影像。通常用 8 ～ 25 个完整的 CT 数据集重建影像，目前最佳的数目尚不明确。4D-CT 可用来重建吸气末、呼气末和慢速 CT 扫描影像，将 4D-CT 用到此种情景时，应该遵循上面描述的过程。如前所述，用 MIP 工具获得包围肿瘤运动的靶体积 [65]。

四、呼吸门控法

呼吸门控涉及患者呼吸周期内特定时段（通常称为门控）的辐射剂量管理（成

像和治疗）。通过监测患者的呼吸运动和外部呼吸信号或内部基准标记确定呼吸周期内的门控位置和宽度。剂量以不连续的方式投照，故而采用门控方法的治疗时间比非门控方法要长。

20 世纪 80 年代末和 90 年代初，日本率先研究呼吸门控技术在放射治疗领域中的适用性，他们用某种能产生呼吸信号的外部标记监测呼吸运动，并在肿瘤位置接近膈肌的模体和患者上成功地使用了门控技术。早期临床研究将呼吸门控作为剂量投照方法并成功地实施，其治疗时间为常规放射治疗的 2 倍。

在美国，早期的研究始于 20 世纪 90 年代中期。Kubo 等 [66] 评估了不同的监测呼吸运动的外部呼吸信号（使用热敏电阻、热电偶、应变计法和呼吸记录仪）并得出结论：从重复性、准确性和三维动态响应方面考虑，用温度和应变计可以产生最理想的信号。随后将进一步研究把呼吸门控作为常规临床工具时的要求，包括呼吸门控的临床疗效、期望的射束特性、门控 IMRT、确定最佳的参数、潜在地改善放疗质量。

呼吸运动由两个变量表征，它们记录着内部解剖结构的运动。变量分别是移位和相位。因此，对应的门控方法被称为移位门控或相位门控。呼吸信号的移位是测量呼吸运动在两个极端位置之间的相对位置，即吸气和呼气。在以移位为基础的门控中，当呼吸信号处于预先设定的相对位置的窗口内，辐射束处于开启状态。相位门控用满足周期性标准的呼吸信号算法计算。完整的呼吸周期与 0 到 2π 的相位间隔相对应（完全性的周期运动，0 表示呼吸轨迹的吸入水平）。在以相位为基础的门控中，当呼吸信号的相位处在预先设定的相位窗口内时，辐射束处于开启状态。可以在 Kitamura 等 [67] 的论文中找到与以移位和相位为基础并和门控技术有关的进一步细节。与其他的呼时相（如呼气）相比，当肿瘤的运动最小或肺容积最大（如吸入时）时，通常该呼吸时相上的门控时间长一些。门控用时与总治疗用时的比值称为占空比，它是计算效率的量度。可以根据系统的运动手动地确定门控阈值。

（一）外部呼吸信号门控

目前，被广泛讨论并且使用的呼吸信号门控商用系统是瓦里安公司的实时位置管理（RPM）系统（Varian medical systems，Palo Alto，CA），因此，前面描述的过程适用于该设备。大脑实验室（Heimstetten，Germany）拥有美国食品药品监督管理局（FDA）认证并被称为 "ExacTracGating/NovalisGating®" 的呼吸门控装置。该装置用外部标记选择辐射束，它具有用 X 射线确定内部解剖位置并在治疗期间验证内部解剖结构的重复性的能力。西门子医疗系统（CA）拥有由 FDA 批准的直线加速器门控接口和 Anzai 腰带（用于 CT），也被批准用于治疗。对呼吸运动管理而言，也已经开始研究基于三维摄像机的监控 [68]。

由于具有非侵入性的优势，几乎所有的（＞90%）患者都可用外部呼吸信号进行门控。在许多情况下，进行呼吸训练可能是有益的，并且可以提高患者完成模拟的概率。

瓦里安的 RPM 系统是将红外反射塑料盒作为外部基准标记并将其放在患者腹部上，通常位于剑突和肚脐之间的居中位置。选择确切的位置并最大限度地在前后方向上诱导呼吸运动。几乎水平地放置标记盒以允许室内摄像机准确地监测反射标记。对腹部呈凹形或胸部倾斜的体形较瘦患者而言，需要将标记盒放至标准位置的上方或下方。另外，使用方便耐用的材料（如泡沫聚苯乙烯）制作患者专用的垫片。对搏动性降主动脉患者来说，需要让盒子位于中线位置。如果在治疗时使用它，应在皮肤上标出耐用的盒子位置标记以确保定位的可重复性。此外，在皮肤标记被擦除的情况下，也可以将相对的解剖位置（如剑突的 6cm）作为参考标记。

选好患者后，开始门控 CT 扫描。扫描前，要根据观察到的外部呼吸信号确定门控参数（移位相位、呼气吸气、占空比），如有可能，让呼吸与透视保持同步。正如其名，"前瞻性门控 CT"。呼吸门控系统每进行一次呼吸循环就向 CT 扫描仪发送一次触发信号。经注入端口获取 CT 切片。此时的 CT 扫描参数（切片厚度、扫描仪旋转时间、索引等）与标准 CT 扫描相同。注意，CT 影像不是严格意义上的门控，而是由触发器启动的。门控宽度和 CT 扫描旋转时间相似。与扫描仪的旋转时间相比，门控宽度较短时，预期处在门外的解剖位置可能被包括在影像中，反之，当门控宽度较长时，则会在 CT 影像中出现比预期捕获更多的解剖运动。当门控宽度与扫描仪旋转不匹配时，会让 CT 影像和实际治疗中包含不同的运动幅度，而它们却是潜在的误差来源。注意，并非所有的 CT 扫描仪都可以进行前瞻性门控。

摆位完成后，标记盒按模拟时的要求放置，患者要放松并正常呼吸，或在模拟期间遵循音频和视觉提示。建立稳定的呼吸轨迹并验证门控阈值，启动门控辐射输送。用门控 X 射线片或端口影像验证患者的内部解剖位置，并与门控计划 CT 的数字重建影像（DRR）进行比较。虽然商业系统能自动触发辐射束，但治疗师应警惕系统监视器上的图形提示，如果患者的呼吸非常不规则或与模拟不同，则应施加干预。用端口影像显示肿瘤，如有可能，用内部解剖替代物（通常是隔膜）将有助于评估门控系统在治疗过程中的性能。

患者质量保证：对内部和外部跟踪系统而言，与时间相关的内部靶区位置和呼吸监测可能不匹配。误差可能来自门控系统跟踪的肿瘤运动替代物（如跟踪块、应变计等）与目标位置随时间变化而不能精确地对应。注意，这些差异不仅会在门控时发生，任何用替代呼吸运动的系统都会如此。这种效应导致出束脉冲与靶区的实际呼吸循环出现位置上的偏移。应为每一患者验证相对于呼吸运动定位的门控阈值。在许可的情况下，至少保证 30s 内的成像数据（透视或 CTCIN 模式）与测得的呼吸轨迹一起以数字的方式被记录下来。观察 GTV 或解剖替代物（如膈肌的运动）时，如果 GTV 不可分辨，则应与外部呼吸信号进行比较；如果观察的时间间隔大于 0.5s，则应修正门控间隔。

（二）内部不透明基准门控

原则上来说，有几种用内部基准标记实施呼吸门控治疗的选项，但本节集中讨论实时肿瘤跟踪放射治疗系统，它由北海道大学和三菱联合开发，并以植入的金属标记为基础进行检测[69]。用经皮或支气管镜植入技术将基准（直径 2mm 的金球）植入到肿瘤内或肿瘤附近。用一对立体 X 射线成像系统与自动检测软件以每秒几次的方式在三个维度上跟踪不透明基准的位置。当基准的每一次（模拟）位置处于两个立体定向 X 射线相机的可接受范围内时才出束治疗。

植入前，应评估肿瘤的运动以确保该侵入性手术对患者能产生最大程度的益处。患者必须能耐受植入过程并在治疗床上保持静止以延长治疗时间（最多 45min）。这种技术主要用于立体定向放射治疗，大多数患者都有相对较小的病灶（直径 4cm 或以下）。

内部门控系统用一系列 CT 扫描技术采集临床使用的影像集，包括自由呼吸时的 CT 模拟扫描、吸气末获取的第二组影像、呼气末获取的第三组影像。获取第二组和第三组 CT 扫描影像时，患者要自主屏气，手臂置于头顶。

应在吸气末和呼气末 CT 影像上设计治疗计划，放疗医师根据剂量分布选择最佳方案、评估计划。用 6～10 个静态野分 4 次给予 48Gy 的剂量。识别植入的基准点并生成 DRR，以便在治疗室中重现影像。大多数患者要在呼气末治疗，致使工作周期比吸气末长。

开始治疗时，基准标记要被监测上几个呼吸循环，如有必要，重新定位，以便呼吸周期拥有适当的位置点，基准标记要经过预定的位置。应配两个门控装置，每个成像系统各一个，必须保证射束的一致性。通常，治疗时间大于 30min，占空比随患者的不同而变化，在呼吸循环的一部分时段实施治疗。

（三）门控 IMRT

Kubo 和 Wang[70] 证明了以动态多叶准直器（MLC）为基础的加速器实施投照的可行性。这表明，运动（1-D 机械装置）的门控 IMRT 输送的剂量学基本上与没有器官运动的输送是相同的。但都未考虑靶区的变形。

门控在拉弧治疗和断层放疗中也具有可行性。此时，用单弧或重复地连续旋转（环形机架系统），直到每个射束角投照出正确的脉冲数。治疗床静止不动，直到所有的射束都被投照完，然后转入下一个位置。同样的技术也可以用于螺旋投照技术：治疗时要重复地进行螺旋运动，直到每个角度的所有射束已经被投照。实施门控拉弧治疗或断层放疗之前，可采用快速启动和停止机架旋转的方式解决患者呼吸不规则这一问题。

呼吸门控技术会增加治疗时间。门控 IMRT 更为明显，其中，IMRT 的效率为

20% ~ 50%，门控占空比为 30% ~ 50%[71]。投照时间比常规治疗增加 4 ~ 15 倍。可以用最高剂量率减少时间。剂量率从 300MU/min 提高到 600MU/min 时，减少的时间约占 40%[72]。与标准治疗相比，门控治疗的用时会增加 2 ~ 10min，具体数值取决于患者的依从性。在患者舒适度、患者运动的可能性增加和患者吞吐量降低的情况下，考虑增加的时间。此外，用较长的时间治疗时，由于肿瘤细胞的亚致死损伤的修复增强，将会导致肿瘤的控制率降低 [47-48]。

五、屏 气 法

屏气法主要应用于肺癌，在乳腺癌中也有一定的应用。正常呼气时的呼吸运动较小，但吸气时，膈肌将心脏向后和向下并远离乳房，致使心脏和肺的毒性降低 [49-50]。

重复的屏气状态（深吸气屏气，即 DIBH）对治疗胸部肿瘤有利，能显著减少肿瘤的运动并以保护正常组织的方式改变内部解剖结构。本节描述一种肺活量计监测技术，该技术主要用于纪念斯隆 - 凯特琳癌症中心（MSKCC）进行的非小细胞肺癌（NSCLC）适形放射治疗 [73]。至少有两种商业肺活量测定产品与 DIBH 技术兼容：Vmax 光谱 20C（VIASYS Healthcare Inc.，Yorba Linda，CA）和 SpiroDyn'RX（Dyn'R，Muret，France）。

DIBH 技术需要在模拟和治疗期间口头指导患者重复深吸气后屏气。经口腔将软管连接到肺活量计，并用鼻夹封闭鼻孔。为了便于患者握住软管，连接管由一个柔性的金属鹅颈作为支撑，底座固定在治疗床上，位于患者头部的上方。肺活量计是测量空气流量的压差换能器；将该信号集成，可以获得吸入和呼出的空气体积，它是时间的函数。治疗师要训练患者的肺活量，包括深吸气、深呼气、第二次的深吸气和屏气。每一个演习阶段，治疗师要等患者呼吸轨迹平稳后，引导患者进入下一个阶段。该流程将深呼气和第二次深吸气的空气量与用户设定阈值进行比较，并能在显示器的右侧改变条形图的颜色以帮助治疗师验证操纵的重复性。该操作能使肺容量高度可重复地膨胀大约 100%，维持的时间为 10 ~ 20s（患者特异性）。每次完成屏气后，移除软管以防管道中积聚 CO_2。再插入前，重新初始化肺活量计。

DIBH 的适用性受患者依从性的限制：MSKCC 约有 60% 的肺癌患者不能重复使用。DIBH 对患者要求相对较高，仅能用于符合标准的患者，其中，相比于自由呼吸，显著的肺膨胀允许治疗的总剂量高一些 [比可以接受的正常组织剂量 - 体积直方图（DVH）多出 10% 或更多 [74]，同时计算肺部并发症概率]。为了使患者熟悉DIBH 操作并确定患者能重复地执行，需要治疗师在模拟定位前几天训练患者的肺活量，并提供初始阈值。

简单地实践 DIBH 后，患者在治疗定位接受三种不同形式的螺旋 CT 扫描：①自由呼吸；②肺活量计监测深吸气（DI）；③肺活量计监测吸气。自由呼吸和吸气扫描是出于 QA 的目的。患者不能用 DIBH 完全地进行治疗时，用自由呼吸扫描获取治疗计划 CT。模拟定位过程包括固定、选择等中心、屏气预演、三次 CT 扫描，两次扫描之间中断的时间约 2h。

治疗计划和 DRR 可以用深吸气屏气 CT 扫描。尽管呼吸运动减少，但在 MSKCC，PTV 的外放边界并没减少，原因有三个：第一，如上所述，在可以接受的肺部毒性评估条件下，深吸气导致的双肺扩张允许靶区剂量有一定程度的增加；第二，边界用来保护深吸气引起的微小疾病的扩展；第三，目前使用的治疗计划剂量计算算法（笔形束）不能处理低密度组织中出现的侧向不平衡问题。

当靶区达到屏气水平时，打开射束；低于预设的耐受水平时，停止治疗。对静态适形治疗而言，直线加速器的剂量为 500 ～ 600MU/min，单次治疗剂量为 2Gy，单次屏气对每个野都已够用。最近，IMRT 联合 DIBH 技术已被引入到屏气时间足够长的治疗野上，通常用滑窗技术以 600MU/min 投照 200MU 耗时约为 20s。相比于使用同样布野的自由呼吸患者，它的治疗时间要多出 5 ～ 10min。

六、主动呼吸控制法

主动呼吸控制（ABC）是一种提升呼吸重复性的方法[75]。ABC 由威廉医院提出，目前 Elekta，Inc（Norcross，GA）将 Active Breathing Coordinator[TM] 作为商用产品。具有类似功能的设备称为 Vmax 光谱 20C，它由 VIASYS Healthcare Inc. 开发。ABC 装置可在任何预先确定的位置暂停呼吸，并常在中度或深度吸气状态下使用。该装置用数字肺活量计测量连接到球囊阀的呼吸轨迹。在 ABC 的工作流程中，患者通过装置正常呼吸。操作者激活系统时，要在关闭球囊阀的条件下设定好肺容积和呼吸循环时相。待两次预备呼吸后，指导患者达到指定的肺容积。此时，要在预定的时间内用压缩机充气，从而保持患者的呼吸。屏气持续的时间依赖于患者，通常为 15 ～ 30s，在不引起患者不适的条件下，要保证其耐受性良好以允许重复（短暂休息后）地屏气。计时器以秒为单位显示剩余的屏气持续时间。

Beaumont[76] 的实验结果显示，将中（深）度吸气屏气（mIDBH）水平设为深吸气时的 75%，就能在保持患者舒适的同时让内脏器官实现明显且可重复的移位。对 ABC 系统而言，从呼气基线计算预期的 mIDBH 位置，并在每个患者的初始训练期间设定。基线可能因呼吸变化而有所改变。操作时总是给予口头指令以帮助患者实现稳定的呼吸模式。对每一呼吸周期，每次呼气时检测零流量时，肺体积被有意地重新归一化为零基线。重新归一化主要发生在成像的开始阶段。一旦患者能以放松的方式实现正常呼吸，则重新归一化的频率和幅度就变得最小。用这一稳定的基线测量三次吸气量。然后将 mIDBH 阈值设置为平均吸气容量的 75% 左右。记录该值并将其用在所有的后续治疗中。由于 mIDBH 的肺容量较大，为了实现可重复的屏气，将重新归一化基线作为参考。

治疗计划包括一个取决于预期治疗的外放边界。如果患者在没有影像引导的情况下治疗，则应考虑 ABC 稳定性的长期变化。用 ABC 常规流程管理呼吸运动时，每个医院应对每一位患者建立与其相应的外放边界幅度。

选择机架角和治疗床角时，应评估 ABC 设备和直线加速器之间的潜在碰撞风险。将记录的屏气状态和持续时间作为辅助屏气的指导方针。如有可能，应在一次屏气中投照完每一射束角度下的剂量。如果一次屏气时间太长，将一个射野分成两次或两次以上屏气。如果要与 IMRT 子野的投照剂量相协调，可将子野拆解为单独的射束，此时应对其特别地记录，每一射束都要在患者停止屏气前完成投照。

七、无呼吸监测时的半屏气法

正如其名，"自屏气技术"意味着患者在呼吸循环的某个时刻主动地屏住呼吸。屏气期间射束打开，剂量投照到肿瘤部位。作为半自主屏气技术的一部分，C 系列加速器为其开发了控制系统，其中要用到客户次要联锁（CMNR）。给患者提供与 CMNR 联锁电路相连的手持式开关。按下开关时，能从控制台清除 CMNR 联锁，从而允许治疗师激活射束。释放开关时，CMNR 联锁处于激活状态，禁止投照，直到再次按下开关。应注意的是，虽然治疗师是唯一可以打开射束的人，但是治疗师和患者都可以关闭射束。由于使用了现有的互锁电路，所以没有对加速器投照系统或加速器的任何安全特性进行任何修改。研究表明，最具重复性的位置往往是深吸气或深呼气。增加肺活量带来的潜在剂量学优点使深吸气成为首选的方式。屏气系统还未商用。文献 [37] 和 [77] 给出了装配这种系统的材料和方法的具体描述。

治疗方式很大程度上依赖患者独立屏气和 CMNR 联锁电路的控制能力。患者必须能理解和执行这些功能，能重复地屏气并至少保持 10s。另一种标准是屏气时内部解剖结构的稳定性：有些患者在屏气时已经观察到连续的膈肌运动，尽管他们相信他们屏住了呼吸。

在用常规模拟器的透视评估之后，患者接受屏气 CT 扫描，扫描序列以 10s 为间隔的方式采集。给患者提供一个连接到蜂鸣器的开关，当屏住呼吸时，按下开关并给 CT 技术员提示。

测定 PTV 的外放边界时，应考虑屏气的重复性及患者摆位的重复性和内部运动。摆位重复性取决于患者定位流程和固定装置，对典型的技术而言，约有 5mm 的标准差。Barnes 等 [78] 表明，用屏气门控技术时，头脚方向上内部运动的边界从 12.9mm 减小到 2.8mm。在有足够的统计数据之前，建议通过模拟定位期间的重复性度量外放边界。记住，分割次数出现变化时，应对其加以考虑。屏气的位置会影响肺的体积，从而潜在地影响剂量分布。

屏气门控治疗相对简单且有效。以常规方式对患者摆位，并让患者手持连接到 CMNR 联锁系统的开关。治疗师准备开启射束时，用对讲机指示患者屏气并按下开关。一旦清除 CMNR 联锁，治疗师即可实施治疗。

八、有呼吸监测时的半屏气法

该技术用市售装置（VALINRPM）监测患者的呼吸并控制剂量投照，但要求患者在呼吸循环内自主地屏住呼吸。这种技术的一个优点是，定位和治疗时，能比FB 呼吸门控技术更有效，因为它在屏气期间可连续地投照（治疗和成像中将进一步讨论）。另一个优点是，可持续地监测患者的呼吸。屏气水平偏离预期的呼吸状态时，自动地保持监测。

就诊时，先测试患者屏息 10s 的能力。患者必须要能够理解和愿意遵循口头呼吸指令，并积极参与治疗。模拟时，要对患者进行进一步评估。

流程化的音频指令如吸气、呼气、屏气会使 CT 扫描与屏气相同步。患者呼气时要屏气 7 ~ 15s，具体情况因人而异。用螺旋扫描模式获取 CT 影像。扫描结束后，CT 扫描仪将其编程为呼吸命令，然后中断 20s。该序列自动地重复，直到完成整个感兴趣区的扫描。胸部扫描时，要进行多次屏气。呼吸屏气期间，CT 技术员监测RPM 系统上的呼吸轨迹，并以此验证跟踪是否在阈值窗口之内。患者不能遵从呼吸指令时，应对患者给予额外的指导后再次尝试。随后的尝试要减少屏气时间。

外放 PTV 边界时，治疗计划设计人员应考虑摆位的不确定性、屏气重复性、治疗目标、端口成像频率及是否存在植入的基准标记等。减少治疗所需的 MU，减少所需的屏气次数，并用带有 MLC 的正向计划技术代替楔形板。出于质量保证（QA）的目的，要在前后向和侧向的 DRR 参考影像上勾画并显示出膈膜顶，以便与端口影像比较。

治疗前，用端口影像验证患者的摆位和门控的间隔。遵循呼吸保持指令，一旦标记跟踪处在门控间隔内，治疗师打开射束。当标记位置在门控窗内时，才投照剂量。应在任何时候通过简单的吸气休息指导患者，射束处于关闭状态。此时，治疗师按下"关闭"按钮，患者休息 20s，然后指示患者呼气，准备好屏住呼吸，恢复治疗。

九、屏气与 IMRT 结合

如上文所述，屏气方法适用于调强放射治疗技术。技术要求类似于呼吸门控：需要用精确的信号启动和终止剂量投照。对动态 MLC 而言，该信号可以控制叶片运动的中断和恢复，而对螺旋断层治疗来说，该信号还要启动和终止治疗床的运动。

另一种可能的方法是，将呼吸屏气结合到 IMRT 投照序列中，即将叶片运动序列分割成激活（剂量投照）期和不激活（无剂量）期，分别对应于屏气和休息状态。由计划师设定持续时间。对螺旋断层治疗而言，机架会在两次屏气之间的休息期间内继续移动；当治疗投照输送即将恢复时，以音频和视频的方式提示患者。

螺旋断层放疗的另一种选择是，每次屏气时，将低但相对均匀的剂量输送到肿瘤的整个纵向范围，将患者的剂量化整为零进行反复投照，直到规定的剂量都投照完。该技术避免了其他技术易受屏气之间存在的照射野衔接问题的影响。

十、腹部压迫性浅呼吸法

斯德哥尔摩卡罗林斯卡医院的 Lax 和 Blomgren[79-80] 最先将压迫性浅呼吸法（FSB）用到肺部和肝的立体定向体部放射治疗上，之后其他中心也有使用，该技术采用立体定向的体部框架并附有压在腹部上的平板来限制呼吸。其目的在于减少膈肌的偏移，同时能继续进行有限的正常呼吸。多个小组已经评估过体部框架和腹压板的准确性和重复性，其中，Negoro 等[81] 给出的评估报告最为全面。

该技术主要应用于无纵隔侵犯或结节性疾病的早期肺癌和肝肿瘤。通常用在立体定向治疗中，但也适用于常规肺部治疗。

用由刚性框架和安装在患者身上的"真空枕"组成的立体定向体部框架（SBF）固定患者。模拟定位时让激光标记连接到刚性框架，随后完成初始定位。也可以将标记放置在患者的前表面以便在 SBF 上调整患者及重新定位，用模拟机的透视功能评估肿瘤在头脚方向的运动。运动的幅度超过 5mm 时，将加压板加到腹部，使加压板的两个上侧面位于三角形肋骨下方的 2 ～ 3cm 处。将刻度标尺的位置连接到 SBF，并在每次治疗摆位时复现此值。加压板的位置由螺旋机构控制，用螺钉上标出的刻度指示其数值，以便每次治疗都能重复下压的幅度。测量不同时间的膈肌运动（透视）以验证其重复性。

Negoro 等[36] 汇报了用 6 ～ 8 个非共面射束以 4 个分次投照总剂量为 40Gy 或 48Gy 的研究。该研究共分析了 18 例患者，所有 PTV 内的剂量均匀性在 10% 以内。以每天测量的等中心结果为依据，PTV 在前后和左右方向上的外放边界为 5mm，其在上下方向的外放边界为 8 ～ 10mm。

在 Negoro 的研究中，每日用透视影像校准患者摆位，摆位容差为 3mm，其中 25% 的患者要重新摆位。11 个患者（总人数为 18 人）的肿瘤运动幅度大于 5mm，因此使用了压板。10 例患者的腹部在压迫前的运动范围为 8 ～ 20mm（平均为 12 ～ 13mm），使用加压板后的数值减至 2 ～ 11mm（平均为 7.0mm）。

第五节　超声在器官运动中的应用

放射治疗的目的是破坏肿瘤组织，同时尽可能地保护正常组织。为此，必须基于模拟（SIM）图像提供的患者解剖和物理密度来准备治疗计划[82]。在计划阶段，勾画出患者的感兴趣区（ROI），确定治疗靶区（PTV）和危险器官（OAR）。不同的成像系统被用来确定 ROI 的位置，一些成像系统也可以用来估计 ROI 的体积和形状，这就是前面提到的图像引导放疗（IGRT）。在这些系统中，X 射线成像是成熟的技术，目前使用电子射野影像设备，而过去则使用射线胶片[83]。在治疗阶段，骨性结构是局部化的，如果它们的位置与 SIM 位置不同，就需要对患者的位置进行校正。然而，诸如前列腺等软组织靶点可能会相对于骨骼移动，标准的 X 射线成像可能不能提供足够的对比度来直接对这些靶点成像。因此，便引入了其他技术来解决这个问题，如植入组织中的基准标记[84]、锥形束计算机断层扫描（CBCT）[85]、电磁信标[86]、磁共振成像[87] 和超声成像[88]。表 2-2 提供了 IGRT 的各种成像系统之间的比较。

表 2-2　放疗中超声技术与最常用 IGRT 技术的比较

成像方式	CT	超声	MRI
采集时间	～ 2min	～ 2min	5min
空间分辨率	1 ～ 3mm	Sub-mm	0.5 ～ 5mm
可视化功能	kV-CT：全身软组织。全身影像 MV-CT：骨骼	软组织：高对比度，难以通过空气或骨骼成像（无肺 / 脑）	软组织：高对比度
侵入性	无	无	无
受到的剂量	1 ～ 3cGy（kV）；1 ～ 15cGy（MV）	无	无
图像失真	CT：否；CBCT：散射失真	是（探头压力）	是（对金属部件）
成像伪影	条纹、光束硬化	像差	几何不确定性取决于采集类型
运动跟踪	有 [4D-（CB）CT]	有	有（2D）
剂量计算	可以	不可以	不可以
衰减信息	是	否	否

CT 指的是专用放疗设备（如 CBCT 或 CT on Rails），分为两种，即千伏影像（标准 CT 和千伏锥形束 CT）和兆伏影像（MV-CBCT 和断层治疗）；MRI 指的是 MR-Linac 的组合。

一、超声成像特点

超声成像通常用于放射学，主要作为定性诊断工具。它相对便宜且易于使用，已被广泛用于癌症诊断[89]。其诊断价值可与 MRI 或 CT 成像相媲美[90]。超声成像具有相对较短的采集时间的优点，可以绘制软组织结构的轮廓[91]，是一种最适合软组织成像的方式，但目前在大多数应用中需要手动操作超声换能器。超声波不容易通过空气或骨骼传播，因此在肺和脑中的应用并不常见。

超声是一种耐受性良好的非侵入性技术，但放射治疗中也存在更具侵入性的应用，如超声引导的前列腺近距离插值放疗[92]。超声不会增加患者的辐射剂量，是器官间运动监测的一个很好的候选方案，这也是应用于自适应放疗的优势[93]。超声本质上是一种实时成像技术，图像在扫描过程中可被重建和可视化，同时可以提供功能信息，但超声成像在某种程度上受到成像伪影的影响。最近，超声 3D 实时成像已成为可能[94]。通过连续扫描，还可以在治疗阶段对组织进行 4D 监测[95]。其实时的结构自动分割和治疗过程中的运动补偿潜能有利于自适应放疗校正[96]。由于视野有限，并且缺乏非均匀剂量计算所需的电子密度信息，超声图像不能直接用于治疗计划，但可以提供结构轮廓，该轮廓可以与来自另一种模式的图像融合以辅助靶区勾画。

　　超声成像是一种用户依赖型的成像方式，不同用户之间的差异较大[97]。据报道，超声扫描时探头的压迫会引导临床上显著的器官移位[98]。此外，超声扫描需要特定的技能和培训，而这些通常是放射肿瘤治疗学的工作人员所欠缺的。为了帮助解决这些问题，可以引入特定的扫描方案，以最大限度地减少对使用者经验的依赖和对皮肤传感器的过度施压。为了提高超声系统的定量分析可靠性，引入了先进的换能器、黏性耦合凝胶、机器人探针座，由计算机确定扫描方向，声速（speed of sound，SOS）纠错，固定相控阵等[99]。这些改进使得超声定位系统的精确度更能与其他放疗定位系统相媲美。

　　使用体外和腔内超声探头，可以对多种身体部位进行成像：骨盆、腹部、乳房、颈部等[100]。在临床实践中，仅能使用超声提供的有限数量的信息，通常是信号的幅度及其飞行时间（TOF）来计算亮度和距离。但可以从超声信号的频谱分析中提取更多数据[101]，因此，它未来还有很大的改进空间。

二、基于超声的图像引导系统

　　基于超声的 IGRT 系统可以分为两类：通道间系统和通道内系统。多模态系统可将在模拟定位阶段获取的参考 CT 图像的轮廓与在治疗阶段获取的超声图像进行比较。第一代超声 IGRT 系统是 2D 多模式系统。如 20 世纪 90 年代末的 B 模式捕获和瞄准（BAT）系统（美国宾夕法尼亚州匹兹堡的 Best Nomos）。后来的 3D 超声成像系统，如 21 世纪初的 SonArray System（美国加利福尼亚州帕洛阿尔托的瓦里安医疗系统），经常使用多通道方法。2004 年左右出现 Clarity 系统（瑞典斯德哥尔摩 Elekta）是一种定量的 3D 超声 IGRT 系统。同时期，IGRT 领域之外也在进行关于多模态 3D 超声图像配准的研究，以及图像引导手术和活检系统的商业开发。大都使用与上述类似的技术来监控超声探头的位置和方向[102]。

　　基于超声的多模态 IGRT 系统将超声获得的轮廓与计划 CT 上勾画的目标轮廓进行匹配，主要用于每个治疗分次之前的位置校准，因此只需校准一个超声系统，并且图像融合引起的任何不确定性都被限制在一个阶段。因为组织边界在 CT 和超声中的显示可能不同，会导致不同的 CT 和超声轮廓，因此，即使经过一定的训练，将超声图像与 CT 轮廓配准也是极具挑战性的，并且容易出错[103]。不同组织的声速（SOS）是不同的，使用不正确的 SOS[104] 导致的图像偏差会引起 CT 和超声配准时几何差异。为了减少成像通道间的差异，超声医学物理协会的第 154 号工作组报告中建议在模拟定位期间采用参考超声图像，即他们主张的通道内系统。

　　对于通道内系统，超声图像引导工作流程是从模拟定位阶段开始。在 CT 采集之前或之后立即采集参考超声影像。在随后的治疗分次内，将参考超声中的轮廓与每日超声图像配准即可。尽管配准误差对治疗阶段的步骤流程不太敏感，但工作流程包含额外的配准程序，可能会增加患者定位时的误差。适当的培训、精确的校准、严格的质量控制以及对整个流程的理解有助于降低这种误差。

三、超声 IGRT 系统的不确定性

除了商业上可用的系统，很多研究人员正在研究个性化的系统方案（Harris 等，2007[105]；Fatunase 等，2008[106]；Harris 等，2009[107]；Schlosser 等，2010[108]）。实现个性化的超声 IGRT，必须从不同方面进行研究。首先，超声的系统本身必须是准确的[109]。超声 IGRT 的一个主要不确定性来自操作者的多变性。大多数超声系统的图像采集仍然是手动操作的，而且图像的解释也可能比 CT 或 MRI 更难。另外，在超声图像上看不到完整的身体轮廓，因此在超声图像上识别结构更难。研究表明体验和培训可以提高用户对超声图像解释的一致性和重复性[110]。

在图像采集过程中，探头压力是另一个不确定性的来源。多项研究表明，探头压力对前列腺位置有潜在影响。在一项研究中，通过近距离放射治疗粒子植入物的 X 射线片来测量探头压力的影响，利用的是超声图像采集 / 模拟定位之前 / 之后以及在超声图像采集 / 模拟定位期间获取 X 射线片[111]。另一项研究利用 CT 扫描和一个假的超声探头来研究探头压力对前列腺位置的影响[112]。也有研究单纯使用超声的方式来测量前列腺移位[113]。据报道，探头压力造成的最大前列腺移位在正常情况下从无移位到 5mm 不等，如果施加（不适当的）高压，最大移位可达 10mm。临床应用压力下的平均前列腺移位约为 3mm。对于通道内系统，理论上，当模拟定位和治疗阶段使用相似的扫描程序采集图像时，探头压力差异最小。由于手动扫描采集技术，两个时段施加的压力可能很难重复[114]。一般来说，使用类似的探头位置、最小压力和高黏度耦合凝胶进行扫描可能有助于将差异降至最低。2002 年，有人提出了一种解决方案，可对探针压力进行数学校正[115]。而通过会阴扫描前列腺，如 Clarity AutoSCAN 系统，可以完全避免探针压力。另一种获得高度重复性探头压力的解决方案是使用机械臂[116]。

对于乳房和前列腺治疗，获取超声图像对日常治疗流程的影响微乎其微。所有的超声图像都可以由技术人员获取，不需要医生参与。经过适当培训后，在治疗室完成完整的超声工作流程（获取治疗阶段超声、匹配模拟定位超声或 CT 并转移患者）所需的时间可能不到 5min[117]。

四、与其他 IGRT 模式的比较

人们已经研究了各种其他成像方法来定位放射治疗期间的肿瘤区。一般来说，人们可以通过是否使用电离辐射或软组织对比度的高低来区分系统。非电离辐射技术，如超声和 MRI，在大多数情况下具有高软组织对比度。在 CT 和 CBCT 中，软组织对比度适中，而在门静脉成像中，只有骨骼等高密度物体才容易看到。为了弥补对比度的不足，可以使用高密度植入的标志物作为替代来定位软组织器官的位置，如表 2-3 各种影像对运动的监测研究比较。

表 2-3　各种监测方式比较

方法	设备	作者	肿瘤器官	准确度	时间	优点	缺点
电磁	Varian Calypso®	Balter 等（2005）[77]	模体	0.54mm	0.1s	无剂量，采样率高	有创性、高度限制、与复合材料不符
电磁	Micropos RAYPILOT®	Kupelian 等（2007）[119] Kindblom 等（2009）[120]	前列腺	1.9mm（1.7mm±1.0mm）		无剂量，采样率高	有创（插入导管）
	VisionRT GateRT®	Ravkilde 等（2011）[121] Hughes 等（2009）[122]	肺 肺（带门控）	0.98mm 与肺活量测定法相关性良好（>0.8）	0.05s	无剂量，采样率高，无创	假设与内部运动相关
	Microsoft Kinect™	Xia 和 Siochi（2012）[123] Alnowami 等（2012）[124]	呼吸（表面）	与应变片高度相关（>0.96），<1mm	0.03s	无剂量，低成本	假设与内部运动相关
	Accuray Synchrony™	Aoki 等（2012）[125] Hoogeman 等（2009）[126] Ozhasoglu 等（2008）[127]	肺	1mm/1°，<2.5mm	0.04~0025s（CCD相机）60~120s（X射线成像）	无剂量，采样率高	采样，迁移，限定与内部运动相关
X射线	Novalis ExacTrac®	Chang 等（2011）[128] Udrescu 等（2013）[129] Ackerly 等（2011）[130]	肺（带门控）	1.9mm	0.07s	采样率高	辐射剂量（低于千伏CBCT）、侵入性（植入）、延长治疗时间
X射线	Accuray Fiducial Tracking	Fu（2008）[131]	头颈部模体	距离成像中心0mm处（0.33±0.16mm，最大0.86mm）	30~60s（典型）、5s（最小）	高精度移位、旋转跟踪	辐射剂量，前列腺：196张图像，16mSv，侵入性
X射线	KIM（Research）	Ng 等（2012）[132]	前列腺	0.46mm	0~0.2s	图像加3个分割基准	辐射剂量（61mSv，10Hz），侵入性
X射线	Fluoroscopy	Adamson. Wu（2008，2010）[133,134]	前列腺	0.30~0.68mm（SD）	0.03s	高成像率	辐射剂量，侵入性

续表

方法	设备	作者	癌症器官	准确度	时间	优点	缺点
X 射线	MV/EPID	Keall 等（2004）[135]	呼吸系统模体		0.1s	直线加速器器标准，高采样率	辐射剂量，图像质量差
铱 -192 植入	Navotek RealEye™ motion	Shchory 等（2009）[136]	前列腺	（1.1±0.4）mm			侵入性，无旋转信息
超声	Elekta clarity autoscan	Lachaine（2013）[95]	前列腺模体	0.2～0.4mm（SD）	2.5s	3D软组织信息，无剂量，无创（无基准）	放疗中不熟悉的技术，需要优化探头位置（适用于其他站点）
MR（0.35T）	Viewray™	Noel 等（2012）[137]	肠	目测评估	0.25s	无剂量，采样率高，无创	钴 -60，低强度磁场

从实用的角度来看，CBCT 和 EPID 的好处是可以完全集成到大多数直线加速器中。MRI 和直线加速器的集成也已经开发[118]，MRI 和 CT 的解决方案已经可用于临床。然而，这需要很大的治疗室。超声成像系统占用的空间更少，成本也更低，但需要患者接触治疗室中的操作人员或机械臂。

参 考 文 献

[1] Al A. ICRU Report 62. Prescribing, recording and reporting photon beam therapy（supplement to ICRU report 50）. Icru News，1999.

[2] Dawson L A，Litzenberg D W，Brock K K，et al. A comparison of ventilatory prostate movement in four treatment positions. Int J Radiat Oncol Biol Phys，2000，48（2）：319-323.

[3] Malone S，Crook J M，Kendal W S，et al. Respiratory-induced prostate motion: quantification and characterization. Int J Radiat Oncol Biol Phys，2000，48（1）：105-109.

[4] Herfarth K K，Debus J，Lohr F，et al. Extracranial stereotactic radiation therapy: set-up accuracy of patients treated for liver metastases. Int J Radiat Oncol Biol Phys，2000，46（2）：329-335.

[5] Shimizu S，Shirato H，Aoyama H，et al. High-speed magnetic resonance imaging for four-dimensional treatment planning of conformal radiotherapy of moving body tumors. Int J Radiat Oncol Biol Phys，2000，48（2）：471-474.

[6] Lujan A E，Larsen E W，Balter J M，et al. A method for incorporating organ motion due to breathing into 3D dose calculations. Med Phys，1999，26（5）：715-720.

[7] Brock K K，Hollister S J，Dawson L A，et al. Technical note: creating a four-dimensional model of the liver using finite element analysis. Med Phys，2002，29（7）：1403-1405.

[8] Balter J M，Lam K L，McGinn C J，et al. Improvement of CT-based treatment-planning models of abdominal targets using static exhale imaging. Int J Radiat Oncol Biol Phys，1998，41（4）：939-943.

[9] Brascho D J. Tumor localization and treatment planning with ultrasound. Cancer，1977，39（2 Suppl）：697-705.

[10] Chernak E S，Rodriguez-Antunez A，Jelden G L，et al. The use of computed tomography for radiation therapy treatment planning. Radiology，1975，117（3）：613-614.

[11] Goitein M，Abrams M，Rowell D，et al. Multi-dimensional treatment planning: II. Beam's eye-view, back projection, and projection through CT sections. Int J Radiat Oncol Biol Phys，1983，9（6）：789-797.

[12] Nishidai T，Nagata Y，Takahashi M，et al. CT simulator: a new 3-D planning and simulating system for radiotherapy: Part 1. description of system. Int J Radiat Oncol Biol Phys. 1990，18（3）：499-504.

[13] Licther A S，Fraass B A，McShan D L. Recent advances in radiotherapy treatment planning. Oncology（Williston Park），1988，2（5）：43-54，57.

[14] Sherouse G W，Chaney E L. The portable virtual simulator. Int J Radiat Oncol Biol Phys. 1991，21（2）：475-482.

[15] Jaffray D，Kupelian P，Djemil T，et al. Review of image-guided radiation therapy. Expert Rev Anticancer Ther，2007，7（1）：89-103.

[16] Munbodh R，Chen Z，Jaffray D A，et al. Automated 2D-3D registration of portal images and CT data using line-segment enhancement. Med Phys，2008，35（10）：4352-4361.

[17] Markelj P，Tomaževič D，Likar B，et al. A review of 3D/2D registration methods for image-guided interventions. Med Image Anal，2012，16（3）：642-661.

[18] Jaffray D A，Drake D G，Moreau M，et al. A radiographic and tomographic imaging system integrated into a medical linear accelerator for localization of bone and soft-tissue targets. Int J Radiat Oncol Biol Phys，1999，45（3）：773-789.

[19] Jaffray D A，Siewerdsen J H，Wong J W，et al. Flat-panel cone-beam computed tomography for image-guided radiation therapy. Int J Radiat Oncol Biol Phys，2002，53（5）：1337-1349.

[20] Thilmann C，Nill S，Tücking T，et al. Correction of patient positioning errors based on in-line cone beam CTs: clinical implementation and first experiences. Radiat Oncol，2006，1：16.

[21] Moseley D J, White E A, Wiltshire K L, et al. Comparison of localization performance with implanted fiducial markers and cone-beam computed tomography for on-line image-guided radiotherapy of the prostate. Int J Radiat Oncol Biol Phys, 2007, 67 (3): 942-953.

[22] White E A, Cho J, Vallis K A, et al. Cone beam computed tomography guidance for setup of patients receiving accelerated partial breast irradiation. Int J Radiat Oncol Biol Phys, 2007, 68 (2): 547-554.

[23] Munbodh R, Jaffray D A, Moseley D J, et al. Automated 2D-3D registration of a radiograph and a cone beam CT using line-segment enhancement. Med Phys, 2006, 33 (5): 1398-1411.

[24] Herman M G, Balter J M, Jaffray D A, et al. Clinical use of electronic portal imaging: report of AAPM Radiation Therapy Committee Task Group 58. Med Phys, 2001, 28 (5): 712-737.

[25] Prisciandaro J I, Frechette C M, Herman M G, et al. A methodology to determine margins by EPID measurements of patient setup variation and motion as applied to immobilization devices. Med Phys, 2004, 31 (11): 2978-2988.

[26] Yan D, Wong J, Vicini F, et al. Adaptive modification of treatment planning to minimize the deleterious effects of treatment setup errors. Int J Radiat Oncol Biol Phys, 1997, 38 (1): 197-206.

[27] Herman M G, Abrams R A, Mayer R R. Clinical use of on-line portal imaging for daily patient treatment verification. Int J Radiat Oncol Biol Phys, 1994, 28 (4): 1017-1023.

[28] Herman M G, Pisansky T M, Kruse J J, et al. Technical aspects of daily online positioning of the prostate for three-dimensional conformal radiotherapy using an electronic portal imaging device. Int J Radiat Oncol Biol Phys, 2003, 57 (4): 1131-1140.

[29] Brock K K, McShan D L, Balter J M. A comparison of computer-controlled versus manual on-line patient setup adjustment. J Appl Clin Med Phys, 2002, 3 (3): 241-247.

[30] Li X A, Chen X, Zhang Q, et al. Margin reduction from IGRT for soft-tissue sarcoma: secondary analysis of RTOG 0630 results. Practical radiation oncology, 2016, 6 (4): e135-e140.

[31] Held M, Cremers F, Sneed P K, et al. Assessment of image quality and dose calculation accuracy on kV CBCT, MV CBCT, and MV CT images for urgent palliative radiotherapy treatments. J Appl Clin Med Phys, 2016, 17 (2): 279-290.

[32] Held M, Sneed P K, Fogh S E, et al. Feasibility of MV CBCT-based treatment planning for urgent radiation therapy: dosimetric accuracy of MV CBCT-based dose calculations. J Appl Clin Med Phys, 2015, 16 (6): 458-471.

[33] Poels K, Verellen D, van de Vondel I, et al. Fiducial marker and marker-less soft-tissue detection using fast MV fluoroscopy on a new generation EPID: investigating the influence of pulsing artifacts and artifact suppression techniques. Med Phys, 2014, 41 (10): 101911.

[34] ryant J H, Rottmann J, Lewis J H, et al. Registration of clinical volumes to beams-eye-view images for real-time tracking. Med Phys, 2014, 41 (12): 121703.

[35] Rottmann J, Aristophanous M, Chen A, et al. A multi-region algorithm for markerless beam's-eye view lung tumor tracking. Phys Med Biol, 2010, 55 (18): 5585-5598.

[36] Cho B, Poulsen P R, Sloutsky A, et al. First demonstration of combined kV/MV image-guided real-time dynamic multileaf-collimator target tracking. Int J Radiat Oncol Biol Phys, 2009, 74 (3): 859-867.

[37] Rottmann J, Keall P, Berbeco R. Markerless EPID image guided dynamic multi-leaf collimator tracking for lung tumors. Phys Med Biol, 2013, 58 (12): 4195-4204.

[38] Yip S, Rottmann J, Berbeco R. The impact of cine EPID image acquisition frame rate on markerless soft-tissue tracking. Med Phys, 2014, 41 (6): 061702.

[39] Wang X, Chen L, Xie C, et al. Experimental verification of a 3D in vivo dose monitoring system based on EPID. Oncotarget, 2017, 8 (65): 109619-109631.

[40] Balter J M, Dawson L A, Kazanjian S, et al. Determination of ventilatory liver movement via radiographic evaluation of diaphragm position. Int J Radiat Oncol Biol Phys, 2001, 51 (1): 267-270.

[41] Miracle A C, Mukherji S K. Conebeam CT of the head and neck, part 2: clinical applications. AJNR Am J Neuroradiol, 2009, 30 (7): 1285-1292.

[42] Moore C J, Amer A, Marchant T, et al. Developments in and experience of kilovoltage X-ray cone beam im-

age-guided radiotherapy. Br J Radiol，2006，1：S66-S78.

[43] Pawlowski J M，Yang E S，Malcolm A W，et al. Reduction of dose delivered to organs at risk in prostate cancer patients via image-guided radiation therapy. Int J Radiat Oncol Biol Phys，2010，76（3）：924-934.

[44] Lagerwaard F J，van Sornsen de Koste J R，Nijssen-Visser M R，et al. Multiple "slow" CT scans for incorporating lung tumor mobility in radiotherapy planning. Int J Radiat Oncol Biol Phys，2001，51（4）：932-937.

[45] Li T，Xing L，Munro P，et al. Four-dimensional cone-beam computed tomography using an on-board imager. Med Phys，2006，33（10）：3825-3833.

[46] Lu J，Guerrero T M，Munro P，et al. Four-dimensional cone beam CT with adaptive gantry rotation and adaptive data sampling. Med Phys，2007，34（9）：3520-3529.

[47] Gottlieb K L，Hansen C R，Hansen O，et al. Investigation of respiration induced intra- and inter-fractional tumour motion using a standard Cone Beam CT. Acta Oncol，2010，49（7）：1192-1198.

[48] Bissonnette J P，Franks K N，Purdie T G，et al. Quantifying interfraction and intrafraction tumor motion in lung stereotactic body radiotherapy using respiration-correlated cone beam computed tomography. Int J Radiat Oncol Biol Phys，2009，75（3）：688-695.

[49] Grills I S，Hope A J，Guckenberger M，et al. A collaborative analysis of stereotactic lung radiotherapy outcomes for early-stage non-small-cell lung cancer using daily online cone-beam computed tomography image-guided radio-therapy. J Thorac Oncol，2012，7（9）：1382-1393.

[50] Den R B，Doemer A，Kubicek G，et al. Daily image guidance with cone-beam computed tomography for head-and-neck cancer intensity-modulated radiotherapy：a prospective study. Int J Radiat Oncol Biol Phys，2010，76（5）：1353-1359.

[51] Li H，Zhu X R，Zhang L，et al. Comparison of 2D radiographic images and 3D cone beam computed tomography for positioning head-and-neck radiotherapy patients. Int J Radiat Oncol Biol Phys，2008，71（3）：916-925.

[52] Polat B，Wilbert J，Baier K，et al. Nonrigid patient setup errors in the head-and-neck region. Strahlenther Onkol，2007，183（9）：506-511.

[53] van Kranen S，van Beek S，Rasch C，et al. Setup uncertainties of anatomical sub-regions in head-and-neck cancer patients after offline CBCT guidance. Int J Radiat Oncol Biol Phys，2009，73（5）：1566-1573.

[54] Booth J T，Zavgorodni S F. Set-up error & organ motion uncertainty：a review. Australas Phys Eng Sci Med，1999，22（2）：29-47.

[55] Kubo H D，Wang L. Introduction of audio gating to further reduce organ motion in breathing synchronized radio-therapy. Med Phys，2002，29（3）：345-350.

[56] Wong J W，Sharpe M B，Jaffray D A，et al. The use of active breathing control（ABC）to reduce margin for breathing motion. Int J Radiat Oncol Biol Phys，1999，44（4）：911-919.

[57] Seppenwoolde Y，Shirato H，Kitamura K，et al. Precise and real-time measurement of 3D tumor motion in lung due to breathing and heartbeat，measured during radiotherapy. Int J Radiat Oncol Biol Phys，2002，53（4）：822-834.

[58] Uematsu M，Shioda A，Suda A，et al. Intrafractional tumor position stability during computed tomography(CT)-guided frameless stereotactic radiation therapy for lung or liver cancers with a fusion of CT and linear accelerator（FOCAL）unit. Int J Radiat Oncol Biol Phys，2000，48（2）：443-448.

[59] Rosenzweig K E，Hanley J，Mah D，et al. The deep inspiration breath-hold technique in the treatment of inopera-ble non-small-cell lung cancer. Int J Radiat Oncol Biol Phys，2000，48（1）：81-87.

[60] Shirato H，Shimizu S，Kunieda T，et al. Physical aspects of a real-time tumor-tracking system for gated radiothera-py. Int J Radiat Oncol Biol Phys，2000，48（4）：1187-1195.

[61] Lax I，Blomgren H，Näslund I，et al. Stereotactic radiotherapy of malignancies in the abdomen. Methodological aspects. Acta Oncol，1994，33（6）：677-683.

[62] Dawson L A，Brock K K，Kazanjian S，et al. The reproducibility of organ position using active breathing control(ABC) during liver radiotherapy. Int J Radiat Oncol Biol Phys，2001，51（5）：1410-1421.

[63] Underberg R W M，Lagerwaard F J，Slotman B J，et al. Use of maximum intensity projections （MIP）for target

volume generation in 4DCT scans for lung cancer. Int J Radiat Oncol Biol Phys，2005，63（1）：253-260.

[64] Keall P J，Starkschall G，Shukla H，et al. Acquiring 4D thoracic CT scans using a multislice helical method. Phys Med Biol，2004，49（10）：2053-2067.

[65] Wolthaus J W，Schneider C，Sonke J J，et al. Mid-ventilation CT scan construction from four-dimensional respiration-correlated CT scans for radiotherapy planning of lung cancer patients. Int J Radiat Oncol Biol Phys，2006，65（5）：1560-1571.

[66] Kubo H D，Hill B C. Respiration gated radiotherapy treatment：a technical study. Phys Med Biol，1996，41（1）：83-91.

[67] Kitamura K，Shirato H，Seppenwoolde Y，et al. Three-dimensional intrafractional movement of prostate measured during real-time tumor-tracking radiotherapy in supine and prone treatment positions. Int J Radiat Oncol Biol Phys，2002，53（5）：1117-1123.

[68] Bert C，Metheany K G，Doppke K，et al. A phantom evaluation of a stereo-vision surface imaging system for radiotherapy patient setup. Med Phys，2005，32（9）：2753-2762.

[69] Kitamura K，Shirato H，Onimaru R，et al. Feasibility study of hypofractionated gated irradiation using a real-time tumor-tracking radiation therapy system for malignant liver tumors. Int J Radiat Oncol Biol Phys，2002，54（2）：125-126.

[70] Kubo H D，Wang L. Compatibility of Varian 2100C gated operations with enhanced dynamic wedge and IMRT dose delivery. Med Phys，2000，27（8）：1732-1738.

[71] Wagman R，Yorke E，Ford E，et al. Respiratory gating for liver tumors：use in dose escalation. Int J Radiat Oncol Biol Phys，2003，55（3）：659-668.

[72] Mageras G S，Yorke E. Deep inspiration breath hold and respiratory gating strategies for reducing organ motion in radiation treatment. Semin Radiat Oncol，2004，14（1）：65-75.

[73] Mah D，Hanley J，Rosenzweig K E，et al. Technical aspects of the deep inspiration breath-hold technique in the treatment of thoracic cancer. Int J Radiat Oncol Biol Phys，2000，48（4）：1175-1185.

[74] Rosenzweig K E，Hanley J，Mah D，et al. The deep inspiration breath-hold technique in the treatment of inoperable non-small-cell lung cancer. Int J Radiat Oncol Biol Phys，2000，48（1）：81-87.

[75] Remouchamps V M，Letts N，Vicini F A，et al. Initial clinical experience with moderate deep-inspiration breath hold using an active breathing control device in the treatment of patients with left-sided breast cancer using external beam radiation therapy. Int J Radiat Oncol Biol Phys，2003，56（3）：704-715.

[76] Remouchamps V M，Vicini F A，Sharpe M B，et al. Significant reductions in heart and lung doses using deep inspiration breath hold with active breathing control and intensity-modulated radiation therapy for patients treated with locoregional breast irradiation. Int J Radiat Oncol Biol Phys，2003，55（2）：392-406.

[77] Balter J M，Wright J N，Newell L J，et al. Accuracy of a wireless localization system for radiotherapy. Int J Radiat Oncol Biol Phys，2005，61（3）：933-937.

[78] Barnes E A，Murray B R，Robinson D M，et al. Dosimetric evaluation of lung tumor immobilization using breath hold at deep inspiration. Int J Radiat Oncol Biol Phys，2001，50（4）：1091-1098.

[79] Lax I，Blomgren H，Näslund I，et al. Stereotactic radiotherapy of malignancies in the abdomen. Methodological aspects. Acta Oncol，1994，33（6）：677-683.

[80] Blomgren H，Lax I，Näslund I，et al. Stereotactic high dose fraction radiation therapy of extracranial tumors using an accelerator. Clinical experience of the first thirty-one patients. Acta Oncol，1995，34（6）：861-870.

[81] Negoro Y，Nagata Y，Aoki T，et al. The effectiveness of an immobilization device in conformal radiotherapy for lung tumor：reduction of respiratory tumor movement and evaluation of the daily setup accuracy. Int J Radiat Oncol Biol Phys，2001，50（4）：889-898.

[82] Evans P M. Anatomical imaging for radiotherapy. Phys Med Biol，2008，53（12）：R151-R191.

[83] Bel A，Vos P H，Rodrigus P T，et al. High-precision prostate cancer irradiation by clinical application of an offline patient setup verification procedure，using portal imaging. Int J Radiat Oncol Biol Phys，1996，35（2）：321-332.

[84] van der Heide U A，Kotte A N，Dehnad H，et al. Analysis of fiducial marker-based position verification in the ex-

ternal beam radiotherapy of patients with prostate cancer. Radiother Oncol, 2007, 82 (1): 38-45.

[85] Oldham M, Létourneau D, Watt L, et al. Cone-beam-CT guided radiation therapy: a model for on-line application. Radiother Oncol, 2005, 75 (3): 271-278.

[86] Foster R D, Solberg T D, Li H S, et al. Comparison of transabdominal ultrasound and electromagnetic transponders for prostate localization. J Appl Clin Med Phys, 2010, 11 (1): 2924.

[87] Raaymakers B W, Lagendijk J J, Overweg J, et al. Integrating a 1.5 T MRI scanner with a 6 MV accelerator: proof of concept. Phys Med Biol, 2009, 54 (12): N229-N237.

[88] Fung A Y, Ayyangar K M, Djajaputra D, et al. Ultrasound-based guidance of intensity-modulated radiation therapy. Med Dosim, 2006, 31 (1): 20-29.

[89] Rose R J, Allwin S. Computerized cancer detection and classification using ultrasound images: a survey. Development, 2013, 5 (7): 36-47.

[90] Fuchsjäger M H, Maier A G, Schima W, et al. Comparison of transrectal sonography and double-contrast MR imaging when staging rectal cancer. AJR Am J Roentgenol, 2003, 181 (2): 421-427.

[91] Molloy J A, Srivastava S, Schneider B F. A method to compare supra-pubic ultrasound and CT images of the prostate: technique and early clinical results. Med Phys, 2004, 31 (3): 433-442.

[92] Batchelar D, Gaztañaga M, Schmid M, et al. Validation study of ultrasound-based high-dose-rate prostate brachytherapy planning compared with CT-based planning. Brachytherapy, 2014, 13 (1): 75-79.

[93] Juan-Senabre X J, López-Tarjuelo J, Conde-Moreno A, et al. Uncertainties and CTV to PTV margins quantitative assessment using cone-beam CT technique in clinical application for prostate, and head and neck irradiation tumours. Clin Transl Oncol, 2011, 13 (11): 819-825.

[94] Dietz H P. Ultrasound imaging of the pelvic floor. Part II: three-dimensional or volume imaging. Ultrasound Obstet Gynecol, 2004, 23 (6): 615-625.

[95] Lachaine M, Falco T. Intrafractional prostate motion management with the Clarity Autoscan system. Med Phys Int J, 2013, 1 (9): 72-80.

[96] O' Shea T, Bamber J, Fontanarosa D, et al. Review of ultrasound image guidance in external beam radiotherapy part II: intra-fraction motion management and novel applications. Phys Med Biol, 2016, 61 (8): R90-R137.

[97] Enke C, Ayyangar K, Saw C B, et al. Inter-observer variation in prostate localization utilizing BAT. International Journal of Radiation Oncology, Biology, Physics, 2002, 54 (2): 269.

[98] Artignan X, Smitsmans M H, Lebesque J V, et al. Online ultrasound image guidance for radiotherapy of prostate cancer: impact of image acquisition on prostate displacement. Int J Radiat Oncol Biol Phys, 2004, 59 (2): 595-601.

[99] Fontanarosa D, van der Meer S, Harris E, et al. A CT based correction method for speed of sound aberration for ultrasound based image guided radiotherapy. Med Phys, 2011, 38 (5): 2665-2673.

[100] Block B, Block B. Color atlas of ultrasound anatomy. Stuttgart: Thieme, 2004.

[101] Liu T, Mansukhani M M, Benson M C, et al. A feasibility study of novel ultrasonic tissue characterization for prostate-cancer diagnosis: 2D spectrum analysis of in vivo data with histology as gold standard. Med Phys, 2009, 36 (8): 3504-3511.

[102] Xu H X, Lu M D, Liu L N, et al. Magnetic navigation in ultrasound-guided interventional radiology procedures. Clin Radiol, 2012, 67 (5): 447-454.

[103] Kuban D A, Dong L, Cheung R, et al. Ultrasound-based localization. Semin Radiat Oncol, 2005, 15 (3): 180-191.

[104] Fontanarosa D, Pesente S, Pascoli F, et al. A speed of sound aberration correction algorithm for curvilinear ultrasound transducers in ultrasound-based image-guided radiotherapy. Phys Med Biol, 2013, 58 (5): 1341-1360.

[105] Harris E J, Miller N R, Bamber J C, et al. Performance of ultrasound based measurement of 3D displacement using a curvilinear probe for organ motion tracking. Phys Med Biol, 2007, 52 (18): 5683-5703.

[106] Fatunase T, Wang Z, Yoo S, et al. Assessment of the residual error in soft tissue setup in patients undergoing partial breast irradiation: results of a prospective study using cone-beam computed tomography. Int J Radiat Oncol

Biol Phys, 2008, 70（4）: 1025-1034.

[107] Harris E J, Symonds-Taylor R, Treece G M, et al. Evaluation of a three-dimensional ultrasound localisation system incorporating probe pressure correction for use in partial breast irradiation. Br J Radiol, 2009, 82（982）: 839-846.

[108] Schlosser J, Salisbury K, Hristov D. Telerobotic system concept for real-time soft-tissue imaging during radiotherapy beam delivery. Med Phys, 2010, 37（12）: 6357-6367.

[109] Molloy J A, Oldham S A. Benchmarking a novel ultrasound-CT fusion system for respiratory motion management in radiotherapy: assessment of spatio-temporal characteristics and comparison to 4DCT. Med Phys, 2008, 35（1）: 291-300.

[110] Schlosser J, Kirmizibayrak C, Shamdasani V, et al. Automatic 3D ultrasound calibration for image guided therapy using intramodality image registration. Phys Med Biol, 2013, 58（21）: 7481-7496.

[111] Dobler B, Mai S, Ross C, et al. Evaluation of possible prostate displacement induced by pressure applied during transabdominal ultrasound image acquisition. Strahlenther Onkol, 2006, 182（4）: 240-246.

[112] Serago C F, Chungbin S J, Buskirk S J, et al. Initial experience with ultrasound localization for positioning prostate cancer patients for external beam radiotherapy. Int J Radiat Oncol Biol Phys, 2002, 53（5）: 1130-1138.

[113] van der Meer S, Bloemen-van Gurp E, Hermans J, et al. Critical assessment of intramodality 3D ultrasound imaging for prostate IGRT compared to fiducial markers. Med Phys, 2013, 40（7）: 071707.

[114] Fargier-Voiron M, Presles B, Pommier P, et al. Impact of probe pressure variability on prostate localization for ultrasound-based image-guided radiotherapy. Radiother Oncol, 2014, 111（1）: 132-137.

[115] Harris E J, Symonds-Taylor R, Treece G M, et al. Evaluation of a three-dimensional ultrasound localisation system incorporating probe pressure correction for use in partial breast irradiation. Br J Radiol, 2009, 82（982）: 839-846.

[116] Bell M A L, Sen H T, Iordachita I, et al. *In vivo* reproducibility of robotic probe placement for an integrated US-CT image-guided radiation therapy system//Medical imaging 2014: image-guided procedures, robotic interventions, and modeling. International Society for Optics and Photonics, 2014, 9036: 903611.

[117] Serago C F, Buskirk S J, Igel T C, et al. Comparison of daily megavoltage electronic portal imaging or kilovoltage imaging with marker seeds to ultrasound imaging or skin marks for prostate localization and treatment positioning in patients with prostate cancer. Int J Radiat Oncol Biol Phys, 2006, 65（5）: 1585-1592.

[118] Lagendijk J J W, Raaymakers B W, Raaijmakers A J E, et al. MRI/linac integration. Radiother Oncol, 2008, 86（1）: 25-29.

[119] Kupelian P, Willoughby T, Mahadevan A, et al. Multi-institutional clinical experience with the Calypso System in localization and continuous, real-time monitoring of the prostate gland during external radiotherapy. Int J Radiat Oncol Biol Phys, 2007, 67（4）: 1088-1098.

[120] Kindblom J, Ekelund-Olvenmark A M, Syren H, et al. High precision transponder localization using a novel electromagnetic positioning system in patients with localized prostate cancer. Radiother Oncol, 2009, 90（3）: 307-311.

[121] Ravkilde T, Keall P J, Højbjerre K, et al. Geometric accuracy of dynamic MLC tracking with an implantable wired electromagnetic transponder. Acta Oncol, 2011, 50（6）: 944-951.

[122] Hughes S, McClelland J, Tarte S, et al. Assessment of two novel ventilatory surrogates for use in the delivery of gated/tracked radiotherapy for non-small cell lung cancer. Radiother Oncol, 91（3）: 336-341.

[123] Xia J, Siochi R A. A real-time respiratory motion monitoring system using KINECT: proof of concept. Med Phys, 2012, 39（5）: 2682-2685.

[124] Alnowami M, Alnwaimi B, Tahavori F, et al. A quantitative assessment of using the Kinect for Xbox 360 for respiratory surface motion tracking//Medical imaging 2012: image-guided procedures, robotic interventions, and modeling. International Society for Optics and Photonics, 2012, 8316: 83161T.

[125] Aoki M, Ono M, Kamikawa Y, et al. Development of real-time patient monitoring system using microsoft ki-

nect//World congress on medical physics and biomedical engineering May 26-31，2012，Beijing，China. Berlin，Heidelberg：Springer，2013：1456-1459.

[126] Hoogeman M，Prévost J B，Nuyttens J，et al. Clinical accuracy of the respiratory tumor tracking system of the cyberknife：assessment by analysis of log files. Int J Radiat Oncol Biol Phys，2009，74（1）：297-303.

[127] Ozhasoglu C，Saw C B，Chen H，et al. Synchrony—cyberknife respiratory compensation technology. Med Dosim，2008，33（2）：117-123.

[128] Chang Z，Liu T，Cai J，et al. Evaluation of integrated respiratory gating systems on a Novalis Tx system. J Appl Clin Med Phys，2011，12（3）：3495.

[129] Udrescu C，Mornex F，Tanguy R，et al. ExacTrac Snap Verification：a new tool for ensuring quality control for lung stereotactic body radiation therapy. Int J Radiat Oncol Biol Phys，2013，85（1）：e89-e94.

[130] Ackerly T，Lancaster C M，Geso M，et al. Clinical accuracy of ExacTrac intracranial frameless stereotactic system. Med Phys，2011，38（9）：5040-5048.

[131] Fu D，Kuduvalli G. A fast，accurate，and automatic 2D-3D image registration for image-guided cranial radiosurgery. Med Phys，2008，35（5）：2180-2194.

[132] Ng J A，Booth J T，Poulsen P R，et al. Kilovoltage intrafraction monitoring for prostate intensity modulated arc therapy：first clinical results. Int J Radiat Oncol Biol Phys，2012，84（5）：e655- e661.

[133] Adamson J，Wu Q. Prostate intrafraction motion evaluation using kV fluoroscopy during treatment delivery：a feasibility and accuracy study. Med Phys，2008，35（5）：1793-1806.

[134] Adamson J，Wu Q. Prostate intrafraction motion assessed by simultaneous kV fluoroscopy at MV delivery II：adaptive strategies. Int J Radiat Oncol Biol Phys，2010，78（5）：1323-1330.

[135] Keall P J，Todor A D，Vedam S S，et al. On the use of EPID-based implanted marker tracking for 4D radiotherapy. Med Phys，2004，31（12）：3492-3499.

[136] Shchory T，Harel T，Lifshitz I，et al. Accuracy of a radioactive tracking system in canine prostate. Int J Radiat Oncol Biol Phys，2009，75（3）：S587.

[137] Noel C，Olsen J，Green O P，et al. TU‐G‐217A‐09：feasibility of bowel tracking using onboard cine MRI for gated radiotherapy. Medical Physics，2012，39（6Part25）：3928.

[138] Glide-Hurst C K，Shah M M，Price R G，et al. Intrafraction variability and deformation quantification in the breast. Int J Radiat Oncol Biol Phys，2015，91（3）：604-611.

[139] Worm E S，Høyer M，Fledelius W，et al. Three-dimensional，time-resolved，intrafraction motion monitoring throughout stereotactic liver radiation therapy on a conventional linear accelerator. Int J Radiat Oncol Biol Phys，2013，86（1）：190-197.

[140] Bussels B，Goethals L，Feron M，et al. Respiration-induced movement of the upper abdominal organs：a pitfall for the three-dimensional conformal radiation treatment of pancreatic cancer. Radiother Oncol，2003，68（1）：69-74.

[141] Weiss P H，Baker J M，Potchen E J. Assessment of hepatic respiratory excursion. J Nucl Med，1972，13（10）：758-759.

[142] Harauz G，Bronskill M J. Comparison of the liver's respiratory motion in the supine and upright positions：concise communication. J Nucl Med，1979，20（7）：733-735.

[143] Suramo I，Päivänsalo M，Myllylä V. Cranio-caudal movements of the liver，pancreas and kidneys in respiration. Acta Radiol Diagn（Stockh），1984，25（2）：129-131.

[144] Davies S C，Hill A L，Holmes R B，et al. Ultrasound quantitation of respiratory organ motion in the upper abdomen. Br J Radiol，1994，67（803）：1096-1102.

[145] Pham D，Thompson A，Kron T，et al. Stereotactic ablative body radiation therapy for primary kidney cancer：a 3-dimensional conformal technique associated with low rates of early toxicity. Int J Radiat Oncol Biol Phys，2014，90（5）：1061-1068.

[146] Bryan P J，Custar S，Haaga J R，et al. Respiratory movement of the pancreas：an ultrasonic study. J Ultrasound Med，1984，3（7）：317-320.

[147] Butler W M，Merrick G S，Reed J L，et al. Intrafraction displacement of prone versus supine prostate positioning monitored by real-time electromagnetic tracking. J Appl Clin Med Phys，2013，14（2）：4141.

[148] Litzenberg D W，Balter J M，Hadley S W，et al. Influence of intrafraction motion on margins for prostate radiotherapy. Int J Radiat Oncol Biol Phys，2006，65（2）：548-553.

[149] Langen K M，Willoughby T R，Meeks S L，et al. Observations on real-time prostate gland motion using electromagnetic tracking. Int J Radiat Oncol Biol Phys，2008，71（4）：1084-1090.

[150] Kerkhof E M，van der Put R W，Raaymakers B W，et al. Intrafraction motion in patients with cervical cancer: The benefit of soft tissue registration using MRI. Radiother Oncol，2009，93（1）：115-121.

[151] Haripotepornkul N H，Nath S K，Scanderbeg D，et al. Evaluation of intra- and inter-fraction movement of the cervix during intensity modulated radiation therapy. Radiother Oncol，2011，98（3）：347-351.

[152] Taylor A，Powell M E B. An assessment of interfractional uterine and cervical motion: implications for radiotherapy target volume definition in gynaecological cancer. Radiother Oncol，2008，88（2）：250-257.

[153] McBain C A，Khoo V S，Buckley D L，et al. Assessment of bladder motion for clinical radiotherapy practice using cine-magnetic resonance imaging. Int J Radiat Oncol Biol Phys，2009，75（3）：664-671.

[154] McBain C A，Green M M，Stratford J，et al. Ultrasound imaging to assess inter- and intra-fraction motion during bladder radiotherapy and its potential as a verification tool，Clin Oncol（R Coll Radiol），2009，21（5）：385-393.

[155] Meijer G J，Rasch C，Remeijer P，et al. Three-dimensional analysis of delineation errors，setup errors，and organ motion during radiotherapy of bladder cancer. Int J Radiat Oncol Biol Phys，2003，55（5）：1277-1287.

[156] Foroudi F，Pham D，Bressel M，et al. Intrafraction bladder motion in radiation therapy estimated from pretreatment and posttreatment volumetric imaging. Int J Radiat Oncol Biol Phys，2013，86（1）：77-82.

[157] Muren L P，Ekerold R，Kvinnsland Y，et al. On the use of margins for geometrical uncertainties around the rectum in radiotherapy planning. Radiother Oncol，2004，70（1）：11-19.

第三章 头颈部肿瘤的器官运动及管理

头颈部肿瘤是临床常见的肿瘤之一，其占全身恶性肿瘤的比例不高，但头颈部集中了众多的重要器官，具有重要的生理功能[1]。较多的肌肉、骨骼、血管和神经在狭小的空间内高度集中，加之各器官部位相互交错，较大程度地限制了扩大切除手术的应用，进而影响到手术的疗效。放射治疗的介入，可明显提高头颈部肿瘤的局部控制率、改善患者远期生存。大部分的早期头颈部肿瘤通过单纯放疗也可获得满意的治愈率，同时又可以很好地保留头颈部器官的功能[2]。因此放疗在头颈部肿瘤的治疗中有着非常重要的地位。

头颈部肿瘤分为头部肿瘤与颈部肿瘤，原发性颅内肿瘤临床常见为脑胶质瘤、脑膜瘤、垂体瘤等。狭义的头颈部肿瘤是指发生在人体锁骨水平以上，颅腔以外各组织器官的肿瘤，常见头颈部恶性肿瘤主要为喉癌、鼻咽癌、口咽癌、下咽癌、扁桃体癌、软腭癌、舌癌、舌根癌、鼻窦癌、鼻旁窦癌、牙龈癌、甲状腺癌等；根据病理类型可分为鳞癌和非鳞癌，鳞癌占90%以上。头颈部鳞状细胞癌是第七大常见的恶性肿瘤，临床上，大约有80%的头颈部肿瘤患者需要放疗[3]。放疗是早期和晚期头颈部肿瘤患者的主要治疗方案之一，处方剂量从54Gy到70Gy不等。标准计划剂量分割为2Gy/次，1次/天，5次/周。对于早期头颈部肿瘤，如鼻咽癌、喉癌、舌癌、扁桃体癌等，单纯放疗也能达到较好疗效[4]。但对于晚期病变，需要放疗与手术结合或联合化疗。总之，放疗或以放疗为主的综合治疗是头颈部肿瘤基本治疗原则，放疗是治疗头颈部癌患者的一种关键且经济有效的治疗方法[5]。

在头颈部肿瘤放射治疗过程中，具有一些和其他部位明显不同且和放疗效果紧密相关的解剖和功能特点。如图3-1所示的头颈部的解剖图，重要器官和组织数量多且都密集分布在较小的空间内，且不存在类似呼吸和肠蠕动等能够引起肿瘤位置明显波动的生理活动，颈椎弯曲度随头颈肩的活动呈非刚性变化，同时头颈部存在许多与进食吞咽活动有关的组织结构等，因此如何更好地管理头颈部肿瘤的运动至关重要。

针对头颈部肿瘤运动，目前临床上已提出一些管理方法，从外扩靶区、个体化固定方式，到图像引导，再到应用自适应放疗技术不断调整计划等。在本章中，我们将通过分析头颈部肿瘤放疗中的误差来源、类型及运动误差的解决方法等方面进行阐述。

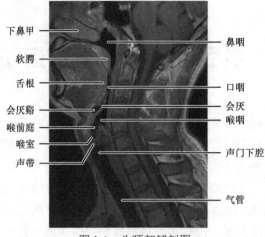

下鼻甲

软腭

舌根

会厌谿

喉前庭

喉室

声带

鼻咽

口咽

会厌

喉咽

声门下腔

气管

图 3-1 头颈部解剖图

第一节 运动误差来源和类型

在头颈部肿瘤中，运动偏差的来源主要分为颈椎弯曲度的变化、吞咽、咳嗽等生理运动，以及分次间解剖结构的变化。在这几个方面中，以颈椎弯曲度的变化、吞咽和分次间的解剖结构变化较为明显，是头颈部肿瘤运动放疗期间重要的管理对象。

一、颈椎弯曲度的变化

头颈部的非刚性运动，如颈椎的"点头"运动，是引起头颈部放疗误差的来源之一。放疗时虽然有头颈肩热塑体罩的固定，但由于商品化的头枕规格并不完全适合个体的颈部弯曲度；一方面疼痛、咳嗽和精神紧张等因素容易引起患者头颈肩不自主活动，另一方面治疗引起的肿瘤退缩、体重下降及体表轮廓缩小，都可导致体罩固定效果下降，头颈部解剖结构之间不可避免地发生随机性平移或旋转，这种相对位置的改变不同于刚性平移或旋转，因此有学者将其定义为非刚性运动，颈椎的弯曲就是其中的一种形式，这是头颈部特有的运动形式。徐全敬等[6]在研究有颈淋巴结转移的鼻咽癌调强放射治疗中头部和颈部摆位误差是否存在差异时发现，颈部摆位误差大于头部的摆位误差，且差异具有统计学意义。Zhang 等[7]分别以上颌骨腭突、第 2 颈椎椎体、第 6 颈椎椎体作为配准标志进行刚性配准，发现 3 种方式检测到的摆位误差之间存在 2 ～ 6mm 的差异，从而说明颈椎发生了非刚性运动。但由于这种非刚性运动呈现出各个方向非均一性的特点，无法通过简单地移床解决，因此只能相应地设置更大的由 CTV 到 PTV 的安全边界、在线重新设计放疗计划、改善面罩固定效果，并选用合适的口含器和头枕等来校正其造成的误差。另外，Polat 等[8]进一步研究发现，下颌骨和颅底相对第 4 ～ 6 颈椎椎体中心点的移位更明显，分别达到（4.7±2.5）mm 和（4.4±2.5）mm，而第 1～3 颈椎椎体中心点和第 4～6 颈椎椎体中心点之间监测到的以左右方向为轴的旋转误差最大可达 11°。因此，我们应充分认识到上述头颈部肿瘤放疗中的特点，并慎重地根据头颈部解剖区域的不同，进行相应的处理。

二、吞咽动作、喉等运动

头颈部癌症患者放疗时，其生理运动包括颈部大血管搏动、吞咽反射、咳嗽反射、喉的运动等，幅度较小或偶然出现，一般可忽略不计[9, 10]。但是，如果肿瘤发生在具有一定活动度的头颈部器官，如舌体、软腭、喉等器官时，调强放射治疗过程中患者可能因自然吞咽的不自主活动引起原发肿瘤位置相应移动，导致放疗"脱靶"。例如患者卧位时，吞咽动作频率为 0.5～1 次 / 分，咽喉部移位最大可达到 20～25mm[11]。如此高频率大幅度移位，有可能改变预期剂量分布，从而影响治疗效果。也有研究[12, 13]显示喉在吞咽过程中动度较大，但具体数据结果基于不同技术采集及测量方式不尽相同。Hamlet 等[14]的观察结果显示吞咽时喉上移 2cm。孙萌等[15]应用 MRI 动态图像观察发现，吞咽时软腭向上移动距离为（1.06±0.31）cm，向后移动距离为（0.83±0.24）cm；舌体向后移动距离为（0.77±0.22）cm。喉向上移动距离为（1.14±0.22）cm，向前移动的中位距离为 0.4cm（0.27～0.90cm）。Bruijnen 等[16]通过 MRI 观察到呼吸、舌的运动和吞咽，其中喉和舌也具有较大的运动。Osman 等[17]使用四维 CT（4DCT）采集数据，测试了声带的活动性和每日可重复性，显示了声带的小部分次内运动。

三、眼 球 运 动

针对眼内肿瘤，如视网膜母细胞瘤、髓上皮瘤等[18]，外照射放疗可能会引起白内障、视网膜脱落、青光眼或者眼部出血等问题[19-21]。眼球运动可能会导致剂量不能精准地输送到肿瘤体积，并过度照射到周围危险器官（OAR），这对眼内肿瘤的放疗是一个很大的挑战[22, 23]。当前的成像方式，如 CT、MRI 和 PET/CT 等，相对于精细、复杂的眼部解剖结构，空间分辨率较低，不能准确区分 OAR 和目标靶体积，导致治疗过程增加放疗副作用[24, 25]。因此，如何做好眼球运动的管理是实现眼部肿瘤精准放疗的关键。

四、分次间解剖结构变化

由于头颈部肿瘤治疗次数较多，周期长，解剖结构常常会在分次间发生变化，该变化不具有规律性。事实上，许多患者在治疗过程中会经历靶区和危险器官的体积和空间变化，这可能是由于治疗反应、体重减轻、炎症、肌肉萎缩和对正常组织的辐射效应的某种组合造成的。这些变化对患者实际接受的剂量影响非常重要，因为在最初的计划制作中没有考虑到这些变化，这些变化包括摆位误差、解剖结构的移位及变形、肿瘤退缩或进展及形状改变、正常黏膜和腺体的改变等[26-28]。这些情况有可能会引起意外的副作用，影响剂量分布变化，影响副作用分布，甚至影响治疗的有效性。已经有许多报道[29, 30]指出，在放疗分次内解剖结构（靶组织和正常组织）的形状、大小和位置的变化是显著的。解剖学变化导致靶区和正常组织器官实际受照剂量与放疗计划之间的差异可达15%，这会降低疗效并加重正常组织器官的不良反应[31]；在患者治疗过程中，腮腺等放射敏感结构可能会向高剂量区域迁移[32, 33]，导致意外超剂量照射，这与小型回顾性分析中预测的较严重的口干症相关[34]，而靶区剂量不均匀性可能与意外的冷点有关，导致较差的肿瘤局部控制[35, 36]。因此，如何做好头颈部肿瘤患者放疗过程中的运动管理，从而实现个体化治疗，显得尤为重要。部分相关文献可见表3-1。

表 3-1　头颈部肿瘤治疗期间解剖结构及剂量变化

作者	研究结果
Barker 等[37]	GTV-T 下降 0.7cm^3（1.7%），GTV-N 下降 0.3cm^3（1.7%）；结束时，GTV 的体积损失约为 70%。头颈癌患者 GTV 的平均质心（center of mass，COM）移位为 3.3mm；双侧腮腺体积较初始体积减小了 28.1%，平均每次治疗减小 0.6%；且两侧腮腺中心向体中线移动，至治疗结束时，移位距离为 3.1mm（0 ~ 9.9mm）
Castadot 等[38]	GTV-T 平均下降 65.5%，每天 GTV-T 平均下降 3.2%，GTV-N、CTV-T、CTV-N 分别下降 2.2%、2.6% 和 1.5%，整体治疗性 CTV 每天下降 2.4%；GTV-T 和 CTV-T 的 COM 分别向外移位 1.3mm 和 1.5mm，GTV-N 和 CTV-N 向内移位分别为 1.0mm 和 0.9mm
Cheng 等[39]	照射 30Gy 和 50Gy 时原发灶和淋巴结体积分别缩小了 9.1% 和 13.1%、16.2% 和 28.7%
Tan 等[40]	颈部淋巴结内移 0.8 ~ 1.3mm，CTV 内移 0.6 ~ 1.2mm。GTV-T 和大淋巴结（> 3cm）、小淋巴结（> 1cm）的移位呈现不同的趋势，GTV-T 在左右和前后方向的移位大于头脚方向的移位，肿瘤退缩更快发生在前 3 周，在本研究中，男性和女性的体积损失和位置变化是不同的。小淋巴结在三个方向上的移位基本相当，但大淋巴结在头脚方向上的移位更为显著
Han 等[41]	在第 22 次或体重减轻 12% 之后行再次扫描，然后与原始计划 CT 相比较，观察到左右腮腺体积分别缩小 21.5% 和 15.6%，该研究两次 CT 扫描的平均时间间隔为 39 天，左右腮腺每天缩小的百分数为 0.6% 和 0.7%；腮腺体积可由 20.5cm^3 缩小至 13.2cm^3，平均每次放疗缩小 0.21cm^3（1.1%），平均每周缩小 4.9%
Ahamad 等[42]	放疗结束时体重平均下降 8.8%，并且体重每下降 10%，同侧和对侧的腮腺受到的平均剂量分别增加 6.1Gy 和 2Gy，受照剂量超过 24Gy 和 30Gy 的腮腺体积分别为 10% 和 5.1%；此外，体重每下降 10%，CTV 高剂量区接受超过 105% 处方剂量的体积增加 11.8%
Robar 等[43]	腮腺体积每周缩小 4.9%，双侧腮腺缩小程度基本一致
Wu 等[44]	解剖结构的变形将导致腮腺的累积平均剂量比计划剂量超出 10%
宋延波等[45]	腮腺体积缩小了 9.9% ~ 47.9%，腮腺内界移位中位值 0.4mm/ 周，外界 0.6mm/ 周；每周腮腺平均剂量中位值比计划剂量平均高 8%，腮腺 V_{30} 比计划值高 13.4%。疗程结束时，累积实际剂量比计划剂量平均高 15%，实际接受平均剂量的腮腺体积（V_{mean}）比计划值高 15.9%，剂量变化的大小与腮腺移动位置及体重下降明显相关

第二节 运动管理方法

对于头颈部肿瘤/器官运动管理方法主要采用如下几种方式：CTV-PTV 外扩；选择合理的固定方式；图像引导减少摆位误差；吞咽等生理运动管理；眼球运动管理；自适应放射治疗；其他治疗方式的选择等。通过上述方法可以进行组合，做好头颈部肿瘤运动管理，以达到预期的放射治疗目的。

一、CTV-PTV 外扩边界

ICRU 50 号报告和 62 号报告[46, 47]中指出计划靶区（PTV）应包括临床靶区（CTV）本身、照射中患者器官运动和日常摆位、治疗中靶区位置和靶体积变化等因素引起的扩大照射的范围。这些边距应该如何定义为器官位置和摆位误差分布的函数没有具体说明。在北欧临床物理协会（Nordic Association of Clinical Physics）的建议中，针对位置不确定性和器官运动提出了单独的边缘，分别称为摆位边界（set-up margin）和内部边界（internal margin）[48]。边界分离的概念表明内部误差（器官运动）和摆位误差可以进行线性分离。然而，因为外部误差源和内部误差源通常不相关，所以它们的标准偏差线性相加通常是不正确的[49, 50]。因此，准确测量摆位误差，研究摆位重复性，为临床确定 PTV 提供一个客观准确的参数十分有必要。如果 CTV-PTV 之间边界估计过小，会使本应照射的部分靶区不在计划剂量范围内，可能导致肿瘤局控率下降；而 CTV-PTV 之间边界估计过大，则使受到照射的正常组织如脑干、脊髓、腮腺的体积增加，增加了放射治疗的副作用[51]。

CTV-PTV 外扩大小主要取决于摆位误差，其中系统摆位误差对放疗的剂量学影响更大[52]。通常将摆位误差分为随机误差 σ、系统误差 Σ 及总误差[53]。在放疗过程中，所有分次都受到系统误差的相同影响，而随机误差将指向不同分次的不同方向，这通常导致随机误差的剂量效应比系统误差小得多。这种差异在 Stroom 等[54, 55]和 van Herk 等的研究中得到了体现。因此，应用 IGRT 在线校正摆位误差后，适当地将 CTV 至 PTV 的安全边界缩小至 2～3mm 是可行的。针对摆位误差及 CTV-PTV 外扩的汇总分别见表 3-2 和表 3-3。

表 3-2 摆位误差的汇总

作者	手段	摆位误差
Qi 等[56]	CT	采集随机误差
	MV CBCT	2.0～2.1mm
	kV CBCT	1.4～1.6mm
	MV FBCT	1.7mm
Den 等[57]	CBCT 在线验证	左右、前后和头脚方向误差分别为（1.4±1.4）mm、（1.7±1.9）mm 和（1.8±2.1）mm

续表

作者	手段	摆位误差
Siebers 等 [58]	二维验证	三维矢量方向上平均达到 4.8mm
王瑾等 [59]	kV-CBCT	左右、头脚和前后 3 个方向的误差 90% 以上均≤2mm
Fuss 等 [60]	CT	立体定向外科：X、Y、Z 轴向的平均旋转度数分别为 0.67°±0.66°，0.61°±0.63°，0.67°±0.61°
Salter 等 [61]	CT	立体定向外科：X、Y、Z 轴向的平均旋转度数分别为 0.41°±0.36°，0.29°±0.25°，0.18°±0.15°

表 3-3　CTV-PTV 外扩汇总

作者	时间（年）	CTV-PTV 外扩
Bel 等 [62]	1996	0.7σ
Antolak 和 Rosen [63]	1999	1.65σ
Stroom 等 [64]	1999	$2\sum+0.7\sigma$
van Herk 等 [65]	2000	$2.5\sum+0.7\sigma$ 或 $2.5\sum+1.64\,(\sigma-\sigma_{\mathrm{p}})$
McKenzie 等 [66]	2000	$2.5\sum+\beta\,(\sigma-\sigma_{\mathrm{p}})$
Parker 等 [67]	2002	$\sum+\sqrt{(\sigma^2+\sum^2)}$
van Herk 等 [68]	2002	$2.5\sum+0.7\sigma-3$ 或 $\sqrt{(2.72\sum^2+1.6\sigma^2)}-2.8$
van Herk 等 [69]	2003	$M-2mm$
Lee 等 [70]	2002	5mm
van Lin 等 [71]	2003	$3\sim4mm$
Wang 等 [72]	2009	通过 CBCT 在线校准，PTV 外放边界从 5～6mm 可以缩小到 3mm

注：σ 代表随机误差；$\sum$ 代表系统误差；σ_{p} 描述了符合高斯函数的照射野半影的宽度；β 代表考虑的射野半野值；M 代表针对所述效果进行调整前的范围。

二、合理的固定方式

合理的头颈部固定方式也是运动管理的关键之一。头颈部肿瘤放疗中普遍采用头颈肩热塑膜和不同型号的头枕固定技术进行定位和摆位，但在定位过程中患者头颈部不能很好地与标准化头枕吻合。对于颈部过短者，头部与头枕接触面积过小易导致后颅骨空悬虚位；头颈过长者，颈肩部易与底板产生空隙；还有一些患者后颅骨形状特殊，较难与头枕相吻合。在这些情况下，临床通常采用个体化制作的发泡垫替换头枕，它是根据患者头颈形状、大小专门制作，避免上述问题，可以更好地对患者进行固定，从而实现个体化定位。尽管使用定位发泡垫可以有效减少颈部线性、旋转误差，但由于颈椎的特殊性，颈椎的变化还是客观存在的。目前情况下，使用任何体位固定装置，都会出现旋转误差，即使是使用有创的固定系统。面罩的精确性是否会随着治疗的进行而变差是人们关注的热点之一，有研究证实，在治疗的后期，面罩的精确性明显低于前期，这一现象的产生可能与治疗后期，患者体重减轻、依从性下降有关[73]。因此，面罩固定技术，特别是在颈部固定有了较大提升，头颈部放疗定位技术也在不断地探索和改良。表 3-4 显示不同固定方式之间的对比研究。

另外，考虑到头部立体定向外科放疗（SRS）或者 γ 刀等特殊的治疗方式及其剂量分布，对于固定的要求更加严格，合理的固定方式也显得尤为重要。Hoogeman 等[74]采用 CyberKnife 系统治疗头颈部肿瘤，在一个分次照射内平均验证靶区位置 35 次，结果显示分次照射内平均的平移误差 < 0.3mm，旋转误差 < 0.2°，没有明显的时间变化趋势。有研究[75, 76]表明，采用无创的热塑面罩可进行分次立体定向放射治疗，从而克服有创伤性头部固定的局限性；影像引导使无创面罩固定的偏差和重新定位的不确定性与有创立体定向环相当[77-79]。Gevaert 等[80]研究显示，与四维自由度定位相比，使用六维床对平移和旋转误差进行校正，可明显改善对肿瘤区的定位，使得临床结果获益。Mangesius[81]使用 ExacTrac 6D X-Ray Positioning System（Brainlab AG，Munich，Germany）测量分次内运动，反复绘制平移和旋转时头部位置的偏差，显示 X、Y 和 Z 轴的随机误差（SD）分别为 0.27mm、0.29mm 和 0.29mm，三维中位数偏差为 0.29mm。在所有 3D 分次内运动中，分别有 5.5% 和 0.4% 的运动超过 1mm 和 2mm，在治疗 10min 后，平均 3D 偏差从前 2min 的 0.21mm（SD=0.26mm）增加到最大 0.53mm（SD=0.31mm）。提示缩短治疗时间（< 6min）可获得更高的定位精准度。

表 3-4　不同固定方式

作者	固定材料	结果
Bel 等[82]	聚乙烯材料的面罩 vs. 热塑面罩	无明显差异
Willner 等[83]	口咬器 vs. 热塑面罩	效果相当，但有使用限制
van Lin 等[84]	个体化头颈托架 vs. 标准头颈托架	个体化的系统误差跟随机误差均变小
Gilbeau 等[85]	头颈肩面罩 vs. 普通面罩	头颈肩面罩效果好，可使随机误差 2.3mm 减少到 1.2mm
Sweeney 等[86]	Vogele Bale Hohner 头架 vs. 热塑面罩	VBH 头架的偏差明显小于热塑面罩
李宝生等[87]	头颅大小、颈椎曲度专门制作个体化头枕 vs. 普通面罩	个体化头枕效果更好
许文奎等[88]	头颈定位泡沫垫 vs. 传统标准头枕配合头颈肩	头颈定位泡沫垫效果更好

三、图像引导来减少摆位误差

图像引导放疗（IGRT）的出现为调强放射治疗位置精准性提供了有效保障，通过对患者治疗前的三维锥形束 CT（CBCT）图像数字影像（DR）图像进行采集，配准计划系统所生成的数字重建 CT 图像或射野影像图像，对不同方向上的实际误差进行分析，纠正摆位误差。IGRT 技术的引入，减小了患者治疗过程中系统误差和随机摆位错误的发生，从而最大程度地降低了分次间位置不确定性。Zeidan 等[89]研究发现，随着 IGRT 次数的增加，摆位误差明显减少。他们研究了 24 例头颈部肿瘤不同 IGRT 方案对纠正摆位误差的影响，除了没有图像引导放疗外，其他 IGRT 方案均能有效地减少系统摆位误差。伴随着影像技术的进步，基于 MRI 的位置验证凭借其优越的软组织对比度和任意平面的图像获取，有望进一步降低位置的不确定性[90,91]。

　　基于 MRI 的位置验证可以通过两种方式实现：在线和离线。在线 MRI 位置验证只能在最近推出的混合磁共振引导放射治疗（MRgRT）模式上实现，如 MR-Linac 和 MR 钴 -60 放疗机，可以于放疗前在治疗机上获得患者的 MRI 图像。相比之下，离线 MRI 位置验证可在专用 MR 模拟定位机（MR simulator，MR-sim）上获取患者治疗位置相同的 MRI 图像，该模拟定位机配备放疗标准的三维定位激光灯，并与固定装置兼容[92,93]。MRI-sim 扫描后，立即通过基于推车或来回转运系统将患者保持定位的状态转移到放射治疗机上，使患者位置改变的偏差降至最低。同时将采集到的 MRI 图像传送到治疗机上，与计划图像进行融合，以便在放射剂量传递之前进行位置验证和校正[94]。Zhou 等[95]应用离线磁共振引导放射治疗方法证实，在 MRI-sim 上可以实现较高的位置重复性（$<1mm$ 平移和 $<1°$ 旋转系统误差）。直线加速器集成 MRI 功能（MRI-Linac）因其软组织内肿瘤的高精度定位方法将会得到越来越多的应用，当前的一些研究见表 3-5[96]。

表 3-5　图像配准减少摆位误差

作者	方式	结果
de Boer 等[99]	EPID 离线验证	系统误差从 1.6 ～ 2.1mm 降低到 1.1 ～ 1.2mm，但是随机误差仍为 1.4 ～ 1.6mm
Zeidan 等[100]	螺旋断层放射治疗	无 IGRT，11% 的摆位误差超过 5mm，29% 超过 3mm
Wang 等[101]	kV-CBCT	系统误差从 1.1 ～ 1.3mm 降低到 0.4 ～ 0.5mm，随机误差从 1.1 ～ 1.3mm 降低到 0.7 ～ 0.8mm
Yin 等[102]	kV-CBCT	系统误差从 1.1 ～ 1.4mm 降低到 0.2 ～ 0.4mm，随机误差从 0.5 ～ 0.8mm 降低到 0.5 ～ 0.6mm
周军等[103]	ExacTrac X-Ray 引导	校正后在左右、头脚、前后 3 个平移方向及翻转角上，$\leqslant$ 1mm 或 1° 的误差概率分别为 99%、100%、99%、100%
高路等[104]	CBCT vs. CTVision	两种不同图像引导均能有效校正摆位误差，且无明显差异
叶程伟等[105]	CBCT vs. OSI-CBCT	OSI-CBCT 系统综合引导模式在保证放疗精确性的同时可以减少 CBCT 扫描次数，在头颈部肿瘤中优于传统的单一的 CBCT 引导模式

　　在使用图像引导来减少摆位误差时，需注意不同的图像配准方式，其结果也有一定的差异。配准是以获取的影像和模拟 CT 图像的重合度为依据，观察相关解剖结构和感兴趣区重合是否达到要求。以 CBCT 为主体的 IGRT 系统中通常有灰度配准（grey value alignment）、骨配准（bone alignment）和手动配准（manual alignment）三种方式。前两者为软件自动配准，是由加速器配套软件根据图像电子密度自动识别完成的；后者为人工配准，摆位后采集 CBCT 图像，先与计划 CT 图像进

行自动配准，配准不理想时选取临床靶区的上下两层横断面 CBCT 图像及其相应的冠状面、矢状面图像与计划 CT 图像进行适当手动调整。每种方式因算法不同而各具特点，因此在不同部位的肿瘤配准中，最佳选择方式略有不同。Dawson 等[97]建议，在针对头颈部肿瘤配准时，建议使用骨性配准，配准完成后，判断 CBCT图像和模拟 CT 图像是否重合，相关的解剖结构和感兴趣区是否达到重合要求，必要时结合手动微调，直到配准结果符合要求。Barker 等报道在头颈部肿瘤中采用灰度配准比骨配准更佳，且能发现低至 0.1mm 的移位偏差。但是对软组织结构采用灰度配准时所选取的配准框大小范围对配准结果影响较大。相反，由于头颈部肿瘤与邻近的骨性解剖标志的相对位置较为固定，在使用骨配准的大多数情况下能够满足临床需要，并且能节省配准时间，因此建议首先采用骨配准。而 Den 等[98]则建议头颈部肿瘤依据原发部位不同而采用不同配准方式，如靠近颅底的肿瘤采用骨配准，其他部位的肿瘤如口腔癌、口咽癌、喉癌则采用灰度配准。

四、吞咽、喉等运动管理

Hamlet 等[106] 报道称，即使在喉部肿瘤中，呼吸和吞咽对剂量分布也没有显著影响。此外，van Asselen 等[107] 报道称，无须考虑因吞咽发生的喉部移位而调整 CTV 周围的边界。然而，临床认为有必要对经常发生的其他运动（如会厌尖端的移位）使用内部边界[108]。Bradley 等[109] 提示，放疗过程中，由于吞咽、呼吸等内部运动或患者在不适情况下的移动，则可能局部会发生变化。Hoogeman 等[110]认为 PTV 边缘应包括分次内运动，特别是对于治疗时间为 15min 或更长时间的高精度放射治疗。Cacicedo 等[111] 的一项前瞻性结果证实，考虑到分次间误差和分次内误差，认为 CTV-PTV 边界适当扩大，范围在 3.0～4.5mm。孙萌等[112] 在观察吞咽运动时，含压舌板进行图像采集，患者舌上移移位为 0，无压舌板患者舌体中位平均上移距离为 1.23cm（0.59～1.41cm），另外，他们认为对于早期喉癌患者而言，当病变未广泛累及重要吞咽结构及肌肉时，吞咽时喉的活动度仍较大；故由GTV 外扩至 PGTV 时，仍需适当放宽向前及向上的外扩距离。另外，MRI 引导的实时放射治疗可以跟踪治疗过程中的解剖运动，并考虑喉部呼吸和吞咽的实时运动，以帮助更准确地治疗，从而进一步减少治疗时间，并提高治愈率[113-115]。

五、眼球运动管理

对眼睛精准建模是眼部肿瘤放射治疗剂量计算和运动管理的关键。Goitein 等[116]提出了球形和椭圆形模型用于眼睛建模，但是人眼不只有球形或椭圆形。Rüegsseg-ger 等[117] 根据一组患者生成的统计形状模型来拟合患者的眼睛，以对非球形和非椭圆形眼睛进行建模；Gong 等[118] 应用光学相干断层扫描（OCT）和 CT 的图像配准可以精确地分割和定位眼内癌放射治疗中关键的眼部结构和目标，该模型为检测眼球运动提供了很好的方式。在治疗上，虽然 IMRT 跟 VMAT 治疗均能够得到满意的靶区覆盖及 OAR 保护，但是 VMAT 的治疗时间明显少于 IMRT，对于眼内肿瘤患者或许是一种可行且有效的治疗方式[119]。

第三节　分次间解剖结构变化管理

一、自适应性放射治疗定义

图像引导放疗（IGRT）可纠正部分摆位误差，从而提高放疗精度，但不能解决非刚性误差以及解剖结构变化带来的剂量差异[120, 121]。自适应放射治疗（ART）是在 IGRT 基础上出现的新型放疗技术，能修正靶区和危险器官的偏差。通过患者图像、剂量等反馈信息对原治疗计划重新优化和调整，这是一种基于反馈控制理论的治疗策略，从而使放射治疗更加精确化、个体化。ART 的概念是 Yan 等[122]于 1997 年正式提出的。它是通过实时 / 离线三维影像、靶区重建、计划评估和再计划等手段来实现。根据治疗过程中图像数据、累积剂量等反馈信息了解患者各种情况的变化，分析靶区及危险器官实际解剖形状和剂量与原始治疗计划之间的差异，从而对后续治疗方案及时进行相应调整。ART 能修正头颈部肿瘤治疗过程中靶区和危险器官的偏差，是目前最有可能解决放疗中分次间解剖结构变化并管理该问题的一种方法[123-128]。

二、自适应放射治疗的分类

自适应放射治疗可分为两类：解剖自适应（anatomy-adapted，A-ART）和反应自适应 ART（R-ART）。解剖自适应是根据治疗过程中发生的结构和空间变化重新设计患者计划，目的是减少如腮腺等敏感结构的过量剂量，改善剂量均匀性，并保持靶区的覆盖。相反，反应自适应是基于对治疗的反应重新设计计划的过程，使得靶区和（或）剂量在治疗期间作为临时成像的函数而改变，目的是使病灶的剂量持续性增加和（或）周围正常组织的剂量降低。最近在治疗过程中利用诊断成像，如 PET/CT 或 MRI，以识别原发肿瘤或靶区体积的治疗反应，来指导剂量升级和降级尝试。A-ART 可以改善那些在放射过程中经历重大体积变化的患者的口干率和靶区覆盖率，很有应用前景。而 R-ART 目前正在研究中，用以评估其在放射抵抗疾病的剂量递增或治疗反应后周围正常组织减少方面的作用。当然，自适应放疗还可以分为在线自适应放疗方式（on-line ART）和离线自适应放疗方式（off-line ART）。

三、自适应放射治疗的应用

关于头颈部肿瘤区及正常器官变化对其剂量学分布影响，Chao 等[129]通过疗程中重新扫描 CT，观察到比较大的解剖学变化，根据新的 CT 扫描，再次计划或许能够纠正因器官变形导致的后续治疗过程中可能的剂量差异。自适应放射治疗最早由 Hansen 等[130]提出：13 例接受同步放化疗的 III ～ IV 期非转移头颈部癌患者，至第 19 次左右进行第 2 次扫描；比较再次计划和杂交计划（未行再次计划：靶区及器官变化后期实际受量）以评估靶区和脊髓、脑干的剂量变化。发现重新计划改善了靶区的 D99、D95、V93。92% 的患者重新计划后 GTV 和 CTV 的 D95% 受量分别增加了 0.8 ～ 6.3Gy 和 0.2 ～ 7.4Gy，所有患者的脊髓平均最大剂量减少（0.2 ～ 15.4Gy，P=0.003），85% 患者脑干的最大剂量减少（0.6 ～ 8.1Gy，P=0.007），研究证实在放疗过程中及时调整治疗计划，不但可减少危险器官的剂量，而且能提高靶区剂量。该研究尽管没有明确评估因疗程中解剖学变化导致的腮腺剂量变化，但他们提出使用第 2 次 CT 再次计划可以显著降低正常组织器官受量并提高靶区剂量。具体的一些头颈癌肿瘤自适应放疗研究如表 3-6。

表 3-6　自适应放疗研究

作者	研究结果
Rebinder 等 [131]	在放疗中期修改计划 1 次，且 CTV 到 PTV 边界缩至 3mm 时，既能完全覆盖 GTV 和 CTV，又能降低脊髓最大剂量 0 ～ 3Gy，降低腮腺平均剂量 0 ～ 15Gy
Wang 等 [132]	第 25 次放疗前重新定位行计划设计，与未修订的计划相比较，CTV 照射剂量增加了 4.91%±10.89%，同时脊髓的最大剂量、左腮腺的平均剂量和右腮腺的 V_{30} 分别减少了（5.00±9.23）Gy、（4.23±10.03）Gy 和 11.47%±18.89%
Jin 等 [133]	重新优化后左右腮腺的平均剂量分别降低了 62.5Gy 和 67.3Gy，左右侧腮腺的 V5 分别降低了 7.8% 和 11.2%，在 30Gy 后重新规划腮腺是有益的
Schwartz 等 [134]	重新计划 1 次较 IGRT 降低对侧腮腺平均剂量 0.6Gy（2.8%），降低同侧腮腺平均剂量 1.3Gy（3.9%）。重新计划 2 次进一步降低对侧腮腺平均剂量 0.8Gy（3.8%），降低同侧腮腺平均剂量 4.1Gy（9%）
Nishi 等 [135]	放疗第 3、4 周时行再计划，结果随访 57 个月，鼻咽癌患者 LRC 率达 100%，提示再计划可能对靶区控制有益
Castadot 等 [136]	放疗过程中以 D2、D50、D98 衡量的适形度变差，再计划可显著改善 D50
Sharpe 等 [137]	每周重做放疗计划 1 次可不再需要设置 CTV 到 PTV 的安全边界

四、自适应放射治疗存在的问题

虽然自适应放射治疗能够提供更精确的治疗，可实现个体化自适应治疗，但也大大增加了医务人员的工作量和患者的治疗时间。另外，ART 也还面临一些困难，如第二次 CT 模拟进行自适应重新计划的最佳时间 / 分次的结论尚不一致：Wang 等建议在第 25 个分数之前进行重新计划，Bhide 等建议在第 2 周后；Michaud 等建议最好放疗开始 3 周后；Gregoire 等建议解剖学改变时可以重新设计；在原发肿瘤或转移淋巴结明显缩小、体重明显减轻、热塑面罩明显松动或面部横径明显缩小时行再计划；直接规定在某分次时再计划比较合适等 [138-144]。

除此之外，还有如下一些问题：如图像获取的 CBCT，增加电离辐射的局限性，相对较差的图像质量以及有时较长的采集时间；形变配准及算法还有待进一步研究验证其准确性和易用性；脊髓、脑干等 OAR 没有明显形变的意见仍不统一；等等。

此外 ART 的适应证、具体操作程序、安全性和临床疗效需要多中心III期临床试验进一步研究 [145-148]。

相信随着未来硬件跟软件的不断提升，ART 逐渐实现自动化和简单化，它将会在临床上得到很好的应用。

第四节　其他治疗方式

一、磁共振直线加速器系统

磁共振直线加速器（MR-linear accelerator，MRL）是利用 MR 的非电离辐射特性、优越的软组织对比度和功能成像能力而开发的，也越来越多地被应用于头颈部肿瘤放射治疗中 [149-153]。因为它可以直接显示肿瘤和周围组织的解剖结构，借此更好地确定治疗靶区和危险器官，可以减轻运动并减少 PTV 的范围，并通过将剂量准确地传递到 PTV，减少 OAR 的受量。再者，当患者在治疗床上时，实时调整计划是 MRL 工作流程中极其重要的概念 [154]。MRL 系统可实现快速自适应放疗，通过即时靶区勾画和快速肿瘤反应评估，允许在放疗过程中同时获得结构和功能信息，实现在治疗过程中对处方剂量管理，随时进一步优化结果 [155]。Kim 等 [156] 在头部肿瘤研究时显示，MRL 可以根据 GTV 总体积的变化使治疗方案得到尽早调整。Hu 等 [157] 应用 MRL 对鼻咽癌患者的自适应计划已被证明可以显著减少同侧腮腺的剂量。因此，MRL 能够为个体化放疗，特别是以患者为导向的计划和治疗方法创造新的视角，实现常规化在线自适应放疗。

当然，这种自适应方式对 MRI 图像质量提出了更高的要求，也必须以较长的扫描时间为代价。目前，对于相对简单的剂量分布，完整的在线计划优化，包括调整、优化和质量保证等步骤，目前大约需要 45min，这是个急需解决的问题 [158]。另外，该技术仍存在一些隐患：如门控和跟踪程序的可靠性，功能性磁共振成像标记物的解释及其在治疗过程中的潜在变化等。只有通过开发快速 MRL 工作流程来减少时间，才能更好地应用在线适应。图 3-2 显示的是 CT 与 MRI 在横断面的对比。

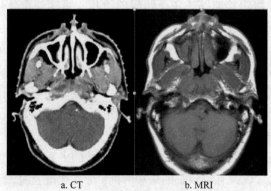

a. CT　　　　　　　　　　b. MRI

图 3-2　CT 与 MRI 横断面对比

二、闪 光 照 射

闪光照射（FLASH-radiotherapy，FLASH-RT）是一种超高剂量率辐射的放射治疗，比目前常规放疗剂量率高了几个数量级，这种超高剂量率放疗方式明显缩短了剂量传递的总时间，它正在成为第三个能够增加正常组织放疗耐受性的主要潜在因素，并为管理器官运动、克服肿瘤放射抵抗开辟新的途径[159, 160]。这项技术几乎在毫秒内瞬间传递与传统放疗几分钟内提供的剂量相当的辐射剂量，从而在正常组织中诱导大量耗氧量和短暂的保护性缺氧[161-162]。Bourhis 等首次将 FLASH-RT 应用于患者身上，证实一次性给予处方剂量的技术可行性和临床安全性，90ms 的总治疗时间是可行的。特别是因为非常短的"出束时间"会使分次内运动管理变得无关紧要。在临床前研究得到肯定答案的情况下，闪光放射治疗更多的临床应用可能会很快实施，并有可能代表一种真正新的革命性放疗方式。但这不仅需要高效和安全的技术支持，而且一些问题比如光束的测量、监控和可能的多野传输方式等也亟待解决。相信随着研究的深入，该技术应用于头颈部肿瘤浅表淋巴结等将成为可能。

总结

由于头颈部肿瘤通常具有照射范围大、疗程长、危险器官密集等特点，对放射治疗提出了很大的挑战。针对头颈部肿瘤的运动管理，需要多个环节相互交叉、合作才能得到理想的效果。同时，随着技术的进步，新的手段、设备、软件、算法将会得到进一步的优化，相信个体化的精准放疗时代很快就会到来。

参 考 文 献

[1] Chow L Q M. Head and neck cancer. N Engl J Med，2020，382（1）：60-72.

[2] Alterio D，Marvaso G，Ferrari A，et al. Modern radiotherapy for head and neck cancer. Semin Oncol, 2019，46（3）：233-245.

[3] Ferlay J，Soerjomataram I，Dikshit R，et al. Cancer incidence and mortality worldwide：sources，methods and major patterns in GLOBOCAN 2012：Globo-can 2012. Int J Cancer, 2015，136：E359-E386.

[4] National Comprehensive Cancer Center Network. NCCN Guidelines for Head and Neck Cancers，Version 1. 2018.

[5] Thompson M K，Poortmans P，Chalmers A J，et al. Practice-changing radiation therapy trials for the treatment of cancer：where are we 150 years after the birth of Marie Curie. Br J Cancer，2018，119（4）：389-407.

[6] 徐全敬，段诗苗，李多杰，等．颈淋巴结转移性鼻咽癌调强放疗头部与颈部摆位误差比较研究．中华全科医学，2012，10（7）：1037-1068.

[7] Zhang L，Garden A S，Lo J，et al. Multiple regions-of-interest analysis of setup uncertainties for head-and-neck cancer radiotherapy. Int J Radiat Oncol Biol Phys，2006，64（5）：1559-1569.

[8] Polat B，Wilbert J，Baier K，et al. Nonrigid patient setup errors in the head-and-neck region. Strahlenther Onkol，2007，183（9）：506-511.

[9] Eisbruch A. Intensity-modulated radiotherapy of head-and-neck cancer：encouraging early results. Int J Radiat Oncol Biol Phys，2002，53（1）：1-3.

[10] Gilbeau L，Octave-Prignot M，Loncol T，et al. Comparison of setup accuracy of three different thermoplastic

masks for the treatment of brain and head and neck tumors. Radiother Oncol，2001，58（2）：155-162.

[11] Cook I J，Dodds W J，Dantas R O，et al. Opening mechanisms of the human upper esophageal sphincter. Am J Physiol，1989，257（5 Pt 1）：G748-G759.

[12] Sia I，Carvajal P，Carnaby-Mann G D，et al. Measurement of hyoid and laryngeal displacement in video fluoro-scopic swallowing studies：variability，reliability，and measurement error. Dysphagia，2012，27（2）：192-197.

[13] Bahig H，Nguyen-Tan P F，Filion É，et al. Larynx motion considerations in partial larynx volumetric modulated arc therapy for early glottic cancer. J Med Imaging Radiat Oncol，2017，61（5）：666-673.

[14] Hamlet S，Ezzell G，Aref A. Larynx motion associated with swallowing during radiation therapy. Int J Radiat Oncol Biol Phys，1994，28（2）：467-470.

[15] 孙萌，刘璇，曹莹，等. 基于 MRI 动态图像观察吞咽时器官动度对头颈部肿瘤调强放疗靶区影响. 中华放射肿瘤学杂志，2020，29（11）：937-940.

[16] Bruijnen T，Stemkens B，Terhaard C H J，et al. Intrafraction motion quantification and planning target volume margin determination of head-and-neck tumors using cine magnetic resonance imaging. Radiother Oncol，2019，130：82-88.

[17] Osman S O，de Boer H C，Heijmen B J，et al. Four-dimensional CT analysis of vocal cords mobility for highly focused single vocal cord irradiation. Radiother Oncol，2008，89（1）：19-27.

[18] Shields C L，Shields J A，Cater J，et al. Plaque radiotherapy for retinoblastoma：long-term tumor control and treatment complications in 208 tumors. Ophthalmology，2001，108（11）：2116-2121.

[19] Hoehn M E，Irshad F，Kerr N C，et al. Outcomes after cataract extraction in young children with radiation-induced cataracts and retinoblastoma. J AAPOS，2010，14（3）：232-234.

[20] Bhatia S，Paulino A C，Buatti J M，et al. Curative radiotherapy for primary orbital lymphoma. Int J Radiat Oncol Biol Phys，2002，54（3）：818-823.

[21] Abramson D H，Beaverson K L，Chang S T，et al. Outcome following initial external beam radiotherapy in patients with Reese-Ellsworth group Vb retinoblastoma. Arch Ophthalmol，2004，122（9）：1316-1323.

[22] Munier F L，Verwey J，Pica A，et al. New developments in external beam radiotherapy for retinoblastoma：from lens to normal tissue-sparing techniques. Clin Exp Ophthalmol，2008，36（1）：78-89.

[23] Weber D C，Bogner J，Verwey J，et al. Proton beam radiotherapy versus fractionated stereotactic radiotherapy for uveal melanomas：a comparative study. Int J Radiat Oncol Biol Phys，2005，63（2）：373-384.

[24] Rüegsegger M B，Geiser D，Steiner P，et al. Noninvasive referencing of intraocular tumors for external beam radia-tion therapy using optical coherence tomography：a proof of concept. Med Phys，2014，41（8）：081704.

[25] Pfeiffer K，Bendl R. Real-time dose calculation and visualization for the proton therapy of ocular tumours. Phys Med Biol，2001，46（3）：671-686.

[26] Chencharick J D，Mossman K L. Nutritional consequences of the radiotherapy of head and neck cancer. Cancer，1983，51（5）：811-815.

[27] Barker J L Jr，Garden A S，Ang K K，et al. Quantification of volumetric and geometric changes occurring during fractionated radiotherapy for head-and-neck cancer using an integrated CT/linear accelerator system. Int J Radiat Oncol Biol Phys，2004，59（4）：960-970.

[28] van Herk M. Errors and margins in radiation oncology. Semin. Radiat. Oncol，2004，14（1）：52-64.

[29] Antolak J A，Rosen II. Planning target volumes for radiotherapy：how much margin is needed? Int J Radiat Oncol Biol Phys，1999，44（5）：1165-1170.

[30] Bel A，van Herk M，Lebesque J V. Target margins for random geometrical treatment uncertainties in conformal radiotherapy. Med Phys，1996，23（9）：1537-1545.

[31] Lee C，Langen K M，Lu W，et al. Assessment of parotid gland dose changes during head and neck cancer radio-therapy using daily megavoltage computed tomography and deformable image registration. Int J Radiat Oncol Biol Phys，2008，71（5）：1563-1571.

[32] Castelli J，Simon A，Louvel G，et al. Impact of head and neck cancer adaptive radiotherapy to spare the parotid glands and decrease the risk of xerostomia. Radiat Oncol，2015，10：6.

[33] Lee C，Langen K M，Lu W，et al. Assessment of parotid gland dose changes during head and neck cancer radio-therapy using daily megavoltage computed tomography and deformable image registration. Int J Radiat Oncol Biol Phys，2008，71（5）：1563-1571.

[34] Castelli J，Simon A，Louvel G，et al. Impact of head and neck cancer adaptive radiotherapy to spare the parotid glands and decrease the risk of xerostomia. Radiat Oncol，2015，10：6.

[35] Chen A M，Daly M E，Cui J，et al. Clinical outcomes among patients with head and neck cancer treated by intensi-ty-modulated radiotherapy with and without adaptive replanning. Head Neck, 2014，36（11）：1541-1546.

[36] Luo Y，Qin Y，Lang J. Effect of adaptive replanning in patients with locally advanced nasopharyngeal carcinoma treated by intensity-modulated radiotherapy: a propensity score matched analysis. Clin Transl Oncol，2017，19（4）：470-476.

[37] Barker J L，Garden A S，Ang K K，et al. Quantification of volumetric and geometric changes occurring during fractionated radiotherapy for head-and-neck cancer using an integrated CT/linear accelerator system. Int J Radiat On-col Biol Phys，2004，59（4）：960-970.

[38] Castadot P，Geets X，Lee J A，et al. Assessment by a deformable registration method of the volumetric and posi-tional changes of target volumes and organs at risk in pharyngo-laryngeal tumors treated with concomitant chemo-radiation. Radiother Oncol，2010，95（2）：209-217.

[39] Cheng H C，Wu V W，Ngan R K，et al. A prospective study on volumetric and dosimetric changes during intensi-ty-modulated radiotherapy for nasopharyngeal carcinoma patients. Radiother Oncol，2012，104（3）：317-323.

[40] Tan W，Li Y，Han G，et al. Target volume and position variations during intensity-modulated radiotherapy for patients with nasopharyngeal carcinoma. Onco Targets Ther，2013，6：1719-1728.

[41] Han C，Chen Y J，Liu A，et al. Actual dose variation of parotid glands and spinal cord for nasopharyngeal cancer patients during radiotherapy. Int J Radiat Oncol Biol Phys，2008，70（4）：1256-1262.

[42] Ahamad A，Dong L，Zhang L，et al. 181: is there a trigger point for adaptive replanning during head & neck IMRT. Int J Radiat Oncol Biol Phys，2006，66（3）：S100-S101.

[43] Robar J L，Day A，Clancey J，et al. Spatial and dosimetric variability of organs at risk in head-and-neck intensi-ty-modulated radiotherapy. Int J Radiat Oncol Biol Phys，2007，68（4）：1121-1130.

[44] Wu Q，Chi Y，Chen P Y，et al. Adaptive replanning strategies accounting for shrinkage in head and neck IMRT. Int J Radiat Oncol Biol Phys，2009，75（3）：924-932.

[45] 宋延波. 基于 CBCT 头颈部癌图像引导放疗过程中腮腺剂量变化的研究. 重庆：重庆医科大学，2009.

[46] ICRU Report 50: prescribing，recording and reporting photon beam therapy. International Commission on Radiation Units and Measurements，Bethesda，MD，1993.

[47] ICRU Report62: prescribing，recording，and reporting photon beam therapy（Supplement to ICRU Report 50）. 1999，33：1-51.

[48] Aaltonen P，Brahme A，Lax I，et al. Specification of dose delivery in radiation therapy. Recommendation by the Nordic Association of Clinical Physics（NACP）. Acta Oncol，1997，10：1-32.

[49] van Herk M，Remeijer P，Rasch C，et al. The probability of correct target dosage: dose-population histograms for deriving treatment margins in radiotherapy. Int J Radiat Oncol Biol Phys，2000，47（4）：1121-1135.

[50] Craig T，Battista J，Moiseenko V，et al. Considerations for the implementation of target volume protocols in radia-tion therapy. Int J Radiat Oncol Biol Phys，2001，49：241-250.

[51] Rasch C，Steenbakkers R，van Herk M. Target definition in prostate，head，and neck. Semin Radiat Oncol，2005，15（3）：136-145.

[52] Stroom J C，Heijmen B J M. Geometrical uncertainties，radiotherapy planning margins，and the ICRU-62 report. Radiother Oncol，2002，64（1）：75-83.

[53] Hurkmans C W，Remeijer P，Lebesque J V，et al. Set-up verification using portal imaging: review of current clin-ical practice. Radiother Oncol，2001，58（2）：105-120.

[54] Stroom J C，de Boer H C J，Huizinga H，et al. Inclusion of geometrical uncertainties in radiotherapy treatment planning by means of coverage probability. Int J Radiat Oncol Biol Phys，1999，43（4）：905-919.

[55] van Herk M，Remeijer P，Rasch C，et al. The probability of correct target dosage: dose-population histograms for

deriving treatment margins in radiotherapy. Int J Radiat Oncol Biol Phys，2000，47（4）：1121-1135.

[56] Qi X S，Hu A Y，Lee S P，et al. Assessment of interfraction patient setup for head-and-neck cancer intensity modulated radiation therapy using multiple computed tomography-based image guidance. Int J Radiat Oncol Biol Phys，2013，86（3）：432-439.

[57] Den R B，Doemer A，Kubicek G，et al. Daily image guidance with cone-beam computed tomography for head-and-neck cancer intensity-modulated radiotherapy：a prospective study. Int J Radiat Oncol Biol Phys，2010，76（5）：1353-1359.

[58] Siebers J V，Keall P J，Wu Q，et al. Effect of patient setup errors on simultaneously integrated boost head and neck IMRT treatment plans. Int J Radiat Oncol Biol Phys，2005，63（2）：422-433.

[59] 王瑾，许峰，柏森，等 . 千伏级锥形束断层扫描在鼻咽癌适形调强放射治疗中的初步应用 . 癌症，2008，27（7）：761-765.

[60] Fuss M，Salter B J，Cheek D，et al. Repositioning accuracy of a commercially available thermoplastic mask system. Radiother Oncol，2004，71（3）：339-345.

[61] Salter B J，Fuss M，Vollmer D G，et al. The TALON removable head frame system for stereotactic radiosurgery/radiotherapy：measurement of the repositioning accuracy. Int J Radiat Oncol Biol Phys，2001，51（2）：555-562.

[62] Bel A，van Herk M，Lebesque J V. Target margins for random geometrical treatment uncertainties in conformal radiotherapy. Med Phys，1996，23（9）：1537-1545.

[63] Antolak J A，Rosen I I. Planning target volumes for radiotherapy：how much margin is needed. Int J Radiat Oncol Biol Phys，1999，44（5）：1165-1170.

[64] Stroom J C，de Boer H C，Huizenga H，et al. Inclusion of geometrical uncertainties in radiotherapy treatment planning by means of coverage probability. Int J Radiat Oncol Biol Phys，1999，43（4）：905-919.

[65] van Herk M，Remeijer P，Rasch C，et al. The probability of correct target dosage：dose-population histograms for deriving treatment margins in radiotherapy. Int J Radiat Oncol Biol Phys，2000，47（4）：1121-1135.

[66] McKenzie A L，van Herk M，Mijnheer B. The width of margins in radiotherapy treatment plans. Phys Med Biol，2000，45（11）：3331-3342.

[67] Parker B C，Shiu A S，Maor M H，et al. PTV margin determination in conformal SRT of intracranial lesions. J Appl Clin Med Phys，2002，3（3）：176-189.

[68] van Herk M，Remeijer P，Lebesque J V. Inclusion of geometric uncertainties in treatment plan evaluation. Int J Radiat Oncol Biol Phys，2002，52（5）：1407-1422.

[69] van Herk M，Witte M，van der Geer J，et al. Modeling the effect of treatment uncertainties in radiotherapy on tumor control probability for different tumor cell density configurations. Int J Radiat Oncol Biol Phys，2003，55：447（abstr）.

[70] Lee N，Xia P，Quivey J M，et al. Intensity-modulated radiotherapy in the treatment of nasopharyngeal carcinoma：an update of the UCSF experience. Int J Radiat Oncol Biol Phys，2002，53（1）：12-22.

[71] van Lin E N J T，van der Vight L，Huizenga H，et al. Set-up improvement in head and neck radiotherapy using a 3D off-line EPID-based correction protocol and a customised head and neck support. Radiother Oncol，68（2）：137-148.

[72] Wang J，Bai S，Chen N，et al. The clinical feasibility and effect of online cone beam computer tomography-guided intensity-modulated radiotherapy for nasopharyngeal cancer. Radiother Oncol，2009，90（2）：221-227.

[73] Salter B J，Fuss M，Vollmer D G，et al. The TALON removable head frame system for stereotactic radiosurgery/radiotherapy：measurement of the repositioning accuracy. Int J Radiat Oncol Biol Phys，2001，51（2）：555-562.

[74] Wroe A J，Bush D A，Schulte R W，et al. Clinical immobilization techniques for proton therapy. Technol Cancer Res Treat，2015，14（1）：71-79.

[75] Ramakrishna N，Rosca F，Friesen S，et al. A clinical comparison of patient setup and intra-fraction motion using frame-based radiosurgery versus a frameless image-guided radiosurgery system for intracranial lesions. Radiother Oncol，2010，95（1）：109-115.

[76] Wurm R E，Erbel S，Schwenkert I，et al. Novalis frameless image-guided noninvasive radiosurgery：initial experience. Neurosurgery，2008，62（5 Suppl）：A11-A17.

[77] Lamba M，Breneman J C，Warnick R E. Evaluation of image-guided positioning for frameless intracranial radio-

surgery. Int J Radiat Oncol Biol Phys，2009，74（3）：913-919.

[78] Gevaert T，Verellen D，Tournel K，et al. Setup accuracy of the Novalis ExacTrac 6DOF system for frameless radiosurgery. Int J Radiat Oncol Biol Phys，2012，82（5）：1627-1635.

[79] Solberg T D，Medin P M，Mullins J，et al. Quality assurance of immobilization and target localization systems for frameless stereotactic cranial and extracranial hypofractionated radiotherapy. Int J Radiat Oncol Biol Phys，2008，71（1 Suppl）：S131-S135.

[80] Gevaert T，Verellen D，Engels B，et al. Clinical evaluation of a robotic 6-degree of freedom treatment couch for frameless radiosurgery. Int J Radiat Oncol Biol Phys，2012，83（1）：467-474.

[81] Mangesius J，Seppi T，Weigel R，et al. Intrafractional 6D head movement increases with time of mask fixation during stereotactic intracranial RT-sessions. Radiat Oncol，2019，14（1）：231.

[82] Bel A，Keus R，Vijlbrief R E，et al. Setup deviations in wedged pair irradiation of parotid gland and tonsillar tumors，measured with an electronic portal imaging device. Radiother Oncol，1995，37（2）：153-159.

[83] Willner J，Hädinger U，Neumann M，et al. Three dimensional variability in patient positioning using bite block immobilization in 3D-conformal radiation treatment for ENT-tumors. Radiother Oncol，1997，43（3）：315-321.

[84] van Lin E N J T，van der Vight L，Huizenga H，et al. Set-up improvement in head and neck radiotherapy using a 3D off-line EPID-based correction protocol and a customised head and neck support. Radiother Oncol，2003，68（2）：137-148.

[85] Gilbeau L，Octave-Prignot M，Loncol T，et al. Comparison of setup accuracy of three different thermoplastic masks for the treatment of brain and head and neck tumors. Radiother Oncol，2001，58（2）：155-162.

[86] Sweeney R，Bale R，Vogele M，et al. Repositioning accuracy: comparison of a noninvasive head holder with thermoplastic mask for fractionated radiotherapy and a case report. Int J Radiat Oncol Biol Phys，1998，41（2）：475-483.

[87] 李宝生，朱健. 肿瘤个体化放射治疗. 中华肿瘤防治杂志，2014，21（23）：1845-1850.

[88] 许文奎，姚文燕，胡江，等. 鼻咽癌发泡胶个体化塑形与标准化头枕放疗体位固定精确度比较. 中华放射肿瘤杂志，2015，24（2）：196-199.

[89] Zeidan O A，Langen K M，Meeks S L，et al. Evaluation of image-guidance protocols in the treatment of head and neck cancers. Int J Radiat Oncol Biol Phys，2007，67（3）：670-677.

[90] Bostel T ，Nicolay N H，Grossmann J G，et al. MR-guidance—a clinical study to evaluate a shuttle-based MR-linac connection to provide MR-guided radiotherapy. Radiat Oncol，2014，9：12.

[91] Zhou Y，Yuan J，Wong O L，et al. Assessment of positional reproducibility in the head and neck on a 1.5-T MR simulator for an offline MR-guided radiotherapy solution. Quant Imaging Med Surg，2018，8（9）：925-935.

[92] Lagendijk J J W，Raaymakers B W，van Vulpen M. The magnetic resonance imaging-linac system. Semin Radiat Oncol，2014，24（3）：207-209.

[93] Mutic S，Dempsey J F. The ViewRay system: magnetic resonance-guided and controlled radiotherapy. Semin Radiat Oncol，2014，24（3）：196-199.

[94] Bostel T，Pfaffenberger A，Delorme S，et al. Prospective feasibility analysis of a novel off-line approach for MR-guided radiotherapy. Strahlenther Onkol，2018，194（5）：425-434.

[95] Zhou Y，Yuan J，Wong O L，et al. Assessment of positional reproducibility in the head and neck on a 1.5-T MR simulator for an offline MR-guided radiotherapy solution. Quant Imaging Med Surg，2018，8（9）：925-935.

[96] Raaymakers B W，Jürgenliemk-Schulz I M，Bol G H，et al. First patients treated with a 1.5 T MRI-Linac: clinical proof of concept of a high-precision，high-field MRI guided radiotherapy treatment. Phys Med Biol，2017，62（23）：L41-L50.

[97] Dawson L A，Jaffray D A. Advances in image-guided radiation therapy. J Clin Oncol，2007，25（8）：938-946.

[98] Den R B，Doemer A，Kubicek G，et al. Daily image guidance with cone-beam computed tomography for head-and-neck cancer intensity-modulated radiotherapy: a prospective study. Int J Radiat Oncol Biol Phys，2010，76（5）：1353-1359.

[99] de Boer H C，van Sörnsen de Koste J R，Creutzberg C L，et al. Electronic portal image assisted reduction of systematic set-up errors in head and neck irradiation. Radiother Oncol，2001，61（3）：299-308.

[100] Zeidan O A，Langen K M，Meeks S L，et al. Evaluation of image-guidance protocols in the treatment of head and neck cancers. Int J Radiat Oncol Biol Phys，2007，67（3）：670-677.

[101] Wang J，Bai S，Chen N，et al. The clinical feasibility and effect of online cone beam computer tomography-guided intensity-modulated radiotherapy for nasopharyngeal cancer. Radiother Oncol，2009，90（2）：221-227.

[102] Yin W J，Sun Y，Chi F，et al. Evaluation of inter-fraction and intra-fraction errors during volumetric modulated arc therapy in nasopharyngeal carcinoma patients. Radiat Oncol，2013，8：78.

[103] 周军，李东春，万久庆，等. ExacTrac 图像引导系统在鼻咽癌 IMRT 中的应用. 临床肿瘤学杂志，2020，25（4）：334-338.

[104] 高路，刘青峰，谢克北，等. CBCT 与 CTVision 图像引导放射治疗技术在鼻咽癌放射治疗摆位误差校正中的应用差异. 中国医学装备，2019，16（12）：69-72.

[105] 叶程伟，周继丹，商强，等. 基于光学表面成像与锥形束 CT 结合的综合引导模式在头颈部肿瘤精确放疗中的研究. 中国辐射卫生，2019，28（3）：346-350.

[106] Hamlet S，Ezzell G，Aref A. Larynx motion associated with swallowing during radiation therapy. Int J Radiat Oncol Biol Phys，1994，28（2）：467-470.

[107] van Asselen B，Raaijmakers C P，Lagendijk J J，et al. Intrafraction motions of the larynx during radiotherapy. Int J Radiat Oncol Biol Phys，2003，56（2）：384-390.

[108] Hansen E K，Bucci M K，Quivey J M，et al. Repeat CT imaging and replanning during the course of IMRT for head-and-neck cancer. Int J Radiat Oncol Biol Phys，2006，64（2）：355-362.

[109] Bradley J A，Paulson E S，Ahunbay E，et al. Dynamic MRI analysis of tumor and organ motion during rest and deglutition and margin assessment for radiotherapy of head-and-neck cancer. Int J Radiat Oncol Biol Phys，2011，81（5）：e803-e812.

[110] Potters L，Gaspar L E，Kavanagh B，et al. American Society for Therapeutic Radiology and Oncology（ASTRO）and American College of Radiology（ACR）practice guidelines for image-guided radiation therapy（IGRT）. Int J Radiat Oncol Biol Phys，2010，76（2）：319-325.

[111] Cacicedo J，Perez J F，Ortiz de Zarate R，et al. A prospective analysis of inter-and intrafractional errors to calculate CTV to PTV margins in head and neck patients. Clin Transl Oncol，2015，17（2）：113-120.

[112] 孙萌，刘璇，曹莹，等. 基于 MRI 动态图像观察吞咽时器官动度对头颈部肿瘤调强放疗靶区影响. 中华放射肿瘤学杂志，2020，29（11）：937-940.

[113] Chen A M，Hsu S，Lamb J，et al. MRI-guided radiotherapy for head and neck cancer: initial clinical experience. Clin Transl Oncol，2018，20（2）：160-168.

[114] Li H，Chen H C，Dolly S，et al. An integrated model-driven method for in-treatment upper airway motion tracking using cine MRI in head and neck radiation therapy. Med Phys，2016，43（8）：4700.

[115] Bruijnen T，Stemkens B，Terhaard C H J，et al. Intrafraction motion quantification and planning target volume margin determination of head-and-neck tumors using cine magnetic resonance imaging. Radiother Oncol，2019，130：82-88.

[116] Goitein M，Abrams M. Multi-dimensional treatment planning: I. Delineation of anatomy. Int J Radiat Oncol Biol Phys，1983，9（6）：777-787.

[117] Rüegsegger M B，Bach Cuadra M，Pica A，et al. Statistical modeling of the eye for multimodal treatment planning for external beam radiation therapy of intraocular tumors. Int J Radiat Oncol Biol Phys，2012，84（4）：e541-e547.

[118] Gong C，Shen M，Zheng X，et al. Precise delineation and tumor localization based on novel image registration strategy between optical coherence tomography and computed tomography in the radiotherapy of intraocular cancer. Phys Med Biol，2019，64（12）：125009.

[119] Deng Z，Shen L，Zheng X，et al. Dosimetric advantage of volumetric modulated arc therapy in the treatment of intraocular cancer. Radiat Oncol，2017，12（1）：83.

[120] Mackie T R，Holmes T，Swerdloff S，et al. Tomotherapy: a new concept for the delivery of dynamic conformal radiotherapy. Med Phys，1993，20（6）：1709-1719.

[121] Mackie T R，Kapatoes J，Ruchala K，et al. Image guidance for precise conformal radiotherapy. Int J Radiat Oncol Biol Phys，2003，56（1）：89-105.

[122] Yan D, Lockman D, Brabbins D, et al. An off-line strategy for constructing a patient-specific planning target volume in adaptive treatment process for prostate cancer. Int J Radiat Oncol Biol Phys, 2000, 48 (1): 289-302.

[123] Wu Q, Chi Y, Chen P Y, et al. Adaptive replanning strategies accounting for shrinkage in head and neck IMRT. Int J Radiat Oncol Biol Phys, 2009, 75 (3): 924-932.

[124] Hansen E K, Bucci M K, Quivey J M, et al. Repeat CT imaging and replanning during the course of IMRT for head-and-neck cancer. Int J Radiat Oncol Biol Phys, 2006, 64 (2): 355-362.

[125] Loo H, Fairfoul J, Chakrabarti A, et al. Tumour shrinkage and contour change during radiotherapy increase the dose to organs at risk but not the target volumes for head and neck cancer patients treated on the TomoTherapy HiArt™ system. Clin Oncol (R Coll Radiol), 2011, 23 (1): 40-47.

[126] Capelle L, Mackenzie M, Field C, et al. Adaptive radiotherapy using helical tomotherapy for head and neck cancer in definitive and postoperative settings: initial results. Clin Oncol (R Coll Radiol), 2012, 24 (3): 208-215.

[127] Grégoire V, Jeraj R, Lee J A, et al. Radiotherapy for head and neck tumours in 2012 and beyond: conformal, tailored, and adaptive. Lancet Oncol, 2012, 13 (7): e292-e300.

[128] Schwartz D L. Current progress in adaptive radiation therapy for head and neck cancer. Curr Oncol Rep, 2012, 14 (2): 139-147.

[129] Chao K S, Low D A, Perez C A, et al. Intensity-modulated radiation therapy in head and neck cancers: The Mallinckrodt experience. Int J Cancer, 2000, 90 (2): 92-103.

[130] Hansen E K, Bucci M K, Quivey J M, et al. Repeat CT imaging and replanning during the course of IMRT for head-and-neck cancer. Int J Radiat Oncol Biol Phys, 2006, 64 (2): 355-362.

[131] Rehbinder H, Lundin A, Sharpe M, et al. 182: Can PTV margins for head and neck cancer be reduced based on a single adaptive replanning event? International Journal of Radiation Oncology Biology Physics, 2006, 66 (3): S101.

[132] Wang W, Yang H, Hu W, et al. Clinical study of the necessity of replanning before the 25th fraction during the course of intensity-modulated radiotherapy for patients with nasopharyngeal carcinoma. Int J Radiat Oncol Biol Phys, 2010, 77 (2): 617-621.

[133] Jin X, Han C, Zhou Y, et al. A modified VMAT adaptive radiotherapy for nasopharyngeal cancer patients based on CT-CT image fusion. Radiat Oncol, 2013, 8: 277.

[134] Schwartz D L, Garden A S, Shah S J, et al. Adaptive radiotherapy for head and neck cancer—dosimetric results from a prospective clinical trial. Radiother Oncol, 2013, 106 (1): 80-84.

[135] Nishi T, Nishimura Y, Shibata T, et al. Volume and dosimetric changes and initial clinical experience of a two-step adaptive intensity modulated radiation therapy (IMRT) scheme for head and neck cancer. Radiother Oncol, 2013, 106 (1): 85-89.

[136] Castadot P, Geets X, Lee J A, et al. Adaptive functional image-guided IMRT in pharyngo-laryngeal squamous cell carcinoma: is the gain in dose distribution worth the effort. Radiother Oncol, 2011, 101 (3): 343-350.

[137] Sharpe M B, Brock K K, Rehbinder H, et al. Adaptive planning and delivery to account for anatomical changes induced by radiation therapy of head and neck cancer. Int J Radiat Oncol Biol Phys, 2005, 63 (suppl 1): S3.

[138] Wang W, Yang H, Hu W, et al. Clinical study of the necessity of replanning before the 25th fraction during the course of intensity-modulated radiotherapy for patients with nasopharyngeal carcinoma. Int J Radiat Oncol Biol Phys, 2010, 77 (2): 617-621.

[139] Bhide S A, Davies M, Burke K, et al. Weekly volume and dosimetric changes during chemoradiotherapy with intensity-modulated radiation therapy for head and neck cancer: a prospective observational study. Int J Radiat Oncol Biol Phys, 2010, 76 (5): 1360-1368.

[140] Michaud A L, Yang C C, Cui J, et al. Image guidance is most critical in the first two weeks for patients treated by radiation therapy for head and neck cancer: implications for adaptive radiotherapy. Int J Radiat Oncol Biol Phys, 2009, 75 (suppl 1): S599.

[141] Grégoire V, Jeraj R, Lee J A, et al. Radiotherapy for head and neck tumours in 2012 and beyond: conformal, tailored, and adaptive. Lancet Oncol, 2012, 13 (7): e292-e300.

[142] Schwartz D L, Garden A S, Shah S J, et al. Adaptive radiotherapy for head and neck cancer—dosimetric results from a prospective clinical trial. Radiother Oncol, 2013, 106 (1): 80-84.

[143] Wu Q, Chi Y, Chen P Y, et al. Adaptive replanning strategies accounting for shrinkage in head and neck IMRT. Int J Radiat Oncol Biol Phys, 2009, 75 (3): 924-932.

[144] 希梅, 曹建忠, 罗京伟, 等. 鼻咽癌调强放疗中腮腺体积变化的临床动态研究. 癌症进展, 2009, 7 (4): 431-435.

[145] Korreman S, Rasch C, McNair H, et al. The European Society of Therapeutic Radiology and Oncology-European Institute of Radiotherapy (ESTRO-EIR) report on 3D CT-based in-room image guidance systems: a practical and technical review and guide. Radiother Oncol, 2010, 94 (2): 129-144.

[146] Den R B, Doemer A, Kubicek G, et al. Daily image guidance with cone-beam computed tomography for head-and-neck cancer intensity-modulated radiotherapy: a prospective study. Int J Radiat Oncol Biol Phys, 2010, 76 (5): 1353-1359.

[147] Xing L, Siebers J, Keall P. Computational challenges for image-guided radiation therapy: framework and current research. Semin Radiat Oncol, 2007, 17 (4): 245-257.

[148] Ahn P H, Chen C C, Ahn A I, et al. Adaptive planning in intensity-modulated radiation therapy for head and neck cancers: single-institution experience and clinical implications. Int J Radiat Oncol Biol Phys, 2011, 80 (3): 677-685.

[149] Henke L E, Contreras J A, Green O L, et al. Magnetic resonance image-guided radiotherapy (MRIgRT): a 4.5-year clinical experience. Clin Oncol (R Coll Radiol), 2018, 30 (11): 720-727.

[150] Chen A M, Hsu S, Lamb J, et al. MRI-guided radiotherapy for head and neck cancer: initial clinical experience. Clin Transl Oncol, 2018, 20 (2): 160-168.

[151] Pollard J M, Wen Z, Sadagopan R, et al. The future of image-guided radiotherapy will be MR guided. Br J Radiol, 2017, 90 (1073): 20160667.

[152] Lagendijk J J, van Vulpen M, Raaymakers B W. The development of the MRI linac system for online MRI-guided radiotherapy: a clinical update. J Intern Med, 2016, 280 (2): 203-208.

[153] Yuan J, Lo G, King A D. Functional magnetic resonance imaging techniques and their development for radiation therapy planning and monitoring in the head and neck cancers. Quant Imaging Med Surg, 2016, 6 (4): 430-448.

[154] Raaymakers B W, Jürgenliemk-Schulz I M, Bol G H, et al. First patients treated with a 1.5 T MRI-Linac: clinical proof of concept of a high-precision, high-field MRI guided radiotherapy treatment. Phys Med Biol, 2017, 62 (23): L41-L50.

[155] Cao Y, Tseng C L, Balter J M, et al. MR-guided radiation therapy: transformative technology and its role in the central nervous system. Neuro Oncol, 2017, 19 (suppl2): ii16-ii29.

[156] Kim T G, Lim D H. Interfractional variation of radiation target and adaptive radiotherapy for totally resected glioblastoma. J Korean Med Sci, 2013, 28 (8): 1233-1237.

[157] Hu Y C, Tsai K W, Lee C C, et al. Which nasopharyngeal cancer patients need adaptive radiotherapy. BMC Cancer, 2018, 18 (1): 1234.

[158] Raaymakers B W, Jürgenliemk-Schulz I M, Bol G H, et al. First patients treated with a 1.5 T MRI-Linac: clinical proof of concept of a high-precision, high-field MRI guided radiotherapy treatment. Phys Med Biol, 2017, 62: L41-L50.

[159] Favaudon V, Caplier L, Monceau V, et al. Ultrahigh dose-rate FLASH irradiation increases the differential response between normal and tumor tissue in mice. Sci Transl Med, 2014, 6 (245): 245ra93.

[160] Harrington K J. Ultrahigh dose-rate radiotherapy: next steps for FLASH-RT. Clin Cancer Res, 2019, 25 (1): 3-5.

[161] Hendry J H, Moore J V, Hodgson B W, et al. The constant low oxygen concentration in all the target cells for mouse tail radionecrosis. Radiat Res, 1982, 92 (1): 172-181.

[162] Bourhis J, Sozzi W J, Jorge P G, et al. Treatment of a first patient with FLASH-radiotherapy. Radiother Oncol, 2019, 139: 18-22.

第四章　胸部肿瘤的器官运动及管理

常见胸部肿瘤包括肺癌、食管癌和乳腺癌等类型，约占我国恶性肿瘤发病总数的 1/3[1, 2]。肺癌、食管癌和乳腺癌分别居全国恶性肿瘤死亡的第 1、4 和 7 位 [3, 4]。

随着放射物理技术和放射生物学的快速发展，图像引导的精准放射治疗技术在胸部肿瘤的放疗中得到普遍开展和应用。调强放射治疗（intensity modulated radiation therapy，IMRT）是目前主流的精准放射治疗技术。与传统的三维适形放射治疗（3D-CRT）相比，IMRT 在靶区剂量适形度、靶区内剂量均匀性和对周围正常组织的保护方面都具有优越性 [5]。图像引导放疗（image-guided radiation therapy，IGRT）通过引进放射影像手段，监测放射治疗分次间和分次内肿瘤和正常组织的运动和移位变化，如呼吸和器官运动、日常摆位误差、肿瘤大小变化等，并根据这些变化修正或调整放射治疗计划，达到真正的精确放疗目的 [6, 7]。

胸部放疗的运动主要来自：①摆位误差；②器官形态变化，包括肿瘤和正常器官；③呼吸运动；④心脏搏动；⑤消化道蠕动。其中①②两类为分次间运动，③④⑤为分次内运动。其中，摆位误差、器官形态变化和呼吸运动是临床讨论最多、管理手段最丰富的三类运动。

第一节　肺癌运动管理

一、呼吸运动模式

在肺癌的运动管理中，呼吸运动是最为重要、最受关注的运动误差来源。实际上，胸腹部所有器官都会随着呼吸而发生运动。除了肺，心、肝、胸壁、乳房、膈肌、肾和前列腺等器官同样受到呼吸运动的影响。在自由呼吸的情况下，乳房在前后方向移动 2 ～ 4mm，心在头脚方向（带横膈膜）移动达到厘米级 [8-11]。器官（或组织）的呼吸运动数据见表 4-1[12]。

肿瘤也会随着器官一起运动，运动的模式和程度取决于肿瘤的位置及其和器官的附着程度。在自由呼吸下，肺部肿瘤在头脚方向的运动大于 3mm，运动范围约为 5mm[13-16]。早期肺肿瘤在头脚、左右和前后方向上的中位运动为 4.2mm、1.0mm

和 2.9mm，局部进展期肺肿瘤在头脚、左右和前后方向上的中位运动为 3.3mm、1.0mm 和 2.0mm[17]。食管肿瘤在头脚、左右和前后方向上的平均运动为 13.3mm、4.9mm 和 2.7mm[18]。

表 4-1　正常器官（或组织）的呼吸运动幅度

器官（或组织）	平均移位（mm）						研究数量	病例数量
	自由呼吸			深呼吸				
	头脚	前后	左右	头脚	前后	左右		
肺	10.3 (1～31.9)	6.4 (0～24.4)	(1～10)	9.3 (0.1～70)	7.8 (0.5～18.8)	4.2 (1.1～17.6)	7	62
横膈膜	14.9 (2.6～38.2)			44.6 (3.1～96)			10	112
肝	12.3 (4.9～30.4)	(最大 5.2)	(最大 4.6)	38 (25～57)			6	59
胸壁	7.3 (2～15)	2.3 (0～8)	(5～7)		16 (0.7～37.3)	11.7 (0.5～64.1)	6	88
心	18.1 (12～25)	2.4					2	20

呼吸运动模式指呼吸频率、运动程度和运动轨迹。滞后现象（hysteresis）是指器官在不同方向的运动周期不同而引起的相位差。呼吸运动的特点：非刚性形变；具有周期性，3～6s 为一个周期；具有个体差异；由于呼吸的复杂生理过程具有不规则性。通常在呼气末附近的位置经历的时间较长。

呼吸运动的模式和规律具有很大的个体差异，见图 4-1[15]。仅通过肿瘤位置、患者的一般情况和肺功能等因素难以对呼吸模式做出预测。

即使对于同一个患者，呼吸运动的模式也不是恒定的，如图 4-2 所示。对大多数患者而言呼吸运动模式的变化是比较小的，但也存在变化较大的情况[19, 20]。Sonke 等发现平均肿瘤位置（运动基线）的系统变化的标准差为 3.9mm，Korreman 等发现在分割内的运动模式也存在很大的变化，包括运动范围和运动轨迹的变化[20, 21]。因为呼吸是一个非常复杂的生理过程，所以呼吸运动模式的相关因素会随时间而发生变化，从而改变呼吸模式。

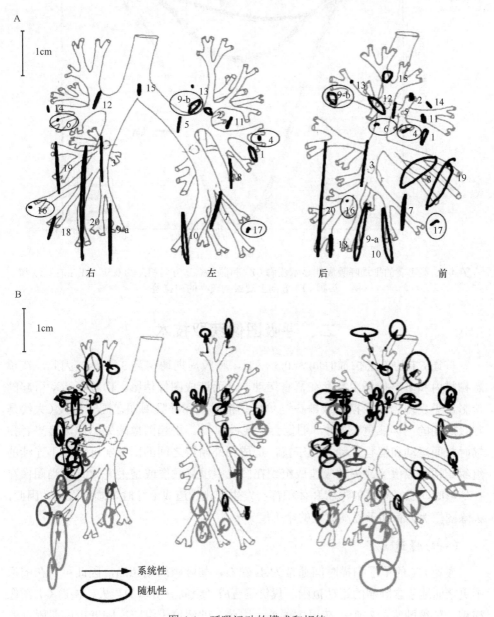

图 4-1　呼吸运动的模式和规律

A. 20 个肿瘤在（左）冠状面和（右）矢状面上的正交投影，肿瘤根据病例标记在大致位置；B. 肿瘤运动幅度在支气管树的冠状面和矢状面上的系统性（箭头）和随机性（椭圆）基线变化

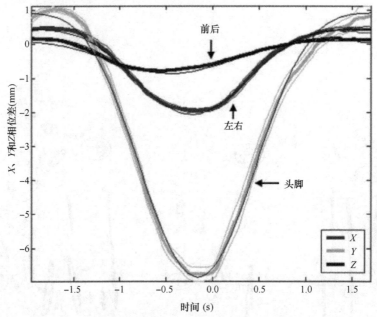

图 4-2   某患者的平均呼吸周期显示头脚（Y）和前后（Z）方向相差约 0.5s。在左右（X）和
头脚（Y）方向上观察到较小的相位差

二、呼吸图像获取技术

普通 CT 的单层扫描时间为 0.5 ～ 1s，呼吸周期通常为 3 ～ 6s。因此，在单层扫描内和多层扫描中都存在器官运动，从而造成图像伪影。由呼吸运动引起的伪影常见表现为图像模糊或缺失当单层扫描时间和呼吸周期在同一量级（大约是呼吸周期的一半或更长）时，图像会出现模糊[22]。引起图像缺失的原因是患者扫描时床面运动和器官运动相互干扰，造成相邻断层之间的影像实际上是不连续的组织结构的成像。缺失效应造成组织在图像中重复成像或是丢失[23, 24]。当图像存在伪影时，感兴趣区的形状和体积都会发生变化，造成治疗时勾画的误差。因此，去除图像伪影有助于提高放疗的精确度。

（一）慢速 CT

慢速 CT 的单层扫描时间通常为 4s 左右，与呼吸周期相当，因此可以在图像中更全面地包含肿瘤的运动范围。代价是造成了空间分辨率的损失，慢速 CT 图像模糊，使得肿瘤的勾画存在更大误差。因此，肿瘤位于纵隔、胸壁或膈肌附近的患者不推荐使用慢速 CT 成像[25]。

在慢速 CT 上勾画的肿瘤体积比普通 CT 体积大，内靶区体积更小，同一患者的多次慢速 CT 扫描靶区一致性高[26]。慢速 CT 图像上勾画的肿瘤体积小于 4D-CT 所有序列肿瘤的交集，且慢速 CT 下勾画的肿瘤体积平均为 8%，不在 4D-CT 勾画的范围之内[27]。Jang 等认为，将慢速 CT 和 4D-CT 相结合的勾画结果可能更可靠[28]。

（二）4D-CT

呼吸同步 CT 扫描的原理是每一层扫描时间与一个呼吸周期相同，从而使床位运动和呼吸运动之间的相互干扰最小化，在图像上更准确地表示器官结构的形状和体积。呼吸同步 CT 扫描需要一套呼吸监测系统提供呼吸运动的信号。由呼吸信号触发扫描，只有在预设的呼吸阶段才进行图像层扫描。扫描得到的三维图像中，所有层面都是在同一呼吸阶段采集到的。

4D-CT 是一系列呼吸同步 CT 的总和，通常包含 10 组左右的 3D-CT 序列，每一个序列代表一个呼吸周期中的不同相位，其中一种方式如图 4-3 所示。在步进（sequential）CT 和螺旋 CT 的模式下都可以进行 4D-CT 图像采集。步进模式下，在每一个床位持续出束一个呼吸周期；螺旋模式下，在整个扫描期间持续出束，螺距非常小。实际上无论在哪一种模式，4D-CT 都需要密集扫描，再将其重建成为不同的呼吸时相。

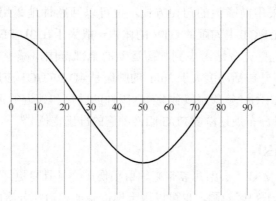

图 4-3　4D-CT 在一个呼吸周期之内的分割方式

由于 4D-CT 每个时相序列都是由呼吸周期同一相位的层面组成，伪影较少。4D-CT 的伪影主要来自残余运动和不规则呼吸，单层扫描时间越短，伪影越少。4D-CT 中的运动伪影通常比普通 3D-CT 扫描少[29, 30]。造成伪影的因素除了运动之外还包括扫描参数，如单层扫描时间、螺距和射束宽度等[31]。研究表明[30]，在4D-CT 各时相上的 GTV 体积变化最大可达到 90%。在呼吸周期的中段运动较大，通常伪影更严重；在呼吸末端（吸气末和呼气末）运动较小，伪影较少。尽管当呼吸不规律时，4D-CT 中仍存在伪影，但其成像质量至少不比普通的 3D-CT 差。

4D-CT 的序列排列方式主要采用相位排列法和振幅排列法。在相位排列中，一个呼吸周期按照时间等分至各序列，当呼吸不规律时可能导致图像丢失[23, 32]。在振幅排列中，一个呼吸周期按照呼吸幅度由波峰到波谷排列，在不规则呼吸的情况下图像伪影更少，并且消除了相位失调问题[33]。振幅排列的图像质量比相位排列更好[34, 35]。然而振幅排序法使得成像的时间信息缺失，无法区分肿瘤在不同位置持续的时间，当呼吸没有达到特定的幅度时可能会造成图像缺失。

目前，4D-CT 已被认为是肺放射治疗图像获取的"金标准"。

（三）4D-PET/CT

由于 PET/CT 可以同时提供具有功能和结构的图像，被广泛用于肺癌放疗的靶区勾画。呼吸运动使 PET 图像质量下降，影响 PET 数据的衰变校准，使得靶区范围被高估 [36]。PET/CT 由呼吸运动引起的伪影分为两部分，一是由于 PET 扫描时每个床位需要几分钟，远远超过了呼吸周期，因此得到的图像实际是呼吸运动下的平均值；二是在 PET/CT 系统中，PET 图像的衰减校正是通过 CT 扫描得到的组织密度图像完成的，PET 图像和 CT 图像由于呼吸运动引起的不匹配使得 SUV 值受到影响，从而使图像变得模糊，靶区体积变大（smearing 效应）。Nehmeh[37] 定义了 smearing 效应的量化函数面积减少因子（area reduction factor，ARF），是指门控和非门控方式下肿瘤的面积比值。4D-PET/CT 中的 4D 序列只包含 CT 部分。在 4D-PET/CT 扫描时，图像平均采集 2 ~ 4 个床位，每个床位 7 ~ 10min。PET 扫描既可以采用前瞻性的门控方式，也可以回顾性地采用呼吸关联动态模式 [37, 38]。在 4D-PET/CT 上勾画的 GTV 的体积一般大于在 3D-PET/CT 上绘制的体积。4D-PET/CT 能更充分地考虑到肿瘤运动的全部范围，减少 GTV 勾画遗漏的可能性，位于肺下叶或活动度大于 3mm 的肿瘤是 4D-PET/CT 应用的一个指征 [39]。门控 PET 能区分 FDG（氟代脱氧葡萄糖）阳性的肿瘤和邻近的正常组织，尤其在质子治疗中，剂量分布规划需要 FDG 阳性肿瘤的准确定位 [40]。

（四）4D-MRI

与 CT 相比，MRI 不会给患者带来辐射损伤，并且具有更好的软组织对比度。4D-MRI 既可以用于靶区勾画，也可以用于摆位验证和治疗分次内的运动评估 [41]。由于 MRI 的无损扫描特性，与 4D-CT 相比，4D-MRI 可以进行更长时间的扫描采样或重复扫描，得到的图像更具有鲁棒性，伪影更少。4D-MRI 的扫描方式有两种：实时 4D-MRI 和回顾性 4D-MRI。

实时 4D-MRI 使用快速 3D-MRI 序列来获取实时体积图像，其空间分辨率较低。回顾性 4D-MRI 使用快速 2D-MRI 序列来连续地从所有呼吸时相获取图像，然后根据呼吸时相对这些图像进行回顾性分类。回顾性 4D-MRI 在扫描过程中需要呼吸监测设备。与实时 4D-MRI 相比，回顾性 4D-MRI 图像质量较好，但扫描时间较长 [42]。

（五）4D-CBCT

与 3D-CBCT 相比，4D-CBCT 包含肿瘤运动的时间信息，允许治疗时在特定的呼吸阶段摆位，并在采用门控技术时对呼吸模式进行验证 [43]。尽管 CBCT 图像的信噪比较低，但相比 3D-CBCT，4D-CBCT 仍可以减少图像的伪影。

（六）呼吸探测方法

常用的呼吸探测方法有：外部感受系统、金标植入法和图像计算法。

1. 外部感受系统　是指通过一个外部感受器监测与呼吸相关的运动。通常采用的方法有：可视光标记点，在患者胸腹部皮肤上粘贴反射式或自发光式的标记点，通过传感器监测标记点的运动；通过实时测量肺活量的变化来监测呼吸运动；在患者鼻子下方放置热电偶测量空气温度的变化；将一条具有弹性的腹带束于患者腹部，通过放置在腹带中的压电陶瓷来测量胸腹部扩张产生的压力，从而得到患者的呼吸运动模式等。这一类方法的优点在于患者舒适度高，不对患者造成医学损伤；缺点在于探测信号和肿瘤运动之间的相关性难以明确，用外部信号描述肿瘤随呼吸的运动可能会造成较大的误差。体表监测系统非常适合浅表的肿瘤放疗，如乳腺癌。这一类方法在临床上应用较为广泛，商用系统有 RPM（Varian，Palo Alto，CA）、Exac-Trac（Brainlab，Feldkirchen，Germany）、Synchrony（Accuray，Morges，Switzerland）systems、alignRT（VisionRT，London，UK）和 Catalyst（C-RAD，Uppsala，Sweden）。

2. 金标植入法　该方法在患者体内（通常在肿瘤内部）植入金属标记，通过金属标记的移动来获取呼吸运动的信号。金标植入法的优势在于标记物和肿瘤的运动模式一致，信号准确度高；对于肺部肿瘤来说，通常在 kV 级射线下成像质量较好，而植入金标后可在治疗野的 MV 级射线下观察到肿瘤的运动，使得治疗实时监控成为可能。金标植入法的缺点是存在并发症的风险。经皮植入金标造成气胸的风险可达 30%，包括严重级别的气胸，但其中不超过 10% 的病例需要医疗干预[44, 45]。根据 Harada 等[46]的报告，利用支气管镜进行植入是经皮植入的一种可能的替代方法。

3. 图像计算法　Hui 等[47]采用傅里叶变换将 CT 图像从时域转换至频域，并将频域内的呼吸信号和 Varian RPM 信号进行比较。结果表明，两种技术下的呼吸波形是一致的，在波形不匹配的区域，根据 RPM 信号排列的 CT 序列伪影更多。但这种技术不能提供实时的呼吸信号用于 4D-CT 和 4D-CBCT 的匹配。

三、呼吸运动管理技术

（一）靶区边界外扩

传统上，根据国际辐射单位和测量委员会（ICRU）的建议，在以普通 3D-CT 扫描作为计划图像的情况下，呼吸运动引起的误差通过 CTV 的外扩来补偿，外扩的程度采用统一的标准。在 4D-CT 扫描的情况下，患者呼吸运动的外扩边界是个体化的。4D-CT 下的靶区外扩和计划设计有两种方法：ITV 法和中位呼吸法[48, 49]。

ITV 法是使用最大密度投影方法（MIP）处理所有的 4D 图像序列，在 MIP 图像上勾画靶区，使得靶区（CTV 或 GTV）的范围涵盖所有时相上的肿瘤位置。该方法勾画出所有时相靶区的交集称为 ITV，在 ITV 的基础上考虑摆位误差生成 PTV。这种方法的优势在于通过生成 MIP 图像大大减少了 4D-CT 残余运动造成的伪影。在图像引导治疗阶段，ITV 可以和 CBCT 图像进行配准。

中位呼吸法首先计算各图像序列上 GTV 或 CTV 的平均位置，选择最接近平均位置的一个阶段图像序列作为中位呼吸图像，该图像可以最好地代表靶区的时间加权位置。在中位呼吸图像上进行靶区勾画，生成 PTV 后进行计划设计。与 ITV 方法相比，该方法的 PTV 范围更小。

然而，这一策略也有其局限性。对于呼吸运动明显的肿瘤，如横膈膜附近的肿瘤，增加不同的几何边界会导致更多正常组织受到照射，增加并发症的风险，从而限制剂量增加的可能性。

（二）呼吸控制技术

呼吸控制技术通过改变患者的自然呼吸模式进行呼吸运动管理。

1. 腹部机械压迫　是通过一个腹部按压装置限制患者的腹部呼吸运动幅度。通过腹部机械压迫可以减少自由呼吸的运动幅度，从而缩小 PTV 的边缘体积[50]。该方法可能会对部分患者造成较严重的不适和焦虑，增加患者主动保持有难度的体位，尤其在肥胖患者群体中难以实施[51]。

对于肺癌放疗来说，该方法的受益对象主要是下叶肺癌患者，腹部加压可以有效地降低膈肌附近的肿瘤运动幅度，减小 ITV 的体积。但该方法对于肿瘤位于中叶和上叶的患者收效甚微，甚至造成肿瘤的运动比自由呼吸的运动幅度还大[52]。

腹部机械压迫操作耗时较多，报道[52]显示操作时间在 45 分钟左右。在采用该方法时需充分考虑患者的耐受性。

2. 持续气道正压通气（continuous positive airway pressure，CPAP）　通过机械装置将持续加压的空气引入上呼吸道和肺部，是一种广泛应用于减轻患者呼吸道阻塞的医疗手段。在放疗中，CPAP 的主要作用是增加肺部体积，稳定膈肌运动，增加肿瘤和危险器官的距离。Goldstain 等[53]首次将 CPAP 应用于肺癌 SBRT，初步研究结果表明，CPAP 使得肺容量增加 32%，ITV 体积减小 27%，肿瘤在头脚方向、左右方向和前后方向的移位分别减少 0.5 ～ 0.8cm、0.4 ～ 0.7cm 和 0.6 ～ 0.8cm，肺平均剂量降低 22%，心脏平均剂量降低 29%，CT 图像质量也得到了改善。但该研究纳入的患者数量较少（10 人），CPAP 的大规模临床应用仍在探索中。

3. 屏气　屏气技术旨在为放疗提供一个相对静止的呼吸状态，从而减小呼吸运动引起的误差。深吸气屏气（DIBH）是屏气技术最为常用的一个时相，可以增大患者肺体积，改善肺受量[54]。DIBH 是指患者在定位扫描和治疗时同时采用可持续屏气的最大程度吸气时相。DIBH 实施时需要监测吸气量是否达到要求范围，监测方式可采用肺活量监测设备或胸壁运动监测设备等[55]。

DIBH 可分为非自主屏气和自主屏气两种方式。非自主屏气需要一个制动呼吸控制装置，患者通过装置的管道进行呼吸，管道上置有阀门，通过阀门的闭合和开放控制患者的屏气量和屏气时间。自主屏气技术使用视频引导，由操作者指示患者的呼吸节奏。采用自主屏气技术时，患者的依从性非常重要。对乳腺癌放疗病例的研究证实[56]，DIBH 比自由呼吸下的呼吸门控技术显著降低了患侧肺的 V_{20}，其差值约 9%，并且重复性更好。屏气技术的缺点在于需要增加治疗和准备时间。

（三）门控技术

1987 年，一个美国研究小组[57] 注意到，放疗时进行深吸气可以使部分肺免于照射，他们建议有必要发展"呼吸门控放射治疗"。术语"门控"随后被用来指代各种不同的做法。

呼吸门控技术是指与呼吸周期同步地开启和关闭照射野出束，使得患者只在某一个特定的呼吸阶段接受治疗的方法。门控信号可由呼吸的振幅或相位触发。门控触发信号的模式选择主要取决于三个因素：①呼吸的规律性；②照射野出束时间和整体治疗时间的比率，也称占空比；③肿瘤在出束期间的残余运动[58]。

采用相位触发的门控技术时，患者通常在自由呼吸状态下进行治疗。呼气末和吸气末是两个较常用的治疗时相。选择呼气末作为治疗时相的优点是呼气末通常持续时间较长，肿瘤的残余运动少，呼吸幅度的重复性高。缺点是在呼气末时肺的体积减小，密度增加，通常剂量学参数较差。选择吸气末作为治疗时相时，肺的体积增大，气体充盈可将靶区推离附近的危险器官。Saito 等[59] 的研究表明，吸气末时相作为门控治疗时相时，肺平均剂量降低约 0.5Gy，治疗时间增长 38min。呼吸不规则的患者往往剂量分布较差[42]。治疗前的训练和指导，治疗中的视听反馈，都可以提高患者呼吸的规则性。

Abdelnour 等[60] 的研究表明基于振幅触发的门控技术比基于相位触发的门控更准确，治疗和计划的一致性更高。振幅触发的门控技术常和 DIBH 技术联合使用。DIBH 使得患者肺体积增大，肿瘤和危险器官的间距增加，具有一定的剂量学优势；门控技术保证了呼吸幅度的一致性和可重复性。在临床上，基于 DIBH 的门控技术广泛应用于肝癌 SBRT、肺癌 SBRT、常规分割的进展期肺癌、乳腺癌、霍奇金淋巴瘤等的放射治疗[55]。

门控技术通常建议使用 4D-CBCT 或植入金标，确保治疗期间和模拟定位时的呼吸模式是一致的，确保监测信号和呼吸相位 / 幅度是一致的。

呼吸运动管理与治疗计划的结合提高了 CT 图像的质量，从而提高了轮廓绘制的准确性。通过自由呼吸 CT 扫描获得的胸腔内器官的表观位置并不能代表吸气和呼气之间的平均位置。在 CT 模拟期间使用呼吸门控获取解剖数据，然后在特定呼吸相照射肿瘤体积。从理论上讲，呼吸门控这项技术提高了治疗的准确性和重复性。通过吸气或呼气屏气技术减少器官运动一直是几项研究的主题[61]。例如，Hanley

等[62]通过对 5 名患者进行透视检查，观察到呼吸周期之间吸气屏气技术与自由呼吸时横膈膜的重复位置分别为 2.5mm 和 26.4mm。然而，即使运动幅度减少已经被证实，但并不表示总是可以减小 CTV 和 PTV 之间的安全边界，因为一些治疗团队对这些系统缺乏信心[63, 64]。

（四）追踪技术

追踪技术是指在治疗过程中，射束瞄准运动靶区连续动态地出束。为避免脱靶，追踪技术对图像引导的要求非常严格。目前有以下几种商用运动追踪处理系统：

1. 射波刀（BrainLab AG，Feldkirchen，Germany）　射波刀采用机器人机械臂，机械臂通过编程和呼吸周期同步运动，追踪靶区的三维运动轨迹进行投照。该系统采用间接监测靶区的方式，在患者体表放置光学标记物。在治疗之前扫描一系列正交透视图像，并从中推导出靶区随呼吸运动的轨迹，同时建立靶区运动和体表光学标记物运动之间的相关性模型。在出束过程中，通过对光学标记的运动监测和相关性模型动态引导射线束，使之准确地投照在靶区上。在射线出束的同时连续采集正交透视图像，并实时更新相关性模型，以保证靶区的位置被准确追踪[65]。

2. Vero（BrainLab AG）**动态追踪系统**　该系统的追踪方法和射波刀相似，但投照方式和射波刀不同。该系统使用一个置于 O 形圆环上的治疗机头，机头中有 pan 和 tilts 用于调整射束方向。

3. MLC 追踪技术　目前在临床上只用于前列腺癌的治疗，在肺癌中的应用还处于研发阶段[66-69]。在该技术中，MLC 的叶片形状随呼吸运动的变化而变化。这种叶片的运动和 IMRT 或动态调强的照射野叠加投照。MLC 追踪的核心技术在于射束的传输，对图像引导技术的选择没有强制要求。标准加速器配置一般没有正交成像的功能，可通过外加的成像设备，如 BrainLab ExacTrac X 射线系统（BrainLab）实现引导。

（五）粒子治疗中的重复扫描技术

与光子治疗相比，在粒子治疗中的呼吸运动控制更为重要[70]。由于布拉格峰的位置对射线能量和其路径上组织的数量、密度的变化非常敏感，因此由运动所导致的靶区覆盖和正常组织保护问题比使用光子治疗时对疗效的影响更大。运动造成的影响取决于照射方式使用被动散射式或点扫描式。采取点扫描式时，靶区的呼吸运动会干扰粒子束的扫描运动，从而产生交互作用效应，显著地改变剂量分布。研究表明[71, 72]，两种投照方式都对呼吸运动很敏感。一般来说，粒子治疗需要比光子治疗质量更高的图像引导技术。目前在粒子治疗中除了图像引导之外，还可以选择重复扫描技术，指在 1min 内对 1L 体积内进行 9 次重复扫描，该技术使得一次治疗可以在一个屏气内完成，从而减少呼吸运动的影响[73]。

（六）策略选择

对于个体患者而言，具体选择哪一种运动管理是最好的，目前尚无统一的标准。但总结了几个供参考的基本原则[65]：

肺肿瘤的运动一般在 5mm 左右，只有 20% 左右的患者肿瘤运动可能超过 1cm。对于运动幅度小于 13mm 的肿瘤，与采取中位呼吸时相计划相比，呼吸门控或运动追踪能进一步减少的照射野边缘小于 2mm。由于呼吸运动只是整个放疗流程中的一部分误差来源，一般来说运动管理能缩小的照射野范围是比较小的。尤其是由于低密度肺组织的半影消除效应，运动管理对于肺癌缩小照射野的受益更小。

如果根据肿瘤运动的程度来选择做呼吸运动管理的患者，那么只有很少一部分患者接受呼吸门控或肿瘤追踪。另一个参考因素是邻近靶区的危险器官受量。对于呼吸门控和屏气技术来说，危险器官的受益是比较容易计算的。但对于追踪技术来说，目前的商用计划系统难以直接计算剂量分布。

呼吸门控和运动追踪技术的前提都是假设患者的呼吸运动是有规律的，可重复的和可预测的。呼吸模式不规律，靶区的运动和监测信号的相关性较弱时，可能导致运动管理的失败。但以何种标准来评估呼吸的规律性，目前还没有明确的量化指标。

对于胸部肿瘤患者，建议在模拟定位时选择 4D-CT 成像，在治疗时选择包含呼吸信息的治疗室成像方式进行引导。

第二节 乳腺癌运动管理

放疗在乳腺癌的多种根治性治疗中起着关键的作用。保乳术后的放疗可以降低患侧乳房肿瘤复发的风险，并降低乳腺癌特异性死亡率。此外，放疗还是乳房切除术后局部进展期治疗的重要手段之一。在传统的乳腺癌放疗中，放疗方案局限于持续 5 周（包括或不包括瘤床加量）的常规分割，在技术上使用对穿共面照射野覆盖整个乳房或胸壁。随着现代放疗技术的进步，现今的乳腺癌放疗方案加入了 IMRT、VMAT、DIBH、低分割、同期加量（SIB）和部分乳房加速照射（APBI）等新的技术和放疗方式[74, 75]。在乳腺癌放疗过程中正确、准确的肿瘤部位信息决定了治疗的成功程度。影响乳腺癌放疗的运动因素包括摆位误差、呼吸运动和心脏搏动，常用的运动管理技术包括图像引导、光学表面监测和呼吸控制。

一、呼吸运动的管理

位于患者胸部的乳腺肿瘤由于呼吸周期现象而移动，这种不规则的运动限制了治疗过程中对肿瘤的准确定位。这种运动误差被称为分次间的器官运动误差，可能会导致肿瘤定位的严重不确定性，因此会造成肿瘤和周围健康组织上发生偏离处方剂量的过量或低量照射。屏气、呼吸运动门控和实时肿瘤跟踪技术是补偿乳房运动误差的几种策略。由于乳腺癌的呼吸运动管理方式与肺癌相似，具体技术细节见肺癌呼吸运动控制部分。

二、深吸气屏气

心脏的放射性损伤是乳腺癌放疗的常见并发症之一，并且心脏放射性损伤没有阈值，心脏剂量的降低会直接减少心脏病的发病率。Darby 等[76] 的研究发现，平均心脏剂量每升高 1Gy，心脏病的发病率上升 7.4%。尤其是带有内乳区淋巴结的乳腺癌照射会显著增加心脏的受量[77]。因此，DIBH 技术是一种乳腺癌的常用呼吸控制技术，可用于降低心脏受量。具体技术细节见肺癌呼吸运动控制部分。

三、摆位误差的管理方式

虽然乳腺组织距离肺很近，但由于女性的肺活量通常比较小，呼吸引起的胸廓起伏较小，呼吸运动对于乳腺癌放疗的影响较小。根据 Jones 等[78] 的研究结果，乳腺癌患者在治疗分次内胸壁随呼吸运动的变化是非常小的，在前后方向上< 1mm，而摆位误差引起的前后方向运动为 2.8mm。Bai 等[79] 的研究结果表明，呼吸运动造成的心脏平均剂量计算误差为 0.1%，而摆位误差造成的心脏平均剂量计算误差为 1.3%。因此，摆位误差的管理也是乳腺癌运动管理的一个要素。

乳腺癌的摆位误差（setup error）控制方式主要有三种：电子射野影像装置（EPID），锥形束断层扫描（CBCT）和光学表面引导放疗（SGRT）。虽然对于人体深部的肿瘤（如前列腺肿瘤），CBCT 是一种有效的运动管理成像方式，但对于乳腺癌这样的体表肿瘤而言，有研究[80, 81] 认为 CBCT 和 EPID 对于体位验证的有效性差异在统计学上是不显著的。MHlthSc 等[81] 研究了 25 例术后放疗的乳腺癌患者，进行每周一次 CBCT 扫描，分别用 CBCT 图像和计划 CT 图像配准，CBCT 重建的 DRR 图像和计划 DRR 图像配准，两种方式在三个维度上的差异均小于 1mm。对于 BMI 较大和乳腺组织较大的患者来说，基于软组织的配准比基于骨性标志的配准更准确。Topolnjak 等[82] 对 20 例乳腺癌患者和体模进行了研究，发现 EPID 低估了头脚方向的摆位误差，CBCT 的准确性较高。EPID 验证的摆位误差在头脚方向为 2.2mm，切线方向为 3.3mm。对于切线野照射的乳腺癌放疗，只要计划设计时考虑了摆位误差，则使用 EPID 图像验证的精度是足够的。Xu 等[83] 研究了 4D-CBCT 在乳腺癌患者中的使用频率，研究表明随着 IGRT 频率的降低，靶区的剂量受到的影响不大，但正常组织的剂量会随之上升。尤其是左侧乳腺癌患者的心脏受量，不进行 IGRT 的患者心脏平均受量是每周进行 IGRT 患者的 1.2 ～ 1.4 倍。通过模拟定位的影像无法判断哪些患者需要更高的 IGRT 频率。

四、光学表面引导放疗

(一)概念

非接触式光学成像方式采用基于非接触式自由空间成像技术：首先光传输到生物体与空气的分界面，此后从生物体表面逃逸，在自由空间中传输，最后被探测器接收。从结构上避免了探测模块与成像体之间的连接；成像时，采用高灵敏度的电荷耦合器件（charge coupled device，CCD）和镜头采集生物体表面的光学信号，由于 CCD 的高分辨率可以捕获生物体表面大规模的光学数据，能达到亚毫米的空间分辨率。该技术应用于放疗流程中，称为光学表面引导放疗（surface-guided radiation therapy，SGRT），是放疗环节中的独立系统性设备 [84, 85]。

(二)基本原理

体表光学成像主要使用红外光谱（IR）被动跟踪反射式标记，或者使用射频（RF）接收器主动跟踪射频信标；投影仪将多个标记点投影到患者表面，同时随时跟踪其位置；摄像机检测到投影图案实时生成患者表面图像，通过 3D 重建，将患者当前位置与参考位置相比较（参考位置由 CT 数据可得），进而纠正摆位，引导精准放疗。

(三)测量方法

立体视觉测量：漫反射表面被激光照明时，在空间出现随机分布的亮斑和暗斑，形成散斑。首先 LCD 投影仪将散斑图像投在参考平面上并由 CCD 摄像机捕捉该图像；随后患者处于散斑处，CCD 摄像机再次捕捉此时图像；最后计算机处理两幅图像可得到患者形貌三维图。散斑随患者表面的形变或运动而变化，由此可精确检测到患者表面各点的移位，属于并行采集。

结构光测量：在患者体表上方，用一束激光以一定的角度照射，激光在患者表面发生反射或者散射，在另一个角度用成像系统对激光反射或散射光进行汇聚成像，患者表面激光照射所产生的光斑的位置变化，光反射或散射的角度也会变化，用光学系统对光线进行汇聚，光斑成像在 CCD 或者 PSD 位置传感器上，当被测物体发生移动时，位置传感器上的成像光斑就会发生移动，其移位和形变对应患者的体表变化，从而实现患者体表的测量。

飞行时间测量：利用光信号往返于患者接收表面和光信号探测器之间的时间计算二者距离，同图像传感器相结合捕获患者的表面信息，包括颜色、位置、大小等。采用激光进行幅度调制，测量与患者体表距离所产生的相位差，根据调制光的波长和频率，换算出激光飞行时间，通过确定测量发射信号与接收信号的飞行时间间隔来实现距离测量。

（四）临床应用

颅内：SGRT 可适用于脑转移患者，各种良性颅内疾病如三叉神经痛、颅骨良性肿瘤患者。如下患者可建议采用：①需实现亚毫米级精准定位的颅内 SRS 患者；②无牙殆患者及开放式面罩患者。

头颈部：SGRT 可适用于鼻咽癌（NPC）患者、腮腺肿瘤患者。如下患者可建议采用：①有幽闭恐惧症的患者；②需应用开放式面罩的患者。

胸、腹、盆腔：SGRT 可适用于乳腺癌全乳放疗患者、加速局部乳腺照射（APBI）患者、乳房切除术后胸壁患者、前列腺治疗的患者、深呼吸屏气（DIBH）治疗纵隔淋巴瘤的患者、呼气相治疗肝癌和胃癌的患者。如下患者可建议采用：①需实时评估乳房形状及位置的患者；②需在 DIBH 期间监测胸壁位置的患者；③在治疗过程中需连续定位的患者；④需进行大剂量或低剂量治疗（肺、肝和脊柱的 SBRT）的患者；⑤需应用呼吸门控进行胸腹部表面多维跟踪的患者。SGRT 可适用于四肢肿瘤（如肉瘤）患者。

SGRT 技术最好结合 CBCT-kV 等图像引导技术进行摆位验证，或结合呼吸门控进行运动监控。头颈部误差控制在 3mm 之内，胸腹部控制在 5mm 之内，且应尽量减少对采集影像的干扰，同时考虑 SGRT 的积分时间和增益时间，以及对反光物（如敷贴）的处理。

（五）SGRT 在乳腺癌中的应用

由于乳腺癌的靶区贴近人体表面，表面的变化和肿瘤的变化相关性较高，因此，SGRT 是乳腺癌放疗中常用的一种运动探测技术。Reitz 等[86] 利用 SGRT 技术对乳腺癌的分次内误差进行分析，结果表明乳腺癌体表在分次内的最大幅度变化为 1.93mm±1.14mm。其中左右和前后方向的变化相似（0.18mm±1.06mm，0.17mm±1.32mm），头脚方向（vertical）的变化为 0.68 mm±1.53mm。

在分次间的误差研究中，相比单独使用体表三点标记，SGRT 可以显著提高摆位精度[87]。相比 CBCT 和 EPID，SGRT 最大的优势是无辐射。Laaksomaa 等[88] 研究了 AlignRT 和 Catalyst 在 DIBH 乳腺癌中的使用，证实了在 SGRT 下骨性结构的误差 < 3mm。使用 CBCT 进一步调整后，误差 < 2mm。因此研究者建议，在使用 SGRT 的情况下可适当减少 CBCT 的频率。有研究[89] 基于 20 例乳腺癌患者，将表面光学（OSMS）与传统锥形束 CT（CBCT）进行了比较，结果发现表面光学在左右、头脚、前后方向上的摆位误差分别为（0.049±0.254）cm、（0.018±0.261）cm、（0.062±0.254）cm，锥形束 CT 为（0.041±0.244）cm、（0.040±0.242）cm、（0.065±0.240）cm，二者差异均无统计学意义（$P > 0.05$）。但目前为止，SGRT 仍然不能取代 CBCT，CBCT 依然是乳腺癌摆位误差控制的金标准[90]。

第三节　食管癌运动管理

放射治疗在食管癌的治疗中起着举足轻重的作用。由于重要器官（如心脏和肺）非常接近原发肿瘤，食管癌的放射治疗非常具有挑战性。当这些器官受到过量剂量时，治疗可能会导致辐射毒性。食管癌的靶区运动有几个特点：位于膈膜附近的肿瘤部分在分次内的运动变化较大；分次间的肿瘤位置变化较大；图像对比度较低，在线配准难度较大。食管癌的运动管理图像获取方式与肺癌类似，可参考肺癌运动管理内容，具体的研究如表 4-2 所示。

表 4-2　食管癌器官运动管理研究

文献	研究对象	头脚	前后	左右	误差类型	其他结论
Cohen 等 [91]	食管癌患者的正常食管	—	0.6mm，偏后	1.8mm，偏左	分次间和分次内	
Yaremko 等 [92]	远端食管癌的 GTV	7.7mm	2.5mm	1.3mm	分次内	肿瘤的运动和呼吸量具有相关性
Qiu 等 [93]	非小细胞肺癌患者的正常食管	—	分四个部位研究，在左右方向的移动幅度都比前后方向大		分次间和分次内	1. 食管的分次间运动与位置、方向都相关。2. 四个部位的食管在左右方向的移动幅度都比前后方向大。3. 在左右方向上，中段食管的移动范围比颈段和近端的都大。4. 患有右肺肿瘤和淋巴结肿大的患者食管在左右方向的移动更明显
Lever 等	食管肿瘤 GTV	13.3mm	4.9mm	2.7mm	分次内	1. 在头脚方向和前后方向上，下段食管肿瘤的运动幅度比上端食管肿瘤要大。2. 在呼气末阶段，肿瘤的位置是最稳定的

Cohen 等 [91] 用 CT 研究了 8 例食管癌患者的食管在分次间和分次内的运动情况。研究表明，食管在分次间运动＞5mm 的有 24%，＞10mm 的有 3%，分次内＞5mm 的有 13%，＞10mm 的有 4%。平均左右方向运动为 1.8mm，偏向左侧；平均前后方向运动为 0.6mm，偏向后侧。平均绝对运动小于 4.2mm。研究建议 ITV 外放范围为左侧 12mm，右侧 8mm，后侧 10mm，前侧 9mm。在 CT 影像上食管的上下界不易分辨，因此没有研究头脚方向的运动情况。Yaremko 等用 4D-CT 研究了 31 例远端食管癌的运动情况，如图 4-4 所示。GTV 的平均体积在呼气末为 64.3ml，吸气末为 64.1ml，没有显著差异。肿瘤在头脚、前后和左右方向的移动分别为 7.7mm、2.5mm 和 1.3mm。肿瘤的运动幅度和呼吸量具有相关性 [92]。

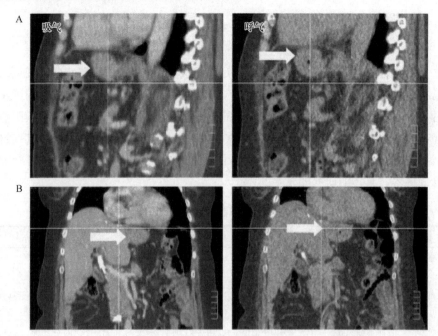

图 4-4　用呼吸评估食管癌肿瘤运动的 4D-CT 例子

矢状面（A）和冠状面（B）两个时相（吸气和呼气）重建，用于显示胃食管肿瘤运动的 4D-CT（箭头指向肿瘤）

Lever 等 [18] 在 cine-MRI 下研究了食管肿瘤在呼吸运动周期中的运动情况。参与研究的 36 例患者在头脚、前后和左右方向的肿瘤运动平均值分别为 13.3mm、4.9mm 和 2.7mm。在头脚方向和前后方向上、下段食管肿瘤的运动幅度比上端食管肿瘤要大。在呼气末阶段，肿瘤的位置是最稳定的。

Qiu 等 [93] 利用 4D-CT 和 CBCT 对 35 例 NSCLC 患者的食管在分次间的移动进行研究，颈段、近端、中段和远端的胸段食管在左右 / 前后方向的移动范围分别为 –4.2 ～ 7.1mm/–4.4 ～ 5.1mm、–10.3 ～ 6.0mm/–4.3 ～ 3.8mm、–8.7 ～ 5.5mm/–6.4 ～ 2.8mm 和 –9.1 ～ 4.7mm/–5.8 ～ 3.3mm。食管的分次间运动和位置、方向都相关。四个部位的食管在左右方向的移动幅度都比前后方向大。在左右方向上，中段食管的移动范围比颈段和近端的都大。右肺肿瘤和淋巴结肿大的患者，食管在左右方向的移动更明显。

在食管癌的在线图像配准中，选择适当的组织进行匹配有助于提高摆位的准确性。在食管癌放疗治疗时，周围器官可能会影响到靶区的剂量。横膈膜相对于治疗照射野位置主要在下 - 上方向上移动，这可能会对治疗光束的辐射等效路径长度有很大影响，尤其是对在远端食管和胃食管交界处（GEJ）的肿瘤。GEJ 通常位于膈肌食管裂孔的水平。食管裂孔紧靠前方，略偏左，与主动脉裂孔之间有膈肌右脚的交叉。因此，对于位于食管远端或 GEJ 的肿瘤，膈肌左侧可能是一个很好的解剖标志 [94]。

由于食管肿瘤在无增强 CT 图像中的对比度较低，因此 IGRT 技术常使用 X

射线可见的标记物作为肿瘤标记。Liu 等[95]的研究认为，呼气末门控技术使胃食管连接部的肿瘤在前后和头脚方向的平均运动减少 50% 以上，标记物和肿瘤运动的相关性系数为 0.54 和 0.68。并且在该研究中发现，标记物和 GTV 的运动相关性是因人而异的，也和金属标记物的位置相关。Lischalk 等[96]针对 14 例上消化道肿瘤行 SBRT 的患者进行研究，发现模拟定位的 4D-CT 和实时标记物位置的相关性系数在头脚、前后和左右方向分别为 0.45、0.52 和 0.63。实时追踪的结果表明治疗时的肿瘤移动位置和 4D-CT 所表明的位置相比，残差值在头脚、前后和左右方向分别为 39%、22% 和 25%。上述研究表明，对于食管肿瘤，4D-CT 不足以完全描述肿瘤的运动轨迹，在使用 4D-CT 做计划时靶区的剂量覆盖可能是不足的。

参 考 文 献

[1] Cao M，Chen W. Epidemiology of lung cancer in China. Thorac Cancer，2019，10（1）：3-7.

[2] Wei W，Zeng H，Zheng R，et al. Cancer registration in China and its role in cancer prevention and control. Lancet Oncol，2020，21（7）：e342-e349.

[3] Zeng H，Zheng R，Zhang S，et al. Esophageal cancer statistics in China，2011：estimates based on 177 cancer registries. Thorac Cancer，2016，7（2）：232-237.

[4] He J. Strengthen the cancer surveillance to promote cancer prevention and control in China. Zhonghua Zhong Liu Za Zhi，2018，40（1）：1-4.

[5] Levy A，Botticella A，Le Péchoux C，et al. Thoracic radiotherapy in small cell lung cancer-a narrative review. Transl Lung Cancer Res，2021，10（4）：2059-2070.

[6] de Crevoisier R，Isambert A，Lisbona A，et al. Radiothérapie guidée par l'image [Image-guided radiotherapy]. Cancer Radiother，2007，11（6-7）：296-304.

[7] Dhont J，Harden S V，Chee L Y S，et al. Image-guided radiotherapy to manage respiratory motion: lung and liver. Clin Oncol（R Coll Radiol），2020，32（12）：792-804.

[8] Korreman S S，Pedersen A N，Nøttrup T J，et al. Breathing adapted radiotherapy for breast cancer: comparison of free breathing gating with the breath-hold technique. Radiother Oncol，2005，76（3）：311-318.

[9] Kubo H D，Hill B C. Respiration gated radiotherapy treatment: a technical study. Phys Med Biol，1996，41（1）：83-91.

[10] Nehrke K，Börnert P，Manke D，et al. Free-breathing cardiac MR imaging: study of implications of respiratory motion—initial results. Radiology，2001，220（3）：810-815.

[11] Wang Y，Riederer S J，Ehman R L. Respiratory motion of the heart: kinematics and the implications for the spatial resolution in coronary imaging. Magn Reson Med，1995，33（5）：713-719.

[12] Korreman S S. Motion in radiotherapy: photon therapy. Phys Med Biol，2012，57（23）：R161-R191.

[13] Erridge S C，Seppenwoolde Y，Muller S H，et al. Portal imaging to assess set-up errors，tumor motion and tumor shrinkage during conformal radiotherapy of non-small cell lung cancer. Radiother Oncol，2003，66（1）：75-85.

[14] George R，Ramakrishnan V，Siebers J V，et al. Investigation of patient，tumour and treatment variables affecting residual motion for respiratory-gated radiotherapy. Phys Med Biol，2006，51（20）：5305-5319.

[15] Seppenwoolde Y，Shirato H，Kitamura K，et al. Precise and real-time measurement of 3D tumor motion in lung due to breathing and heartbeat，measured during radiotherapy. Int J Radiat Oncol Biol Phys，2002，53（4）：822-834.

[16] Wolthaus J W，Sonke J J，van Herk M，et al. Comparison of different strategies to use four-dimensional computed tomography in treatment planning for lung cancer patients. Int J Radiat Oncol Biol Phys，2008，70（4）：1229-1238.

[17] Yu Z H, Lin S H, Balter P, et al. A comparison of tumor motion characteristics between early stage and locally advanced stage lung cancers. Radiother Oncol, 2012, 104 (1): 33-38.

[18] Lever F M, Lips I M, Crijns S P, et al. Quantification of esophageal tumor motion on cine-magnetic resonance imaging. Int J Radiat Oncol Biol Phys, 2014, 88 (2): 419-424.

[19] Hugo G D, Yan D, Liang J. Population and patient-specific target margins for 4D adaptive radiotherapy to account for intra-and inter-fraction variation in lung tumour position. Phys Med Biol, 2007, 52 (1): 257-274.

[20] Sonke J J, Lebesque J, van Herk M. Variability of four-dimensional computed tomography patient models. Int J Radiat Oncol Biol Phys, 2008, 70 (2): 590-598.

[21] Korreman S, Mostafavi H, Le Q T, et al. Comparison of respiratory surrogates for gated lung radiotherapy without internal fiducials. Acta Oncol, 2006, 45 (7): 935-942.

[22] Chen G T, Kung J H, Beaudette K P. Artifacts in computed tomography scanning of moving objects. Semin Radiat Oncol, 2004, 14 (1): 19-26.

[23] Brandner E D, Chetty I J, Giaddui T G, et al. Motion management strategies and technical issues associated with stereotactic body radiotherapy of thoracic and upper abdominal tumors: a review from NRG oncology. Med Phys, 2017, 44 (6): 2595-2612.

[24] Shimizu S, Shirato H, Kagei K, et al. Impact of respiratory movement on the computed tomographic images of small lung tumors in three-dimensional (3D) radiotherapy. Int J Radiat Oncol Biol Phys, 2000, 46 (5): 1127-1133.

[25] Abdul Ghani M N H, Ng W L. Management of respiratory motion for lung radiotherapy: a review. Journal of Xiangya Medicine, 2018, 3: 27.

[26] Wurstbauer K, Deutschmann H, Kopp P, et al. Radiotherapy planning for lung cancer: slow CTs allow the drawing of tighter margins. Radiother Oncol, 2005, 75 (2): 165-170.

[27] Nakamura M, Narita Y, Matsuo Y, et al. Geometrical differences in target volumes between slow CT and 4D CT imaging in stereotactic body radiotherapy for lung tumors in the upper and middle lobe. Med Phys, 2008, 35 (9): 4142-4148.

[28] Jang S S, Huh G J, Park S Y, et al. Reconstitution of internal target volumes by combining four-dimensional computed tomography and a modified slow computed tomography scan in stereotactic body radiotherapy planning for lung cancer. Radiat Oncol, 2014, 9: 106.

[29] Berbeco R I, Jiang S B, Sharp G C, et al. Integrated radiotherapy imaging system (IRIS): design considerations of tumour tracking with linac gantry-mounted diagnostic X-ray systems with flat-panel detectors. Phys Med Biol, 2004, 49 (2): 243-255.

[30] Persson G F, Nygaard D E, Brink C, et al. Deviations in delineated GTV caused by artefacts in 4DCT. Radiother Oncol, 2010, 96 (1): 61-66.

[31] Rietzel E, Pan T, Chen G T. Four-dimensional computed tomography: image formation and clinical protocol. Med Phys, 2005, 32 (4): 874-889.

[32] Thengumpallil S, Germond J F, Bourhis J, et al. Impact of respiratory-correlated CT sorting algorithms on the choice of margin definition for free-breathing lung radiotherapy treatments. Radiother Oncol, 2016, 119 (3): 438-443.

[33] Wink N, Panknin C, Solberg T D. Phase versus amplitude sorting of 4D-CT data. J Appl Clin Med Phys, 2006, 7 (1): 77-85.

[34] Lu W, Parikh P J, Hubenschmidt J P, et al. A comparison between amplitude sorting and phase-angle sorting using external respiratory measurement for 4D CT. Med Phys, 2006, 33 (8): 2964-2974.

[35] Fitzpatrick M J, Starkschall G, Antolak J A, et al. Displacement-based binning of time-dependent computed tomography image data sets. Med Phys, 2006, 33 (1): 235-246.

[36] Nehmeh S A, Erdi Y E, Pan T, et al. Four-dimensional (4D)PET/CT imaging of the thorax. Med Phys, 2004, 31(12): 3179-3186.

[37] Nehmeh S A, Erdi Y E, Ling C C, et al. Effect of respiratory gating on reducing lung motion artifacts in PET

imaging of lung cancer. Med Phys，2002，29（3）：366-371.

[38] Nehmeh S A，Erdi Y E，Rosenzweig K E，et al. Reduction of respiratory motion artifacts in PET imaging of lung cancer by respiratory correlated dynamic PET：methodology and comparison with respiratory gated PET. J Nucl Med，2003，44（10）：1644-1648.

[39] Aristophanous M，Berbeco R I，Killoran J H，et al. Clinical utility of 4D FDG-PET/CT scans in radiation treatment planning. Int J Radiat Oncol Biol Phys，2012，82（1）：e99-e105.

[40] Aristophanous M，Yap J T，Killoran J H，et al. Four-dimensional positron emission tomography：implications for dose painting of high-uptake regions. Int J Radiat Oncol Biol Phys，2011，80（3）：900-908.

[41] Menten M J，Wetscherek A，Fast M F. MRI-guided lung SBRT：present and future developments. Phys Med，2017，44：139-149.

[42] Cai J，Chang Z，Wang Z，et al. Four-dimensional magnetic resonance imaging（4D-MRI）using image-based respiratory surrogate：a feasibility study. Med Phys，2011，38（12）：6384-6394.

[43] Purdie T G，Moseley D J，Bissonnette J P，et al. Respiration correlated cone-beam computed tomography and 4DCT for evaluating target motion in Stereotactic Lung Radiation Therapy. Acta Oncol，2006，45（7）：915-922.

[44] Trumm C G，Häussler S M，Muacevic A，et al. CT fluoroscopy-guided percutaneous fiducial marker placement for CyberKnife stereotactic radiosurgery：technical results and complications in 222 consecutive procedures. J Vasc Interv Radiol，2014，25（5）：760-768.

[45] Patel A，Khalsa B，Lord B，et al. Planting the seeds of success：CT-guided gold seed fiducial marker placement to guide robotic radiosurgery. J Med Imaging Radiat Oncol，2013，57（2）：207-211.

[46] Harada T，Shirato H，Ogura S，et al. Real-time tumor-tracking radiation therapy for lung carcinoma by the aid of insertion of a gold marker using bronchofiberscopy. Cancer，2002，95（8）：1720-1727.

[47] Hui C，Suh Y，Robertson D，et al. Internal respiratory surrogate in multislice 4D CT using a combination of Fourier transform and anatomical features. Med Phys，2015，42（7）：4338-4348.

[48] Yorke E D，Wang L，Rosenzweig K E，et al. Evaluation of deep inspiration breath-hold lung treatment plans with Monte Carlo dose calculation. Int J Radiat Oncol Biol Phys，2002，53（4）：1058-1070.

[49] Cai J，Chang Z，Wang Z，et al. Four-dimensional magnetic resonance imaging（4D-MRI）using image-based respiratory surrogate：a feasibility study. Med Phys，2011，38（12）：6384-6394.

[50] Herfarth K K，Debus J，Lohr F，et al. Extracranial stereotactic radiation therapy：set-up accuracy of patients treated for liver metastases. Int J Radiat Oncol Biol Phys，2000，46（2）：329-335.

[51] Bissonnette J P，Franks K N，Purdie T G，et al. Quantifying interfraction and intrafraction tumor motion in lung stereotactic body radiotherapy using respiration-correlated cone beam computed tomography. Int J Radiat Oncol Biol Phys，2009，75（3）：688-695.

[52] Bouilhol G，Ayadi M，Rit S，et al. Is abdominal compression useful in lung stereotactic body radiation therapy? A 4DCT and dosimetric lobe-dependent study. Phys Med，2013，29（4）：333-340.

[53] Goldstein J D，Lawrence Y R，Appel S，et al. Continuous positive airway pressure for motion management in stereotactic body radiation therapy to the lung：a Controlled Pilot Study. Int J Radiat Oncol Biol Phys，2015，93（2）：391-399.

[54] Hugo G D，Campbell J，Zhang T，et al. Cumulative lung dose for several motion management strategies as a function of pretreatment patient parameters. Int J Radiat Oncol Biol Phys，2009，74（2）：593-601.

[55] Boda-Heggemann J，Knopf A C，Simeonova-Chergou A，et al. Deep inspiration breath hold-based radiation therapy：a clinical review. Int J Radiat Oncol Biol Phys，2016，94（3）：478-492.

[56] Damkjær S M，Aznar M C，Pedersen A N，et al. Reduced lung dose and improved inspiration level reproducibility in visually guided DIBH compared to audio coached EIG radiotherapy for breast cancer patients. Acta Oncol，2013，52（7）：1458-1463.

[57] Willett C G，Linggood R M，Stracher M A，et al. The effect of the respiratory cycle on mediastinal and lung dimensions in Hodgkin's disease. Implications for radiotherapy gated to respiration. Cancer，1987，60（6）：1232-1237.

[58] Cole A J, Hanna G G, Jain S, et al. Motion management for radical radiotherapy in non-small cell lung cancer. Clin Oncol（R Coll Radiol）, 2014, 26（2）: 67-80.

[59] Saito T, Sakamoto T, Oya N. Comparison of gating around end-expiration and end-inspiration in radiotherapy for lung cancer. Radiother Oncol, 2009, 93（3）: 430-435.

[60] Abdelnour A F, Nehmeh S A, Pan T, et al. Phase and amplitude binning for 4D-CT imaging. Phys Med Biol, 2007, 52（12）: 3515-3529.

[61] Giraud P, Yorke E, Jiang S, et al. Reduction of organ motion effects in IMRT and conformal 3D radiation delivery by using gating and tracking techniques. Cancer Radiother, 2006, 10（5）: 269-282.

[62] Hanley J, Debois M M, Mah D, et al. Deep inspiration breath-hold technique for lung tumors: the potential value of target immobilization and reduced lung density in dose escalation. Int J Radiat Oncol Biol Phys, 1999, 45（3）: 603-611.

[63] Leong J. Implementation of random positioning error in computerised radiation treatment planning systems as a result of fractionation. Phys Med Biol, 1987, 32（3）: 327-334.

[64] Barnes E A, Murray B R, Robinson D M, et al. Dosimetric evaluation of lung tumor immobilization using breath hold at deep inspiration. Int J Radiat Oncol Biol Phys, 2001, 50（4）: 1091-1098.

[65] Korreman S S. Image-guided radiotherapy and motion management in lung cancer. Br J Radiol, 2015, 88（1051）: 20150100.

[66] Falk M, Pommer T, Keall P, et al. Motion management during IMAT treatment of mobile lung tumors—a comparison of MLC tracking and gated delivery. Med Phys, 2014, 41（10）: 101707.

[67] Falk M, Munck af Rosenschöld P, Keall P, et al. Real-time dynamic MLC tracking for inversely optimized arc radiotherapy. Radiother Oncol, 2010, 94（2）: 218-223.

[68] Pommer T, Falk M, Poulsen P R, et al. The impact of leaf width and plan complexity on DMLC tracking of prostate intensity modulated arc therapy. Med Phys, 2013, 40（11）: 111717.

[69] Fast M F, Nill S, Bedford J L, et al. Dynamic tumor tracking using the Elekta Agility MLC. Med Phys, 2014, 41（11）: 111719.

[70] Wink K C, Roelofs E, Solberg T, et al. Particle therapy for non-small cell lung tumors: where do we stand? A systematic review of the literature. Front Oncol, 2014, 4: 292.

[71] Matney J, Park P C, Bluett J, et al. Effects of respiratory motion on passively scattered proton therapy versus intensity modulated photon therapy for stage III lung cancer: are proton plans more sensitive to breathing motion. Int J Radiat Oncol Biol Phys, 2013, 87（3）: 576-582.

[72] Dowdell S, Grassberger C, Sharp G, et al. Interplay effects in proton scanning for lung: a 4D Monte Carlo study assessing the impact of tumor and beam delivery parameters. Phys Med Biol, 2013, 58（12）: 4137-4156.

[73] Pedroni E, Bearpark R, Bohringer T, et al. The PSI gantry 2: a second generation proton scanning gantry. Z Med Phys, 2004, 14（1）: 25-34.

[74] Pazos M, Schonecker S, Reitz D, et al. Recent developments in radiation oncology: an overview of individualised treatment strategies in breast cancer. Breast Care（Basel）, 2018, 13（4）: 285-291.

[75] Balaji K, Subramanian B, Yadav P, et al. Radiation therapy for breast cancer: literature review. Med Dosim, 2016, 41（3）: 253-257.

[76] Darby S C, Ewertz M, McGale P, et al. Risk of ischemic heart disease in women after radiotherapy for breast cancer. N Engl J Med, 2013, 368（11）: 987-998.

[77] Hurkmans C W, Borger J H, Bos L J, et al. Cardiac and lung complication probabilities after breast cancer irradiation. Radiother Oncol, 2000, 55（2）: 145-151.

[78] Jones S, Fitzgerald R, Owen R, et al. Quantifying intra-and inter-fractional motion in breast radiotherapy. J Med Radiat Sci, 2015, 62（1）: 40-46.

[79] Bai X, Wang S, Wang B, et al. The accuracy heart dosimetric study of left-breast cancer radio-therapy using deformable image registration. ICBRA 6th International Conference on Bioinformatics Research and Applications, 2019.

[80] Maund I F，Benson R J，Fairfoul J，et al. Image-guided radiotherapy of the prostate using daily CBCT：the feasibility and likely benefit of implementing a margin reduction. Br J Radiol，2014，87（1044）：20140459.

[81] Batumalai V，Phan P，Choong C，et al. Comparison of setup accuracy of three different image assessment methods for tangential breast radiotherapy. J Med Radiat Sci，2016，63（4）：224-231.

[82] Topolnjak R，Sonke J J，Nijkamp J，et al. Breast patient setup error assessment：comparison of electronic portal image devices and cone-beam computed tomography matching results. Int J Radiat Oncol Biol Phys，2010，78（4）：1235-1243.

[83] Xu H，Lee S W，Guerrero M，et al. Dosimetric effects of the kV based image-guided radiation therapy of prone breast external beam radiation：towards the optimized imaging frequency. J Appl Clin Med Phys，2019，20（1）：212-219.

[84] Freislederer P，Kügele M，Öllers M，et al. Recent advanced in surface guided radiation therapy. Radiat Oncol，2020，15（1）：244.

[85] Hoisak J D P，Pawlicki T. The role of optical surface imaging systems in radiation therapy. Semin Radiat Oncol，2018，28（3）：185-193.

[86] Reitz D，Carl G，Schonecker S，et al. Real-time intra-fraction motion management in breast cancer radiotherapy：analysis of 2028 treatment sessions. Radiat Oncol，2018，13（1）：128.

[87] Stanley D N，McConnell K A，Kirby N，et al. Comparison of initial patient setup accuracy between surface imaging and three point localization：a retrospective analysis. J Appl Clin Med Phys，2017，18（6）：58-61.

[88] Laaksomaa M，Sarudis S，Rossi M，et al. AlignRT®and Catalyst™ in whole-breast radiotherapy with DIBH：Is IGRT still needed. J Appl Clin Med Phys，2019，20（3）：97-104.

[89] Ma Z，Zhang W，Su Y，et al. Optical surface management system for patient positioning in interfractional breast cancer radiotherapy. Biomed Res Int，2018，2018：6415497.

[90] Hattel S H，Andersen P A，Wahlstedt I H，et al. Evaluation of setup and intrafraction motion for surface guided whole-breast cancer radiotherapy. J Appl Clin Med Phys，2019，20（6）：39-44.

[91] Cohen R J，Paskalev K，Litwin S，et al. Esophageal motion during radiotherapy：quantification and margin implications. Dis Esophagus，2010，23（6）：473-479.

[92] Yaremko B P，Guerrero T M，McAleer M F，et al. Determination of respiratory motion for distal esophagus cancer using four-dimensional computed tomography. Int J Radiat Oncol Biol Phys，2008，70（1）：145-153.

[93] Qiu B，Lu S，Wang B，et al. Quantifying the interfractional motion of esophagus using daily cone beam computed tomography with oral contrast during radiation therapy for locally advanced non-small cell lung cancer. Pract Radiat Oncol，2020，10（5）：e339-e347.

[94] Davies S C，Hill A L，Holmes R B，et al. Ultrasound quantitation of respiratory organ motion in the upper abdomen. Br J Radiol，1994，67（803）：1096-1102.

[95] Liu F，Ng S，Huguet F，et al. Are fiducial markers useful surrogates when using respiratory gating to reduce motion of gastroesophageal junction tumors. Acta Oncol，2016，55（8）：1040-1046.

[96] Lischalk J W，Kole T P，Anjum H M，et al. Four-dimensional computed tomography prediction of inter-and intrafractional upper gastrointestinal tumor motion during fractionated stereotactic body radiation therapy. Pract Radiat Oncol，2016，6（3）：176-182.

第五章　腹部肿瘤的器官运动及管理

腹部肿瘤以肝癌、胰腺癌、肾癌、胃癌为主，放疗能够单独或与手术、化疗相结合来提高肿瘤的控制率，并可作为部分无法手术腹部肿瘤的有效替代治疗手段。早期放疗在腹部肿瘤治疗中应用较少，主要是由于：①常规适形放射治疗对肝与肠道照射范围较大，二者放疗耐受性低，易造成放射性肝损伤与放射性肠炎；②多数腹部肿瘤区周围有邻近的危险器官（organ at risk，OAR）（如十二指肠、胃、小肠、肾），常规放疗难以对此类组织器官进行有效保护；③呼吸运动、胃肠充盈与蠕动造成靶区与器官移位，导致靶区的精准照射难以实现。

近年来，调强放射治疗（IMRT）在形成高度适形靶区的三维剂量分布的同时降低了靶区周围器官的受照剂量，该技术在胃癌辅助治疗中得到了广泛应用[1, 2]。更进一步来说，图像引导放疗（IGRT）等技术的推广，使大分割立体定向体部放射治疗（stereotactic body radio therapy，SBRT）技术在肝癌、胰腺癌、肾癌等腹部肿瘤治疗中得以应用，有效弥补了常规放疗的缺陷。SBRT相较于常规放疗的优势包括：①疗程短，大幅度降低了联合手术、化疗的等待时间；②陡峭的剂量跌落与高度的靶区适形有效降低了危险器官的受照剂量；③单次大剂量照射对肝癌、胰腺癌、肾癌等放射不敏感肿瘤具有更好的杀灭效应，有效提高了患者的生存率。上述技术的推广，使得放疗在腹部肿瘤治疗中的地位得到了明显的提升[3-10]。因此，为了确保上述放疗技术的有效实施，肿瘤及其周围器官的运动管理成为腹部放疗所面临的主要挑战之一。

腹部肿瘤/器官运动主要由呼吸、胃肠充盈、蠕动以及腹部器官解剖形态变化（位置、形变）所导致。与呼吸运动不同，充盈与解剖形态的变化通常缺乏规律性，并且可能导致较大的组织形变。上述运动的存在增大了放疗计划设计与实施的难度，如无法进行有效的补偿或干预，往往会导致目标靶区欠量与紧邻器官的过量照射，多数研究证实了肿瘤与器官运动将导致疗效与准确度的降低[11-13]。

针对腹部肿瘤/器官的运动，目前临床上已提出了多种应对策略：从被动的内靶区（internal target volume，ITV）包绕肿瘤整个运动范围到主动干预（如利用腹部加压来限制呼吸运动范围），进一步到动态追踪肿瘤/器官运动进行自适应的剂量补偿[14]。本章节中，我们主要针对肝癌、胰腺癌、肾癌、胃癌等常见腹部肿瘤放疗中的运动与管理进行介绍。

第一节　运动类型

腹部肿瘤的运动变化主要按分次内与分次间进行分类，呼吸运动主要发生在分次内，也是导致腹部肿瘤/器官运动的主要因素，分次间则主要受胃肠充盈、蠕动以及解剖形态变化影响较多。

一、呼吸运动

腹部肿瘤/器官运动受多种因素影响，其中最主要的是呼吸运动。腹部肿瘤和大多数器官在空间三个方向 [前后（AP）、左右（LR）、头脚（SI）] 都会受到呼吸运动的影响，其中头脚方向运动幅度最大。部分器官在吸气和呼气模式下的形态差异明显，称为呼吸滞后。此外，呼吸是一个复杂的生理过程，在此期间也存在着干扰正常呼吸规律性的因素。因此，在没有主动控制的情况下，呼吸运动的模式存在较多差异。一般来说，呼吸导致的肿瘤/器官运动幅度取决于其所处的位置以及其与周围解剖结构相对位置是否固定。上述幅度变化因患者而异，即便是同一患者，呼吸运动导致的幅度变化也会因时间而异。

二、胃肠道充盈与蠕动

腹部肿瘤/器官的运动也会受胃肠充盈状态与蠕动的影响，上述影响往往造成的是分次间变化。如胃充盈程度取决于患者对空气、液体和固体的摄入量，且分次间差异较大。肝脏左叶相较于右叶受胃充盈影响产生的形变较大。此外，胆囊的充盈与移位也会对结肠与十二指肠的移位产生影响，而结肠各段也会随着固体、液体和气体的摄入量发生分次间变化。与呼吸运动不同的是，胃肠充盈与蠕动状态的变化大多是不规律的，并且此类变化具有一定的时间依赖性，这类变化引起的运动幅度通常难以预测。

三、分次间解剖形态变化

腹部肿瘤/器官的运动也会受到分次间与分次内解剖结构变化的影响，该变化也是不规律且具有时间依赖性的。分次间（定位与初次治疗间、单次治疗间）由于时间跨度比分次内大得多，因此其所导致的位置大幅度偏差更为明显。对于分次间的肿瘤/器官位置偏移，大部分可以通过图像引导的方式进行有效补偿。然而，对于患者肌肉松弛/紧张、体重变化、肝腹水等所导致的体表轮廓与器官形态变化，有时则需要进一步考虑与分析，必要时应通过在线自适应计划与重新计划进行调整。

第二节　运动监测

一、腹部肿瘤运动幅度

腹部涉及运动的肿瘤主要为肝癌、胰腺癌、肾癌、胃癌，表 5-1 总结了前期研究中上述肿瘤的大致运动范围。

表 5-1　腹部肿瘤运动范围

肿瘤	文献	技术	分次内 / 分次间	肿瘤移位			
				头脚（mm）	前后（mm）	左右（mm）	3D（mm）
肝癌	[15]	MRI	分次内	21	8	9	
	[16]	4D-CT	分次内	17.9±5.1	5.1±3.1	3±2	
	[17]	4D-CT	分次内	9.7±5			
	[16]	CBCT	分次内	16.5±5.7	5.3±3.1	2.8±1.6	
	[18]	RTTT	分次内	16±6	7.2±3	4.2±2.5	
	[19]	RTTT	分次内	9±5	5±3	4±4	
胰腺癌	[20]	MRI	分次内	20±10	8±3		
	[21]	4D-CT	分次内	5.5±2.3	3±1.7	3±1.8	
	[17]	4D-CT	分次内	5±1			
	[22]	4D-CT	分次内	5.9±2.8			
	[23]	4D-CT	分次间	0.1±4	1.5±2.4	0.1±2	
肾癌	[24]	4D-CT	分次内	8.1±4.3	3.1±2.1	1.5±1	
	[25]	4D-CT	分次内	7.5			
胃癌	[26]	4D-CT	分次内	9.95±5.48	2.27±2.73	0.92±0.95	
	[27]	CT	分次内	12.1	4.6	2.4	17.5±11.4
	[27]	CT	分次间	4.1±6.1	1.5±8.2	1.9±11.5	13.0±8.3
	[28]	CBCT	分次间	4.9	1.9	5.4	

　　肝脏肿瘤通常在 SI 方向运动幅度最大，肝脏左叶肿瘤运动明显小于右叶，肿瘤所在分段、有无手术史（切除 / 移植）以及是否有肝硬化也与运动幅度关联较大。研究表明，肝脏 S7 段在 SI 方向运动幅度最大，左右两侧的 S2、S3、S6、S7 段相较于中间的分段在 SI 方向偏移较大，患者有肝硬化或无肝脏外科手术史的，肿瘤在 LR 与 AP 方向运动更为明显 [19, 29, 30]。无手术史的患者在 S6 段移位最大，在 S4 段最小；有手术史的患者 S7 段移位最大，S3 段移位最小。因为肝脏运动主要受与其紧贴的韧带作用，手术切除 / 移植肝脏，相应的韧带会被切除，导致肝脏受呼吸运动的幅度降低，因此在进行 ITV 外扩时建议区别对待 [31, 32]。此外，射频消融、经导管动脉化疗栓塞（TACE）以及乙醇注射治疗也会对肝脏运动产生影响。

　　胰腺癌由于肿瘤与胃、十二指肠紧贴，位置相对二者较为固定，其移位与膈肌和腹壁的位置关联度较小，建议在使用参照物来替代监测胰腺运动时应尤其注意。

　　肾脏肿瘤在 SI 方向运动幅度最大，需要注意的是，右肾的呼吸运动与膈顶以及腹壁的运动具有关联性，在进行运动监测时两者可作为参照物来评估右肾运动。而左肾与两者运动关联性较弱，因此需要通过如 CBCT 或者金标植入的二维影像进行肾运动移位的判断[33]。

　　胃癌受到的运动影响主要包括呼吸运动、胃肠蠕动与胃充盈度。影响胃分次内运动的主要因素是呼吸运动，且影响明显，胃肠蠕动所导致的分次内运动则相对影响较小。分次间运动主要受胃充盈度影响较大，相关研究表明，空腹或饱腹状态下胃部的分次间变化都较为明显[34]。在有效控制呼吸运动的影响下对患者进行有效的饮食管理是提高胃癌放疗精准度的关键[35]。

二、腹部器官运动幅度

　　腹部肿瘤放疗涉及运动的器官主要包括肝、胃肠器官（胃、十二指肠、大小肠）与双肾，表 5-2 总结了前期研究中上述器官的大致运动范围。

表 5-2　腹部危险器官运动范围

器官	文献	技术	分次内 / 分次间	移位			
				头脚（mm）	前后（mm）	左右（mm）	3D（mm）
肝	[36]	CBCT	分次间	3.5	2.3	2	
	[37]	3D/4D-CT	分次间	6.5	2	5	
	[37]	3D/4D-CT	分次内	15.7	8.9	2.6	
胃	[38]	滑轨 CT	分次间		5～13（扩张收缩）		11
	[39]	室内 CT	分次间				9.5±7.6
	[37]	3D/4D-CT	分次间	7.2	3.9	5.8	
	[37]	3D/4D-CT	分次内	16.4	8.8	1.7	
大小肠	[38]	滑轨 CT	分次间	7～14			
十二指肠	[38]	滑轨 CT	分次间			4～8	8
	[39]	室内 CT	分次间				6.1±3.4
左肾	[39]	室内 CT	分次间				2.1±1.4
	[37]	3D/4D-CT	分次间	6.1	2.7	1.3	
	[40]	4D-CT	分次内	11			
	[37]	3D/4D-CT	分次内	17.2	5	1.6	
右肾	[39]	室内 CT	分次间				2.2±1.7
	[37]	3D/4D-CT	分次间	6.6	3.1	1.5	
	[40]	4D-CT	分次内	13			
	[37]	3D/4D-CT	分次内	16.8	4.5	1.5	

三、基于影像的运动监测方法

医学影像是放疗中用于检测腹部肿瘤放射治疗运动的常用方法，表 5-3 总结和比较了各种影像手段用于运动采集和监测的优缺点。

（一）X 射线透视

X 射线透视最早是用于观察和测量肺部运动的，该方法无法提供横断面的解剖信息，且其成像清晰度要求目标具有高对比度，因此在腹部放疗中可采用植入金标的高对比度标记物的成像。其成像速度较快，通过与 IGRT 定位相结合，可以用于确认治疗时的肿瘤 / 器官运动。

（二）4D-CT

4D-CT 被广泛应用于器官运动的观察与测量。4D-CT 图像通常包含了一个完整的呼吸循环中 10 个不同呼吸时相的 3D-CT 影像，通过与采集的呼吸曲线同步，可以动态呈现出整个呼吸过程中的器官运动过程，因此在腹部肿瘤与器官运动监测中也有着广泛应用。但需要注意的是，不规则的呼吸会显著影响 4D-CT 图像的采集质量与准确度 [41]。

（三）4D-CBCT

集成在直线加速器上的锥形束 CT（CBCT）也是用于评估肿瘤 / 器官运动的利器。呼吸关联的 CBCT 可以回顾性地将灌注成像分成多个特定呼吸时相的子集，这些子集通过重建可形成 4D-CBCT 图像。Sonke 等 [42] 用膈肌位置替代了外部的参照物来定义每个呼吸时相，并基于上述时相进行灌注 CBCT 图像的分类与重建，他们发现该方法能够有效降低 3D-CBCT 采集中产生的运动伪影。但是，4D-CBCT 图像同样会受到不规则呼吸的影响，此外由于每个时相采集的灌注图像数量较少，也会导致一定程度的混叠伪影产生。

（四）4D-PET/CT

4D-PET/CT 可以在常规 4D-CT 的基础上附加呼吸关联的功能影像。在 4D-CT 扫描之后，4D-PET 扫描将在门控模式下获取相应的功能影像。基于采集的呼吸信号，整个呼吸循环被分为了多个时间间隔相等的时相并与 PET 信号相关联。4D-PET/CT 成像在临床上用于纠正 PET 图像上的呼吸伪影具有一定的可行性，包括降低拖尾效应，提高 PET 与 CT 的融合准确度，提高标准摄取值（standard uptake value，SUV）的准确度等 [43-45]。

（五）磁共振电影成像

磁共振电影成像可用于表征肿瘤的运动并提供适用于门控放疗的方案，该方法尤其适用于组织对比度较低的腹部肿瘤。Heerkens 等 [46] 的研究中分别对 15 位胰腺癌患者采集了 60s 的矢状面与冠状面磁共振电影成像来评估三维方向上的肿瘤运动，他们分析了呼吸时相的稳定性并生成了用于分析肿瘤运动、治疗时间与运动边界的门控窗。研究表明，呼气末时相最适宜胰腺癌门控放疗，且不同患者间的呼吸模式、呼吸幅度差异较大。目前研究 [47] 已经发现，磁共振电影成像在监测肝癌肿瘤分次内的运动幅度与 4D-CT 监测的运动幅度在 SI 方向上有较大的差异 [47]。磁共振电影成像适用于未进行呼吸管理尤其是不规则呼吸导致的 4D-CT 图像不可靠的患者的运动监测。此外，该技术无电离辐射，在腹部肿瘤的运动监测与运动模型构建中具有较好的应用价值 [47, 48]。在线磁共振引导放疗的快速推广也使磁共振电影成像在实施肿瘤运动监测与运动模型构建中的应用越来越受到关注 [49]。

（六）4D-MRI

4D-MRI 影像同样可以用于腹部肿瘤 / 器官的运动监测，Hu 等 [50] 通过外部波纹管来监测呼吸运动并在预设的呼吸幅度下进行影像采集。呼吸信号同时与各组图像关联进而可将采集的 3D-MRI 图像在每个呼吸时相上进行分类。Cai 等 [51] 基于模体比较了 4D-MRI 与磁共振电影成像，发现二者的绝对值吻合度在 1mm 以内。4D-MRI 在腹部肿瘤 / 器官运动监测与评估中已有广泛应用 [48, 52, 53]。

（七）4D 超声

4D 超声技术是正在开发中的用于 4D 腹部成像与追踪的新技术，其可实现分次内的实时运动追踪 [54, 55]。Clarity Autoscan 系统通过安装在 Autoscan 工具箱内的静态经会阴传感器，提供了自动的分次内运动监测。目前 4D 超声的运动监测技术还处于起步阶段，其在未来的腹部运动监测中具有一定的应用前景。

表 5-3　影像学运动采集方法优缺点比较 [56]

影像监测方法	优点	缺点
X 射线透视	1. 相对快速 2. 可在治疗时评估运动	1. 无横断面解剖信息 2. 依赖高对比度成像
4D-CT	1. 可用于生成门控放疗方案 2. 可用于靶区与临床结构勾画 3. 靶区定位略优于普通自由呼吸 CT 影像	1. 图像质量受不规则呼吸影响较大 2. 基于呼吸信号的重建影响图像质量
4D-CBCT	1. 尤其适用于治疗床上的患者运动评估 2. 治疗时的患者摆位与靶区定位更准确 3. 可用于自适应计划	1. 图像质量受不规则呼吸影响较大 2. 混叠伪影 3. 成像质量低于传统 CT 影像
4D-PET/CT	1. 附加呼吸关联的功能影像 2. 纠正了 PET 影像的呼吸运动伪影 3. 提高了 PET 与 CT 影响融合准确度	1. 图像质量受不规则呼吸影响较大 2. 混叠伪影 3. 成像质量低于传统 CT 影像
磁共振电影成像	1. 可用于生成门控放疗方案 2. 相较于 4D-CT 可监测到肝脏肿瘤分次内更大的运动偏差 3. 非辐射	无体积信息

续表

影像监测方法	优点	缺点
磁共振电影成像	4. 出色的软组织对比度 5. 可用于创建呼吸运动模型 6. 可用于呼吸运动的长时间监测	
4D-MRI	1. 可用于生成门控放疗方案 2. 出色的软组织对比度 3. 出色的器官运动监测效果 4. 非辐射	基于呼吸信号的重建影响图像质量
4D 超声	非辐射	未正式应用于 4D 腹部成像

第三节　分次内运动管理

对于腹部肿瘤 / 器官分次内运动管理方法主要分为：①运动包绕；②运动限制；③屏气 / 门控；④实时运动追踪，如图 5-1 所示。通常，上述方法可以进行组合，如通过运动限制加运动包绕以达到预定的剂量目标。

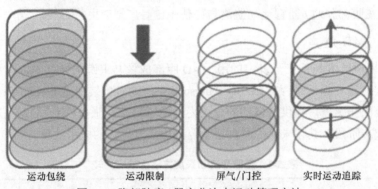

| 运动包绕 | 运动限制 | 屏气/门控 | 实时运动追踪 |

图 5-1　腹部肿瘤 / 器官分次内运动管理方法

一、运 动 包 绕

最简单与常用的分次内运动补偿方法是扩大靶区边界来包绕整个肿瘤运动的范围，即内靶区（ITV），该方法的实现步骤如下：①以适当的内边界外扩 CTV，以补偿患者肿瘤运动带来的不确定度，即 ITV；②进一步扩大 ITV 的边界，以补偿患者日常摆位等不确定度，从而得出最终的 PTV；③通过计划设计来使处方剂量包绕 PTV。需要注意的是，呼吸引起的肿瘤运动通常是各向异性的，因此 ITV 的外扩也应是各向异性的。ITV 边界的外扩应充分考虑肿瘤运动范围与周围危险器官分布。该方法合理考虑到了系统性与随机性的运动误差，用于确定 ITV/PRV 的技术包括慢速 CT、屏气 CT、X 射线透视、4D-CT 和磁共振电影成像。但其也存在一定的局限性：①较大的边界外扩会导致周围正常组织器官不必要的过量照射；

②MLC 与肿瘤之间的相互作用效应在以少分次立体定向放疗为主的腹部肿瘤放疗中较为明显，运动包绕无法规避该效应的影响；③咳嗽、打喷嚏、基线漂移等特殊的运动变化会导致靶区偏离包绕边界的范围。

二、运动限制

（一）腹部加压（abdominal compression）

肿瘤/器官的运动幅度可通过腹部加压进行限制[57-59]。该方法目前已被广泛应用于腹部放疗中以降低呼吸导致的肿瘤/器官运动，一般通过对患者腹部施加压力使患者保持浅呼吸，限制膈肌在 SI 方向的运动幅度，进而限制呼吸导致的器官运动，最常见的腹部加压固定装置是 Bodyfix 系统和腹部加压板，如图 5-2 所示，但后者在舒适度与限制运动幅度方面效果更好。多数研究[60-63]表明，腹部加压可以降低肝脏、胰腺、肾脏的运动，也可以降低胃肠道的受照剂量与不良反应的发生风险。腹部加压也存在一定的局限性：①肝硬化等耐受性较差的患者在进行腹部加压时存在肝脏破裂风险，应加以避免；②部分加压易导致肝脏的形变，尤其是浅层肿瘤区，间接增加了 IGRT 的难度；③腹部加压如使用加压板，分次间加压板摆放位置以及加压压力的重复性难以有效保证，也间接增加了 IGRT 的难度。

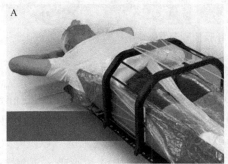
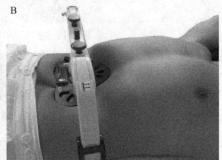

图 5-2　腹部加压装置
A. Bodyfix 系统；B. 腹部加压板

（二）主动呼吸控制（active breathing control）

主动呼吸控制是另一种在放疗过程中用来降低呼吸运动幅度的方法。该方法的目的是使患者在较为舒适可接受的程度下，在某一段时间内重复稳定地限制其呼吸运动幅度。在呼吸循环的某一时相，操作者通过机器控制关闭阀门来停止给患者输送空气，此时患者呼吸将会中止，以此使患者处于受控制的屏气状态。患者通过佩戴鼻夹来避免通过鼻腔进行呼吸进而确保患者只能进行口部呼吸，如图 5-3 所示。由于 ABC 系统可以量化监测呼吸过程中的潮气量，因此使呼吸过程中的视觉反馈控制成为可能，患者的吸气与呼气通道都可通过在预设的气流量下进行暂时的关闭，CT 或放疗设备可以在呼吸暂时停止的这段时间进行出束治疗。之前的相关研究[64, 65]也证实，ABC 辅助的屏气能够有效降低 CT 扫描中呼吸伪影的产生，膈肌运动能够被有效控制。但需要注意的是，由于气阀与患者口部有一段距离，监测灵敏度较低，患者屏气后如果存在口部漏气的情况，ABC 系统通常难以及时发现。因此，对于需要使用 ABC 进行呼气控制的患者，建议在充分训练后进一步评估多幅屏气影像，靶区外扩时需要考虑上述误差。

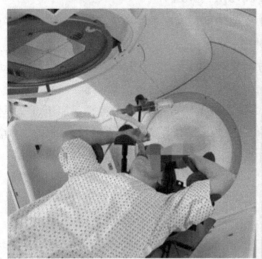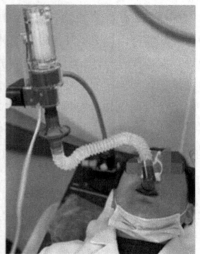

图 5-3　主动呼吸控制装置

（三）屏气（breath holding）

屏气技术即患者通过屏住气息使受呼吸影响的腹部器官暂时保持相对静止，患者的定位 CT 与放疗均在此模式下进行。屏气方式根据患者不同呼吸时相可分为：深吸气屏气、适度深吸气屏气、平静吸气末屏气、平静呼气末屏气以及呼气末屏气，上述屏气模式在临床实践中主要以深吸气屏气（DIBH）与呼吸末屏气（end expiration breath hold，EEBH）两种模式居多。DIBH 是指患者深吸一口气后屏住呼吸 10s 以上，该方法目前被广泛应用于左侧乳腺癌与肺癌的放疗中，在拉开胸壁与心脏等器官的同时也降低了靶区运动，同时扩张胸廓，降低肺密度，也对肺部进行了有效保护[66]。通过 RPM 或 ABC 等装置的辅助，DIBH 技术同样可以用于腹部肿瘤的治疗[67]。呼吸末屏气是另一种自主屏气的方式，患者在呼气末屏住呼吸 10s 以上，可以有效降低靶区移位[68-70]。

对于腹部肿瘤放疗，EEBH 相较于 DIBH 重复性与稳定性更高。研究发现，屏气状态下膈肌头脚方向依旧存在残余运动，且 DIBH 要明显高于 EEBH，因此建议腹部肿瘤放疗应优先考虑 EEBH，且尽量延迟至屏气 10s 后出束，以有效降低残余运动[71]。需要注意的是，EEBH 患者处于窒息状态，相较于 DIBH 短，屏气次数的增加也无形中增加了治疗的不确定度。临床上建议使用包括：潮气量计、追踪体表反光块的摄像头（RPM）、直接追踪体表的激光或摄像系统（如 AlignRT、C-RAD）、体表追踪的机械装置、植入金标的透视影像以及植入的射频线圈等监测辅助装置，以提高屏气放疗的精确度[72-78]。此外，由于该技术对患者理解程度与呼吸功能要求较高，因此在实施时需要有专职人员进行专业充分的训练，并制作屏气量化评估表对患者的屏气方式进行个体化评估，以某单位放疗中心进行屏气训练时的评估表为例作参考，见图 5-4。

呼吸管理模式选择及评估表

姓名：　　放疗号：　　病历号：

呼吸管理模式：□ FB　□ DIBH　□ EEBH　□ 4D-CT　□ Pressure

∨ 接诊评估及训练

是否有肺部疾病：○ Y　○ N　　是否有动脉缺血性疾病：○ Y　○ N

是否有心脏疾病：○ Y　○ N　　是否能配合语音指令：○ Y　○ N

从听到指令到稳定屏气时间（s）：　　稳定屏气时长（s）：

备注：

培训及评估人员签名：签名

∨ CT模拟评估及训练

是否能配合声音指令：○ Y　○ N　　是否进行重新训练：○ Y　○ N

从听到指令到稳定屏气时间（s）：　　稳定屏气时长（s）：

备注：

培训及评估人员签名：签名

注：1. 由医生根据患者实际情况选择DIBH、EEBH、FB、4D-CT。
2. 门诊护士进行首次培训，并嘱咐患者回家反复练习，如发现无法配合及时反馈主管医生。
3. 制作热塑膜由当班技师进行呼吸训练，需确认患者听从语音并配合完成DIBH、EEBH后，方可进行制膜。
4. 若患者无法配合完成DIBH或EEBH呼吸管理方式，可使用4D-CT 定位，如无4D-CT则必需要采集吸气末+呼气末(非Deep)+中间时相采集CT图像。

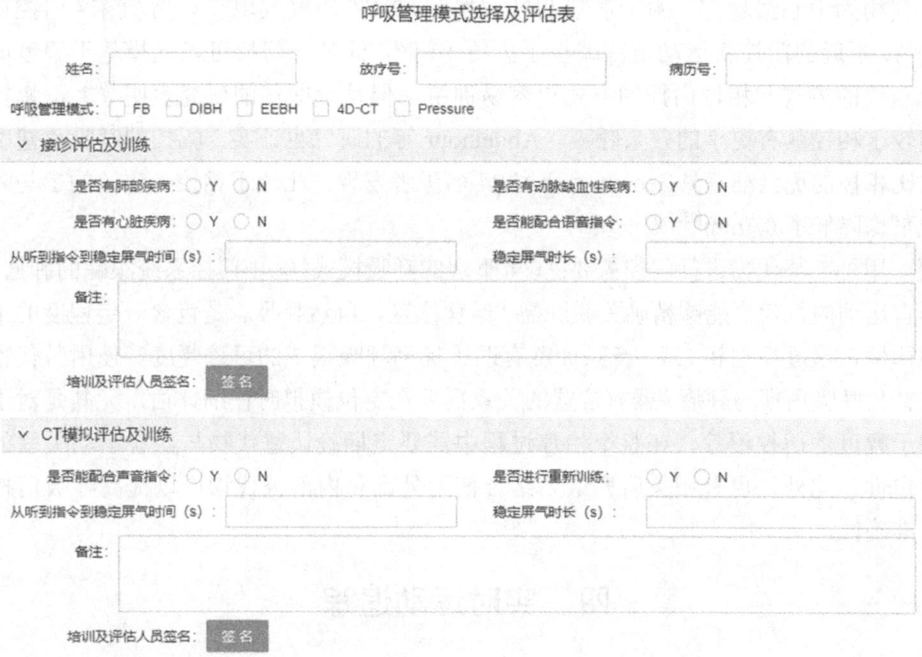

图 5-4　呼吸管理模式选择及评估表

三、门　　控

门控（gating）是指仅在靶区移动到呼吸周期的预定位置时进行出束照射。其可显著降低运动包绕法所需的 CTV-PTV 外扩。与自主屏气中讨论的屏气方法不同，此处的患者将在呼吸信号落入呼吸周期的预定范围内时触发出束，患者屏住呼吸的负担被转移到加速器上，加速器必须在呼吸周期的所需位置开始与中断出束。但是，由于加速器仅在呼吸周期的选定部分（30% ～ 50%）内出束，因此该方法的治疗效率较低，也易受到不规则呼吸的影响。

原则上，可以通过外部或内部呼吸运动替代物进行呼吸门控。外部替代物可选择胸壁、放在腹部表面的红外标记以及肺活量计测量的肺通气量。内部替代物可以是移动肿瘤区的实时成像或植入靶区的金属标记物。内部替代物将为射束门控提供最直接、最准确的肿瘤 / 器官位置信息。然而，由于当前机载成像能力的局限性和植入金属标记物的有创性，该技术尚未得到广泛使用。大多数呼吸门控治疗均使用外部替代物进行。通常，呼吸信号来自呼吸诱导的胸壁运动，根据呼吸相位或幅度在预设的呼吸窗口内进行定位 CT 采集和治疗出束，门控窗口通常以呼气相为中心最稳定。对于肝癌和胰腺癌，4D-CT 研究发现[79]，呼气末（门控窗口 20%）附近的门控将运动范围减小了大约 10 倍。此外，门控可以选择基于幅度或者相位的方式，相位门控的方式更容易训练，但是近些年的研究表明[80-82]，幅控相较于相控具有更小的残余呼吸。Abdelnour 等的研究也证实，幅控的呼吸重建影像比相控的更为准确。George 等研究 24 名患者发现，相较于相控，幅控的参与呼吸平均降低了 0.7mm[83, 84]。

用外部替代物进行门控需要：①可重现的呼吸模式；②由门控系统跟踪的肿瘤 / 器官运动的替代物能够精确关联肿瘤 / 器官位置。自然呼吸总是包含一定程度的不规律性，通过视觉和（或）音频训练有助于提高呼吸模式的可重复度。使用替代物来替代呼吸周期与肿瘤 / 器官位置的关系需要在定位模拟时仔细评估，尤其是对于基于幅度的门控治疗。在整个治疗过程中需要定期确认替代物与器官运动关联的稳定性。此外，也有相关研究认为结合使用外部和内部替代物可以提高呼吸门控的准确性。

四、实时运动追踪

实时运动追踪（real-time tumor-tracking，RTTT）技术相较于前几种技术其优势在于：①减小 PTV 外放边界；②患者治疗时可以自由呼吸；③相比于呼吸门控技术，可以极大地减少治疗时间；④使用 X 射线、MRI 或磁导航等肿瘤区直接定位的追踪放疗技术可以显著提高分次内的放疗精准度[85, 86]。该方法的实施通常包括两个步骤：对肿瘤区位置的实时探测与根据靶区位置调整射束。目前对肿瘤区实时探测的方法主要包括采用 X 射线摄影直接对肿瘤区或植入靶区内的金属标记物进行实时定位[87]。或者利用间接的方法，如电磁导航、MRI 实时定位及探测体表变化来预测肿瘤区位置[88-93]（图 5-5）。调整射束的方法主要包括：①调整加速器机头的位置和角度，如 CyberKnife 和 Vero 等[94]；②电动多叶准直器（dynamic multi-leaf collimator，DMLC）追踪肿瘤区[95]；③移动治疗床以改变射线束与肿瘤区的相对位置。

CyberKnife 是第一个应用于临床且目前常规使用的实时追踪放疗系统，该系统核心部件为安装在有六个自由度的机械臂上的 6MV X 射线的轻型直线加速器，可使用外部或内部替代物来连续跟踪不同器官同一分次的运动，置于天花板上的

X 射线成像系统在放疗过程中采集实时影像并与计划 CT 重建影像匹配，以生成运动补偿移位指令，机械臂控制系统收到指令移动机械臂，从而带动加速器运动[96]。

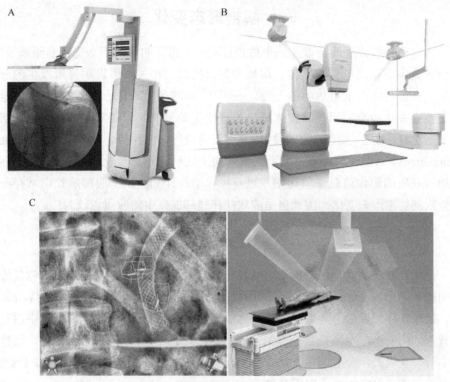

图 5-5　常见的实时运动追踪技术
A. Calypso 磁线圈导航；B. CyberKnife；C. 金标植入下的 DMLC 治疗

万向直线加速器（Vero）系统是近几年才出现的一种用于实时追踪放疗的新系统[97]。其 6MV X 射线机头安装在 O 型结构机架上，两边配有正交的 kV 级成像 X 射线系统。Vero 机架可以在 Y 轴方向旋转 ±185°，在 Z 轴方向旋转 ±60°，以提供三维非共面适形射线束。追踪放疗时，X 射线机头通过旋转跟随靶区运动。

DMLC 追踪系统最早由 Keall 等提出，该系统基于常规的加速器，不移动加速器机头也不移动治疗床，降低了加速器机架的结构要求，同时提高了患者的治疗舒适度[98]。DMLC 追踪系统通过实时探测的靶区位置数据，加入系统迟滞时间后，利用预测模型在之前探测位置数据的基础上预测靶区可能的实际位置，把位置坐标传至 MLC 控制系统，实时调整 MLC 位置[99]。

治疗床跟随的追踪放疗系统，是通过移动治疗床来追踪靶区运动[100]。Lang 等[101]组合了多种运动监测信号，在获取患者呼吸运动产生的体表起伏信号的基础上预测了体内肿瘤的运动，再由治疗床做跟随运动实现了运动误差的修正。Lee 等[102]所做的治疗床追踪实验进一步证实基于治疗床的追踪系统在自适应放疗领域具有临床应用前景。

第四节　分次间运动管理

一、解剖形态变化

在定位与放疗之间，以及整个放疗过程中，患者的解剖形态变化会频繁发生，从而导致实际投照剂量的偏差。例如腹部淋巴瘤，相关报道表明胃所发生的分次间形变在前后方向上可达（9.3±22）mm[103]。常规的 IGRT 是假定靶区/危险器官形态不会发生改变，通过移位来解决位置变化偏差的，但在实际放疗中，解剖形态的变化时常发生，如患者姿势变化、体重下降及肿瘤挤压等。自适应放疗（adaptive radiotherapy，ART）的主要目的就是要解决上述解剖形态变化所导致的放疗偏差，其通过获取的影像信息来量化偏差以及优化治疗计划。由于腹部放疗中常存在患者分次间解剖形态变化，因此自适应放疗在腹部放疗中的应用也较为广泛。

二、自适应放疗策略

通常，有三种类型的解剖形态变化在放疗中易于发生与被发现：①定位到治疗之间的解剖形态变化，在 CT 定位时的固定体位由于部分患者存在肌肉的紧张/放松，其在实际治疗时会与患者真实的体位发生一定的系统性偏差；②治疗中的分次间解剖结构变化，主要是随机性偏差；③放疗本身会导致解剖形态的变化，如肿瘤大小等，其随着治疗时间的推进，一般包含系统性与随机性偏差。针对以上变化，目前的自适应策略主要有以下几种：

（一）平均模型

如前文所述，系统性误差可以通过离线调整来降低，而随机性误差则需要在线调整。系统性误差包括定位时患者固定体位的紧张/放松程度变化，可通过离线调整的方式来降低。临床上可在第一阶段（如第一周）的每个分次测量靶区/器官形态变化的平均值，在二次计划设计时将上述变化的平均值考虑到实际靶区的外扩中。通常，解剖形态变化平均模型可以通过计划与首次治疗影像中的形变配准、计算平均形变向量场及对定位图像中靶区与关联结构的合成来获取平均模型，最终生成新的二次计划[104]。这种策略需要确定评估系统性变化的分次次数，同时还要确保剩余分次数能够使患者在二次计划实施中获益。一般推荐分次数在 5～12 分次。

（二）计划库

为了弥补随机解剖结构变化所带来的偏差，有必要在每个分次治疗中调整治疗计划。计划库策略即依据靶区/器官的随机变化预先生成相应的计划，并将上述计划归纳为计划库，在实际治疗时根据当前分次的靶区/器官解剖结构变化实际情况去匹配计划库中的一个计划进行治疗。例如，可通过对单个定位 CT 影像进行一定的形变或者根据每个呼吸时相来生成多个计划，最终生成相应的计划库。此外，还可根据统计学分析来生成不同外扩幅度的 CTV 或 PTV 的计划库 [105, 106]。

（三）触发型二次计划

为了弥补具有时间依赖性的解剖形态变化，触发型二次计划常会被应用。该策略的意思即在解剖形态变化随着时间变化达到限定的阈值时进行二次计划设计，如患者体重发生了可观的变化，可以通过该策略进行干预。而触发的条件可以是：定位器械不再适合（如热塑膜过松或过紧等）或者通过肉眼观察到患者身体形态明显的变化（胖瘦）[107]。较为理想的触发条件是通过日常采集的图像进行剂量再计算，当靶区/器官的剂量变化超出限制条件时进行二次计划来弥补解剖结构变化带来的风险。

（四）预定排程型二次计划

触发型二次计划通常具有一定的不确定性，重新定位/计划的制订通常是建立在观察到明显解剖形态变化的基础上的。相对地，预定排程型二次计划，即在预定的时间节点进行二次计划则更具有规律性。预定排程可以选择在治疗一半的分次量或者每周进行二次定位与计划制订，为了减少不必要的资源浪费，可以通过配准将首次计划转移到新图像的解剖结构上来判断靶区剂量包绕与危险器官限量是否达到要求 [108]。

（五）在线重新计划

为了同时弥补系统与随机的解剖结构变化误差，日常的在线重新计划更加受到广泛关注。该种策略下，每个分次的治疗计划都会根据采集的影像进行重新的调整。而该策略目前最大的挑战在于如何有效压缩图像采集与计划生成时间。

需要指出的是，目前自适应放疗策略还是存在一定的挑战：①对于平均模型策略，需要较高的图像质量以实现较为准确的形变配准。②计划库策略虽然已有众多应用，但如何高效准确地从计划库中筛选最为适宜的计划仍然需要进行进一步研究。③触发型二次计划一方面需要具有一定经验的医生来准确判断是否达到触发阈值，同时阈值条件设置的标准也需要进一步考量。此外，常规 CBCT 的图像质量较低，不利于触发型二次计划对解剖形态变化的准确观察，室内 CT/MRI 的高质量图像可以弥补这一缺点。④排程二次计划则是需要医生具有一定的经验来预先给出二次计划分次的节点，进而平衡解剖形态变化与二次计划剩余分次获益之间的关系。⑤在线重新计划策略则是需要高质量的影像、快速的勾画和计划设计。目前，勾画还是全部或部分手动的，自动计划也需要一定的时间消耗，因此整个治疗时间远超于常规分次治疗。

三、MRI 引导自适应放疗

基于 CBCT 的图像引导放疗已经成为常规放疗手段，但其存在很多局限性。CBCT 图像质量较低，无法进行准确的结构勾画。此外，该技术还存在光子散射伪影、锥形束伪影、视野受限等问题。更重要的是，常规的 X 射线影像很难呈现较高的软组织对比度，难以区分肿瘤边界以及周围危险器官；高频率的 CBCT 使用也存在增加辐射诱导肿瘤的风险；特定的肿瘤还需要依赖有创的金属标记物植入，这一系列问题严重限制了其在腹部精准放疗与自适应放疗中的推广和应用[109]。使用 MRI 代替 CBCT 进行 IGRT，不但利用了 MRI 特有的影像学优势，还可以在线和实时跟踪肿瘤运动和生物学变化，实现解剖学与生物学上"真正"的实时 MRI 引导自适应放疗[110]。

MRI 引导的自适应放疗在腹部放疗中具有较高的适应性与应用价值，以胰腺癌为例，胰腺癌一般预后较差，Bohoudi 等[111] 提出了一种较快和稳定的在线自适应计划策略以应用于 MRIdian 系统，即仅勾画 PTV 表面 3cm 范围内的危险器官结构并获得了较好的计划质量。Rudra 等[112] 研究了 36 例 MRI 引导放疗的局部进展或边缘切除的胰腺癌患者并发现：生物有效剂量（BED）< 70Gy 的患者中，仅 3.6% 的分次需要自适应调整，而 BED > 70Gy 的患者中，66% 的分次需要进行自适应调整。

目前已用于临床的 MRI-Linac 系统主要有以下几种：医科达的 Unity 和 ViewRay 的 MRIdian。上述系统可进行治疗前与治疗时的实时 MRI。基于 MRI 的治疗和追踪具有诸多优势：①优异的软组织对比度和提高靶区与周围危险器官勾画与分割的精确度；②高精度的追踪可有效减少因考虑运动的靶区外扩；③可简化甚至完全取代参照物的使用；④无辐射剂量；⑤肿瘤的实时追踪不依赖于单呼吸循环的时相图像重建。

通常，MRI 自适应放疗根据复杂程度分为三部分：①图像配准；②分次间的在线自适应计划优化；③分次内的运动管理。首先，通过 20s 左右的 MRI 扫描获取 3D-MRI 图像来提高患者摆位。进而是靶区与器官的位置、器官形态以及大小的变化难以通过患者的移位等补偿，这在胃肠的上下部尤为明显。通过在线自适应放疗分次间对靶区 / 器官的优化勾画与剂量分布优化可以有效解决这些问题。最后，通过在线的磁共振电影成像可以进行分次内的靶区运动管理。只有当靶区的运动范围在 CTV 边界以内，经过放疗医师、物理师与技术员的多项确认，最终才能进行出束治疗。图 5-6 简单描述了 MRI 自适应放疗的一般流程。

四、饮食管理

腹部放疗的分次间运动中，由于腹部肿瘤区常与胃肠道邻近，上述危险器官在受到分次内呼吸运动影响的同时，也会受到胃肠充盈的影响。目前，国内外对于胃肠充盈尤其是胃部充盈产生的分次间运动的解决策略主要是进行有效的饮食管理。

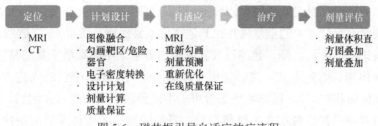

图 5-6　磁共振引导自适应放疗流程

　　放疗前的饮食管理主要指在患者放疗前固定时间段禁食（稳定的治疗等待时间），或者摄入固定量的固体与液体（可量化饮食），进而达到维持胃部充盈状态稳定性的目的。如要求患者在放疗前 5h 禁食，之后摄入固定量的面包和水，并在进食 1h 后进行放疗 [35]。该方法能够有效控制胃部在空间各个方向偏差在 2mm 以内，同时也可以有效降低胃肠蠕动。也有研究表明 [34]，空腹或者饱腹并不适合邻近受胃部影响较大的腹部肿瘤放疗，两者所带来的分次间运动的不确定度要明显大于放疗前进行饮食管理的结果。此外，在患者放疗前的饮食中不建议摄入含咖啡因和碳酸类的食品与饮料，这也有助于提高胃部充盈的稳定性与重复性，同时降低胃肠胀气带来的体积变化影响。同样需要注意的是，由于患者胃肠充盈程度存在较大的差异性，国内外各机构对于该类患者放疗前的饮食管理策略目前还缺乏统一的标准，临床上对于禁食时间（放疗等待时间）、饮食量和类型等仍需要根据患者的实际情况进行评估。

第五节　腹部放疗运动管理策略

　　由于 SBRT 技术在腹部肿瘤放射治疗中的应用越来越多，对腹部运动进行有效管理显得尤为重要，参照国内最新发布的器官运动指南，我们对腹部放疗的运动管理策略进行了总结（表 5-4）[113]。

表 5-4　常见腹部肿瘤的器官运动管理

肿瘤类别	肝、胰腺、胃、肾
固定体位	一般取仰卧位
固定方式	负压真空垫（或塑形垫或发泡胶）可结合热塑膜方式，负压垫结合腹压板，其他有体部框架的固定方式
定位技术	4D-CT，屏气 CT，同步呼吸跟踪，金标追踪，PET-CT，MRgRT
误差来源	呼吸运动、胃肠充盈、蠕动以及腹部器官解剖形态的变化（位置、形变）
摆位验证方式	电子射野成像装置（EPID），锥形束断层扫描（CBCT）和光学表面引导放疗（SGRT），磁共振电影成像、4D-MRI 及 4D-CBCT
运动管理方式	运动包绕；腹部加压；深吸气 / 呼吸末屏气；门控；实时运动追踪；胃癌定位前 3 小时需空腹，定位时按需口服含碘造影剂
自适应计划	推荐

　　腹部肿瘤运动受皮肤牵拉、皮下脂肪厚度、腹式呼吸与体重变化等因素的影响，患者在放射治疗过程中的重复性相比其他部位不易保持。腹部（肝、胰腺、胃、肾）肿瘤常规采用仰卧位。肝、胰腺以及肾肿瘤患者可采用热塑膜、真空垫、发泡胶、立体定向体架等固定方式。推荐使用立体定向体架搭配真空垫的固定方式，可更好地限制肿瘤移位[114]。胃部肿瘤患者可采用热塑膜、真空垫、发泡胶、塑形垫等固定。患者在模拟定位前 3 小时需空腹，胃部肿瘤患者定位及放射治疗前，建议在空腹状态下定时定量口服含碘造影剂。

　　如患者需要腹部加压，加压板的呼吸限制要优于低压真空袋，但需注意，腹部加压对于有肝腹水、肝硬化等患者并不适合，且对于靠近腹壁的肿瘤，加压也会导致肝形变与肿瘤位置发生一定的偏移[115, 116]。

　　腹部患者的肿瘤与危险器官的运动状况可以通过如下技术获取：4D-CT、4D-PET、磁共振电影成像、4D-MRI 及 4D-CBCT。计划影像的获取主要可以选取呼气末相、CT50 或者 FB CT，最大密度投影（MIP）或平均密度投影（AIP）不适用于腹部靶区勾画。选取门控治疗时，CT50（即呼气末相）可以用于靶区勾画，治疗时推荐选择幅控模式，其治疗准确度与一致性高于相控模式。PTV 的外扩应该包含摆位误差、解剖结构变化以及分次内的靶区运动，日常基于 CBCT 的摆位误差范围为 2 ～ 4mm，未经过 CBCT 纠正的摆位误差可能会更大。

　　CT 定位前应对患者进行呼吸训练，使其尽量保持平静均匀呼吸。CT 定位标记点放置应选择有骨性标记且身体刚性较好的位置，尽量接近肿瘤中心[115]。根据所选用的呼吸控制技术确定在患者平静呼吸、呼气末或吸气末标记参考点定位标记线，标记线建议在平坦且运动幅度小的胸廓中下位置。肝扫描范围包括全肝，在平静呼吸状态（如果使用运动管理技术，根据技术具体要求进行呼吸状态的选择）下采用螺旋容积扫描[117]。对受呼吸运动影响的腹部肿瘤模拟定位推荐使用 4D-CT，可准确记录肿瘤在呼吸周期内的轨迹，精确定位放射治疗靶区位置，从而减少外扩范围[118]。

　　对于腹部尤其是受胃充盈影响较大的肿瘤患者，除了需要在放疗前进行有效的饮食管理之外，对于部分肠道胀气较多的患者，建议使用二甲基硅油进行提前排气，这样还可以促进结肠与肿瘤区的分离。

总结

　　图像引导技术的引入使放疗进入精准时代，该技术也使得大分割的立体定向放疗在腹部肿瘤的放疗中得到了广泛的应用，有效杀灭肿瘤的同时保护了周围的正常组织。对于受呼吸运动、胃肠充盈与蠕动等分次内、分次间运动影响的腹部肿瘤，如何通过有效的运动管理策略来极大限度补偿靶区 / 危险器官运动偏移对治疗精度的影响仍是腹部放疗所面临的一大难题。近些年，除了一系列的呼吸管理技术与设备在临床上得以广泛应用，实时运动追踪以及磁共振引导的自适应放疗也使得腹部放疗对运动的监测与控制更加准确。本章节从运动来源、运动幅度、监测技术、呼吸管理方法、自适应放疗及实施策略这几个方面对常见腹部肿瘤放疗中的分次内、分次间运动管理进行了系统的总结与讨论。需要指出的是，运动管理技术虽然在不断进步，但由于患者间往往存在个体差异，因此如何为每位患者选择最佳的个体化运动管理策略仍然是各个临床放疗机构未来需要进一步探索研究的内容。

参 考 文 献

[1] Ruskoné-Fourmestraux A，Matysiak-Budnik T，Fabiani B，et al. Exclusive moderate-dose radiotherapy in gastric marginal zone B-cell MALT lymphoma: results of a prospective study with a long term follow-up. Radiother Oncol，2015，117（1）: 178-182.

[2] Ohkubo Y，Saito Y，Ushijima H，et al. Radiotherapy for localized gastric mucosa-associated lymphoid tissue lymphoma: long-term outcomes over 10 years. J Radiat Res，2017，58（4）: 537-542.

[3] Ohri N，Tomé W A，Méndez Romero A，et al. Local control after stereotactic body radiation therapy for liver tumors. Int J Radiat Oncol Biol Phys，2021，110（1）: 188-195.

[4] Kim N，Kim H J，Won J Y，et al. Retrospective analysis of stereotactic body radiation therapy efficacy over radiofrequency ablation for hepatocellular carcinoma. Radiother Oncol，2019，131: 81-87.

[5] Zhong J，Patel K，Switchenko J，et al. Outcomes for patients with locally advanced pancreatic adenocarcinoma treated with stereotactic body radiation therapy versus conventionally fractionated radiation. Cancer，2017，123（18）: 3486-3493.

[6] Petrelli F，Comito T，Ghidini A，et al. Stereotactic body radiation therapy for locally advanced pancreatic cancer: a systematic review and pooled analysis of 19 trials. Int J Radiat Oncol Biol Phys，2017，97（2）: 313-322.

[7] Siva S，Kothari G，Muacevic A，et al. Radiotherapy for renal cell carcinoma: renaissance of an overlooked approach. Nat Rev Urol，2017，14（9）: 549-563.

[8] Siva S，Louie A V，Warner A，et al. Pooled analysis of stereotactic ablative radiotherapy for primary renal cell carcinoma: a report from the International Radiosurgery Oncology Consortium for Kidney（IROCK）. Cancer，2018，124（5）: 934-942.

[9] Minn A Y，Hsu A，La T，et al. Comparison of intensity-modulated radiotherapy and 3-dimensional conformal radiotherapy as adjuvant therapy for gastric cancer. Cancer，2010，116（16）: 3943-3952.

[10] Ng J，Lee P. The role of radiotherapy in localized esophageal and gastric cancer. Hematol Oncol Clin North Am，2017，31（3）: 453-468.

[11] Ozhasoglu C，Murphy M J. Issues in respiratory motion compensation during external-beam radiotherapy. Int J Radiat Oncol Biol Phys，2002，52（5）: 1389-1399.

[12] Jiang S B，Pope C，Al Jarrah K M，et al. An experimental investigation on intra-fractional organ motion effects in lung IMRT treatments. Phys Med Biol，2003，48（12）: 1773-1784.

[13] Engelsman M，Damen E M，De Jaeger K，et al. The effect of breathing and set-up errors on the cumulative dose to a lung tumor. Radiother Oncol，2001，60（1）: 95-105.

[14] Keall P J，Mageras G S，Balter J M，et al. The management of respiratory motion in radiation oncology report of AAPM Task Group 76. Med Phys，2006，33（10）: 3874-3900.

[15] Shimizu S，Shirato H，Xo B，et al. Three-dimensional movement of a liver tumor detected by high-speed magnetic resonance imaging. Radiother Oncol，1999，50（3）: 367-370.

[16] Park J C，Park S H，Kim J H，et al. Liver motion during cone beam computed tomography guided stereotactic body radiation therapy. Med Phys，2012，39（10）: 6431-6442.

[17] Hallman J L，Mori S，Sharp G C，et al. A four-dimensional computed tomography analysis of multiorgan abdominal motion. Int J Radiat Oncol Biol Phys，2012，83（1）：435-441.

[18] Nishioka T，Nishioka S，Kawahara M，et al. Synchronous monitoring of external/internal respiratory motion：validity of respiration-gated radiotherapy for liver tumors. Jpn J Radiol，2009，27（7）：285-289.

[19] Kitamura K，Shirato H，Seppenwoolde Y，et al. Tumor location，cirrhosis，and surgical history contribute to tumor movement in the liver，as measured during stereotactic irradiation using a real-time tumor-tracking radiotherapy system. Int J Radiat Oncol Biol Phys，2003，56（1）：221-228.

[20] Feng M，Balter J M，Normolle D，et al. Characterization of pancreatic tumor motion using cine MRI：surrogates for tumor position should be used with caution. Int J Radiat Oncol Biol Phys，2009，74（3）：884-891.

[21] Goldstein S D，Ford E C，Duhon M，et al. Use of respiratory-correlated four-dimensional computed tomography to determine acceptable treatment margins for locally advanced pancreatic adenocarcinoma. Int J Radiat Oncol Biol Phys，2010，76（2）：597-602.

[22] Tai A，Liang Z，Erickson B，et al. Management of respiration-induced motion with 4-dimensional computed tomography（4DCT）for pancreas irradiation. Int J Radiat Oncol Biol Phys，2013，86（5）：908-913.

[23] van der Horst A，Houweling A C，van Tienhoven G，et al. Dosimetric effects of anatomical changes during fractionated photon radiation therapy in pancreatic cancer patients. J Appl Clin Med Phys，2017，18（6）：142-151.

[24] Sonier M，Chu W，Lalani N，et al. Evaluation of kidney motion and target localization in abdominal SBRT patients. J Appl Clin Med Phys，2016，17（6）：429-433.

[25] Siva S，Pham D，Gill S，et al. An analysis of respiratory induced kidney motion on four-dimensional computed tomography and its implications for stereotactic kidney radiotherapy. Radiat Oncol，2013，8：248.

[26] 唐源，崔伟杰，王鑫，等 . 术前放疗中食管胃结合部病灶移动度分析 . 中华放射肿瘤学杂志，2017，26（6）：631-635.

[27] Watanabe M，Isobe K，Uno T，et al. Intrafractional gastric motion and interfractional stomach deformity using CT images. J Radiat Res，2011，52（5）：660-665.

[28] Jin P，van der Horst A，de Jong R，et al. Marker-based quantification of interfractional tumor position variation and the use of markers for setup verification in radiation therapy for esophageal cancer. Radiother Oncol，2015，117（3）：412-418.

[29] Tsai Y L，Wu C J，Shaw S，et al. Quantitative analysis of respiration-induced motion of each liver segment with helical computed tomography and 4-dimensional computed tomography. Radiat Oncol，2018，13（1）：59.

[30] Nishioka T，Nishioka S，Kawahara M，et al. Synchronous monitoring of external/internal respiratory motion：validity of respiration-gated radiotherapy for liver tumors. Jpn J Radiol，2009，27（7）：285-289.

[31] Hu Y，Zhou Y K，Chen Y X，et al. Does liver resection/transplantation affect respiratory induced liver motion in patients with hepatocellular carcinoma. J Appl Clin Med Phys，2017，18（4）：185-192.

[32] Shimizu Y，Takamatsu S，Yamamoto K，et al. Segmental analysis of respiratory liver motion in patients with and without a history of abdominal surgery. Jpn J Radiol，2018，36（8）：511-518.

[33] Panje C，Andratschke N，Brunner T B，et al. Stereotactic body radiotherapy for renal cell cancer and pancreatic cancer. Strahlentherapie und Onkologie，2016，192（12）：875-885.

[34] Bouchard M，McAleer M F，Starkschall G. Impact of gastric filling on radiation dose delivered to gastroesophageal junction tumors. Int J Radiat Oncol Biol Phys，2010，77（1）：292-300.

[35] Wysocka B，Moseley J，Brock K，et al. Assessment of nonrespiratory stomach motion in healthy volunteers in fasting and postprandial states. Pract Radiat Oncol，2014，4（5）：288-293.

[36] Case R B，Sonke J J，Moseley D J，et al. Inter- and intrafraction variability in liver position in non-breath-hold stereotactic body radiotherapy. Int J Radiat Oncol Biol Phys，2009，75（1）：302-308.

[37] Wysocka B，Kassam Z，Lockwood G，et al. Interfraction and respiratory organ motion during conformal radiotherapy in gastric cancer. Int J Radiat Oncol Biol Phys，2010，77（1）：53-59.

[38] Magallon-Baro A，Loi M，Milder M T W，et al. Modeling daily changes in organ-at-risk anatomy in a cohort of pancreatic cancer patients. Radiother Oncol，2019，134：127-134.

[39] Liu F, Erickson B, Peng C, et al. Characterization and management of interfractional anatomic changes for pancreatic cancer radiotherapy. Int J Radiat Oncol Biol Phys, 2012, 83 (3): e423-e429.

[40] Brandner E D, Wu A, Chen H, et al. Abdominal organ motion measured using 4D CT. Int J Radiat Oncol Biol Phys, 2006, 65 (2): 554-560.

[41] Keall P. 4-dimensional computed tomography imaging and treatment planning. Semin Radiat Oncol, 2004, 14 (1): 81-90.

[42] Sonke J J, Zijp L, Remeijer P, et al. Respiratory correlated cone beam CT. Med Phys, 2005, 32 (4): 1176-1186.

[43] Nehmeh S A, Erdi Y E, Pan T, et al. Four-dimensional (4D) PET/CT imaging of the thorax. Med Phys, 2004, 31 (12): 3179-3186.

[44] Nehmeh S A, Erdi Y E, Pan T, et al. Quantitation of respiratory motion during 4D-PET/CT acquisition. Med Phys, 2004, 31 (6): 1333-1338.

[45] Nehmeh S A, Erdi Y E, Ling C C, et al. Effect of respiratory gating on reducing lung motion artifacts in PET imaging of lung cancer. Med Phys, 2002, 29 (3): 366-371.

[46] Heerkens H D, van Vulpen M, van den Berg C A, et al. MRI-based tumor motion characterization and gating schemes for radiation therapy of pancreatic cancer. Radiother Oncol, 2014, 111 (2): 252-257.

[47] Fernandes A T, Apisarnthanarax S, Yin L, et al. Comparative assessment of liver tumor motion using cine-magnetic resonance imaging versus 4-dimensional computed tomography. Int J Radiat Oncol Biol Phys, 2015, 91 (5): 1034-1040.

[48] Paganelli C, Seregni M, Fattori G, et al. Magnetic resonance imaging-guided versus surrogate-based motion tracking in liver radiation therapy: a prospective comparative study. Int J Radiat Oncol Biol Phys, 2015, 91 (4): 840-848.

[49] Li H, Chen H C, Dolly S, et al. An integrated model-driven method for in-treatment upper airway motion tracking using cine MRI in head and neck radiation therapy. Med Phys, 2016, 43 (8): 4700.

[50] Hu Y, Caruthers S D, Low D A, et al. Respiratory amplitude guided 4-dimensional magnetic resonance imaging. Int J Radiat Oncol Biol Phys, 2013, 86 (1): 198-204.

[51] Cai J, Chang Z, Wang Z, et al. Four-dimensional magnetic resonance imaging (4D-MRI) using image-based respiratory surrogate: a feasibility study. Med Phys, 2011, 38 (12): 6384-6394.

[52] Paganelli C, Summers P, Bellomi M, et al. Liver 4DMRI: a retrospective image-based sorting method. Med Phys, 2015, 42 (8): 4814-4821.

[53] Glide-Hurst C K, Kim J P, To D, et al. Four dimensional magnetic resonance imaging optimization and implementation for magnetic resonance imaging simulation. Pract Radiat Oncol, 2015, 5 (6): 433-442.

[54] Schwaab J, Kurz C, Sarti C, et al. First steps toward ultrasound-based motion compensation for imaging and therapy: calibration with an optical system and 4D PET imaging. Front Oncol, 2015, 5: 258.

[55] Schwaab J, Prall M, Sarti C, et al. Ultrasound tracking for intra-fractional motion compensation in radiation therapy. Phys Med, 2014, 30 (5): 578-582.

[56] Brandner E D, Chetty I J, Giaddui T G, et al. Motion management strategies and technical issues associated with stereotactic body radiotherapy of thoracic and upper abdominal tumors: a review from NRG oncology. Med Phys, 2017, 44 (6): 2595-2612.

[57] Eccles C L, Patel R, Simeonov A K, et al. Comparison of liver tumor motion with and without abdominal compression using cine-magnetic resonance imaging. Int J Radiat Oncol Biol Phys, 2011, 79 (2): 602-608.

[58] Heinzerling J H, Anderson J F, Papiez L, et al. Four-dimensional computed tomography scan analysis of tumor and organ motion at varying levels of abdominal compression during stereotactic treatment of lung and liver. Int J Radiat Oncol Biol Phys, 2008, 70 (5): 1571-1578.

[59] Wunderink W, Méndez Romero A, de Kruijf W, et al. Reduction of respiratory liver tumor motion by abdominal compression in stereotactic body frame, analyzed by tracking fiducial markers implanted in liver. Int J Radiat Oncol Biol Phys, 2008, 71 (3): 907-915.

[60] West K，Russo M，Brown E，et al. Evaluation of kidney motion with and without a pneumatic abdominal compression belt: considerations for stereotactic radiotherapy. J Med Imaging Radiat Oncol，2018，62（1）：128-132.

[61] Hashimoto S，Katsurada M，Muramatsu R，et al. Effect of a device-free compressed shell fixation method on hepatic respiratory movement: analysis for respiratory amplitude of the liver and internal motions of a fiducial marker. Pract Radiat Oncol，2019，9（2）：e149-e155.

[62] Heerkens H D，Reerink O，Intven M，et al. Pancreatic tumor motion reduction by use of a custom abdominal corset. Physics and Imaging in Radiation Oncology，2017，2：7-10.

[63] Roy S，Kuznetsova S，Thind K，et al. Dosimetric and radiobiological impact of abdominal compression on adjacent gastro-intestinal critical structures for patients treated with upper and mid-abdominal stereotactic body radiotherapy. J Radiosurg SBRT，2019，6（2）：139-151.

[64] Wong J W，Sharpe M B，Jaffray D A，et al. The use of active breathing control（ABC）to reduce margin for breathing motion. Int J Radiat Oncol Biol Phys，1999，44（4）：911-919.

[65] Dawson L A，Brock K K，Kazanjian S，et al. The reproducibility of organ position using active breathing control （ABC）during liver radiotherapy. Int J Radiat Oncol Biol Phys，2001，51（5）：1410-1421.

[66] 钟仁明，柏森. 深吸气屏气技术在放疗中的运用. 中华放射肿瘤学杂志，2019（11）：801-802.

[67] Boda-Heggemann J，Knopf A C，Simeonova-Chergou A，et al. Deep inspiration breath hold-based radiation therapy: a clinical review. Int J Radiat Oncol Biol Phys，2016，94（3）：478-492.

[68] Zhong R，Wang J，Jiang X，et al. Hypofraction radiotherapy of liver tumor using cone beam computed tomography guidance combined with active breath control by long breath-holding. Radiother Oncol，2012，104（3）：379-385.

[69] Eccles C，Brock K K，Bissonnette J P，et al. Reproducibility of liver position using active breathing coordinator for liver cancer radiotherapy. Int J Radiat Oncol Biol Phys，2006，64（3）：751-759.

[70] Nakamura M，Shibuya K，Shiinoki T，et al. Positional reproducibility of pancreatic tumors under end-exhalation breath-hold conditions using a visual feedback technique. Int J Radiat Oncol Biol Phys，2011，79（5）：1565-1571.

[71] Lens E，Gurney-Champion O J，Tekelenburg D R，et al. Abdominal organ motion during inhalation and exhalation breath-holds: pancreatic motion at different lung volumes compared. Radiother Oncol，2016，121（2）：268-275.

[72] Kubo H D，Hill B C. Respiration gated radiotherapy treatment: a technical study. Phys Med Biol，1996，41（1）：83-91.

[73] Murphy M J，Martin D，Whyte R，et al. The effectiveness of breath-holding to stabilize lung and pancreas tumors during radiosurgery. Int J Radiat Oncol Biol Phys，2002，53（2）：475-482.

[74] Gierga D P，Brewer J，Sharp G C，et al. The correlation between internal and external markers for abdominal tumors: implications for respiratory gating. Int J Radiat Oncol Biol Phys，2005，61（5）：1551-1558.

[75] Glide-Hurst C K，Chetty I J. Improving radiotherapy planning，delivery accuracy，and normal tissue sparing using cutting edge technologies. J Thorac Dis，2014，6（4）：303-318.

[76] Li G，Arora N C，Xie H，et al. Quantitative prediction of respiratory tidal volume based on the external torso volume change: a potential volumetric surrogate. Phys Med Biol，2009，54（7）：1963-1978.

[77] Onishi H，Kawakami H，Marino K，et al. A simple respiratory indicator for irradiation during voluntary breath holding: a one-touch device without electronic materials. Radiology，2010，255（3）：917-923.

[78] Shirato H，Shimizu S，Kitamura K，et al. Four-dimensional treatment planning and fluoroscopic real-time tumor tracking radiotherapy for moving tumor. Int J Radiat Oncol Biol Phys，2000，48（2）：435-442.

[79] Hallman J L，Mori S，Sharp G C，et al. A four-dimensional computed tomography analysis of multiorgan abdominal motion. Int J Radiat Oncol Biol Phys，2012，83（1）：435-441.

[80] George R，Chung T D，Vedam S S，et al. Audio-visual biofeedback for respiratory-gated radiotherapy: impact of audio instruction and audio-visual biofeedback on respiratory-gated radiotherapy. Int J Radiat Oncol Biol Phys，2006，65（3）：924-933.

[81] Vedam S S，Keall P J，Kini V R，et al. Determining parameters for respiration-gated radiotherapy. Med Phys，

2001，28（10）：2139-2146.

[82] Falk M，Pommer T，Keall P，et al. Motion management during IMAT treatment of mobile lung tumors--a comparison of MLC tracking and gated delivery. Med Phys，2014，41（10）：101707.

[83] Abdelnour A F，Nehmeh S A，Pan T，et al. Phase and amplitude binning for 4D-CT imaging. Phys Med Biol，2007，52（12）：3515-3529.

[84] George R，Chung T D，Vedam S S，et al. Audio-visual biofeedback for respiratory-gated radiotherapy：impact of audio instruction and audio-visual biofeedback on respiratory-gated radiotherapy. Int J Radiat Oncol Biol Phys，2006，65（3）：924-933.

[85] Shirato H，Shimizu S，Kitamura K，et al. Organ motion in image-guided radiotherapy：lessons from real-time tumor-tracking radiotherapy. Int J Clin Oncol，2007，12（1）：8-16.

[86] Kitamura K，Shirato H，Seppenwoolde Y，et al. Tumor location，cirrhosis，and surgical history contribute to tumor movement in the liver，as measured during stereotactic irradiation using a real-time tumor-tracking radiotherapy system. Int J Radiat Oncol Biol Phys，2003，56（1）：221-228.

[87] Worm E S，Bertholet J，Høyer M，et al. Fiducial marker guided stereotactic liver radiotherapy：is a time delay between marker implantation and planning CT needed. Radiother Oncol，2016，121（1）：75-78.

[88] Zachiu C，Papadakis N，Ries M，et al. An improved optical flow tracking technique for real-time MR-guided beam therapies in moving organs. Phys Med Biol，2015，60（23）：9003-9029.

[89] Silva C，Mateus D，Eiras M，et al. Calypso 4D localization system：a review. Journal of Radiotherapy in Practice，2014，13（4）：473-483.

[90] Nguyen V H，Pyun J Y. Location detection and tracking of moving targets by a 2D IR-UWB radar system. Sensors（Basel），2015，15（3）：6740-6762.

[91] Rottmann J，Keall P，Berbeco R. Markerless EPID image guided dynamic multi-leaf collimator tracking for lung tumors. Phys Med Biol，2013，58（12）：4195-4204.

[92] Kubiak T. Particle therapy of moving targets-the strategies for tumour motion monitoring and moving targets irradiation. Br J Radiol，2016，89（1066）：20150275.

[93] Mutic S，Dempsey J F. The ViewRay system：magnetic resonance-guided and controlled radiotherapy. Semin Radiat Oncol，2014，24（3）：196-199.

[94] Depuydt T，Verellen D，Erbel S，et al. SU-GG-J-13：Geometric accuracy of real-time tumor tracking with the gimbaled linac system of the novel VERO SBRT system. Medical Physics，2010，37（6）：3311-3312.

[95] Fast M F，Nill S，Bedford J L，et al. Dynamic tumor tracking using the Elekta Agility MLC. Med Phys，2014，41（11）：111719.

[96] Grimm J. Stereotactic accelerated partial breast irradiation（SAPBI）for early-stage breast cancer：rationale，feasibility，and early experience using the CyberKnife radiosurgery delivery platform. Oncology，2015，29（1）：205142.

[97] Sothmann T，Blanck O，Poels K，et al. Real time tracking in liver SBRT：comparison of CyberKnife and Vero by planning structure-based γ-evaluation and dose-area-histograms. Phys Med Biol，2016，61（4）：1677-1691.

[98] Keall P J，Kini V R，Vedam S S，et al. Motion adaptive x-ray therapy：a feasibility study. Phys Med Biol，2001，46（1）：1-10.

[99] Pepin E W，Wu H，Shirato H. Use of dMLC for implementation of dynamic respiratory-gated radiation therapy. Medical Physics，2013，40（10）：101708.

[100] Wilbert J，Baier K，Hermann C，et al. Accuracy of real-time couch tracking during 3-dimensional conformal radiation therapy，intensity modulated radiation therapy，and volumetric modulated arc therapy for prostate cancer. Int J Radiat Oncol Biol Phys，2013，85（1）：237-242.

[101] Lang S，Zeimetz J，Ochsner G，et a；. Development and evaluation of a prototype tracking system using the treatment couch. Med Phys，2014，41（2）：021720.

[102] Lee S，Chang K H，Shim J B，et al. Evaluation of mechanical accuracy for couch-based tracking system（CBTS）. J Appl Clin Med Phys，2012，13（6）：3818.

[103] Watanabe M，Isobe K，Takisima H，et al. Intrafractional gastric motion and interfractional stomach deformity during radiation therapy. Radiother Oncol，2008，87（3）：425-431.

[104] van Kranen S，Mencarelli A，van Beek S，et al. Adaptive radiotherapy with an average anatomy model：evaluation and quantification of residual deformations in head and neck cancer patients. Radiother Oncol，2013，109（3）：463-468.

[105] Beekman C，van Triest B，van Beek S，et al. Margin and PTV volume reduction using a population based library of plans strategy for rectal cancer radiotherapy. Med Phys，2018，45（10）：4345-4354.

[106] Lutkenhaus L J，de Jong R，Geijsen E D，et al. Potential dosimetric benefit of an adaptive plan selection strategy for short-course radiotherapy in rectal cancer patients. Radiother Oncol，2016，119（3）：525-530.

[107] Ramella S，Fiore M，Silipigni S，et al. Local control and toxicity of adaptive radiotherapy using weekly CT imaging: results from the LARTIA trial in stage III NSCLC. J Thorac Oncol，2017，12（7）：1122-1130.

[108] Richter A，Hu Q，Steglich D，et al. Investigation of the usability of conebeam CT data sets for dose calculation. Radiat Oncol，2008，3：42.

[109] Schulze R，Heil U，Gross D，et al. Artefacts in CBCT: a review. Dentomaxillofac Radiol，2011，40（5）：265-273.

[110] 黄伟，Allenli X，李宝生. MRI 引导的自适应放疗技术进展. 中华放射肿瘤学杂志，2017，26（7）：819-822.

[111] Bohoudi O，Bruynzeel A M E，Senan S，et al. Fast and robust online adaptive planning in stereotactic MR-guided adaptive radiation therapy（SMART）for pancreatic cancer. Radiother Oncol，2017，125（3）：439-444.

[112] Rudra S，Jiang N，Rosenberg S A，et al. Using adaptive magnetic resonance image-guided radiation therapy for treatment of inoperable pancreatic cancer. Cancer Med，2019，8（5）：2123-2132.

[113] 陈明，李建彬，邓小武，等. 中国放射治疗相关的器官运动管理指南. 中国肿瘤，2021，30（10）：726-733.

[114] 赵永亮，储开岳，吴建亭，等. 胸腹部肿瘤患者放疗体位固定参考等中心与治疗等中心空间距离与后续治疗时摆位误差关系. 中华放射肿瘤学杂志，2015，24（1）：53-54.

[115] Dreher C，Oechsner M，Mayinger M，et al. Evaluation of the tumor movement and the reproducibility of two different immobilization setups for image-guided stereotactic body radiotherapy of liver tumors. Radiat Oncol，2018，13（1）：15.

[116] Riou O，Llacer Moscardo C，Fenoglietto P，et al. SBRT planning for liver metastases: a focus on immobilization，motion management and planning imaging techniques. Rep Pract Oncol Radiother，2017，22（2）：103-110.

[117] Xi M，Liu M Z，Deng X W，et al. Defining internal target volume（ITV）for hepatocellular carcinoma using four-dimensional CT. Radiother Oncol，2007，84（3）：272-278.

[118] 张英杰，李建彬，邢军，等. 基于四维和三维 CT 的肝癌靶区与正常组织移位分析. 中华放射肿瘤学杂志，2012，21（3）：261-262.

第六章 盆腔肿瘤的器官运动及管理

随着放疗设备的更新和计算机技术的进步，肿瘤的放射治疗已经进入精准放疗时代。早期的开放射野照射技术基本退出历史舞台，传统三维适形放射治疗（3D-CRT）技术也仅用于有限的几种肿瘤的放疗。目前，调强放射治疗（IMRT）已经成为常规的放疗方式。同时，容积旋转调强（VMAT/ARC）技术的应用也越来越广泛。IMRT 技术可以在将高度适形的剂量投照到治疗靶体积的同时尽可能减少对肿瘤周围危险器官（OAR）的照射剂量[1-4]。VMAT/ARC 技术相比于 IMRT 技术则可以进一步提高对 OAR 的保护，并使每个治疗分次的加速器出束时间进一步缩短[5]。

IMRT 和 VMAT/ARC 技术相比于 3D-CRT 技术具有明显的剂量学优势，但也正因如此，二者对患者解剖结构的可重复性提出了更高的要求。当患者计划 CT 上的解剖结构与实际治疗时的解剖结构存在明显差异，那么，在 IMRT 和 VMAT/ARC 技术条件下，就很容易造成肿瘤区的漏照射或者 OAR 的过量照射，从而导致治疗失败或者患者放疗毒副作用超过预期。对于盆腔肿瘤而言，主要 OAR 的位置和充盈状态在不同治疗分次间会发生显著变化，而计划靶区（PTV）的位置和体积也会相应发生改变。因此，在对盆腔肿瘤实施 IMRT 之前，分析各器官运动的范围和模式，并制订合理的运动管理方案，对计划的精确实施和剂量的可靠评估非常重要[6]。

第一节 盆腔部主要器官及常见肿瘤

一、盆腔部重要器官

盆腔内的脏器以泌尿系统器官、下消化道和生殖系统器官为主，主要包括骨盆、小肠、膀胱、结肠、直肠、肛门等。另外，在女性盆腔内，最主要的脏器还包括尿道、阴道、子宫、输卵管和卵巢，男性盆腔内主要的脏器则包括前列腺、睾丸、阴茎等生殖器。

二、盆腔部常见肿瘤

盆腔部位的常见肿瘤有宫颈癌、直肠癌、前列腺癌、膀胱癌、睾丸癌、卵巢癌、精原细胞瘤、骨转移瘤等。

据 2020 年世界卫生组织（WHO）的癌症报告统计[7]，2018 年全球男性新发癌症病例中，前列腺癌 127.6 万例，占 13.5%，位居发病率第二位；结直肠癌 102.6 万例，占 10.9%，位居发病率第三位；膀胱癌 42.4 万例，占 4.5%，位居发病率第六位。女性新发癌症病例中，结直肠癌 82.3 万例，占 9.5%，位居发病率第二位；宫颈癌 57.0 万例，占 6.6%，位居发病率第四位；子宫体癌 38.2 万例，占 4.4%，位居发病率第六位；卵巢癌 29.5 万例，占 3.4%，位居发病率第八位。不分性别的死亡率统计显示，960 万死亡病例中，结直肠癌占 9.2%，前列腺癌占 3.8%，宫颈癌占 3.3%，如图 6-1 所示。

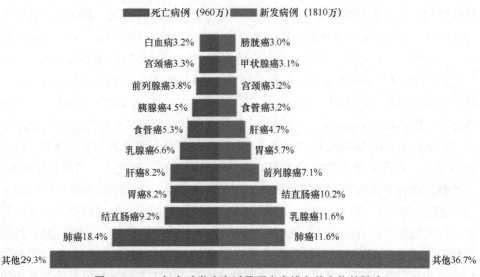

图 6-1　2018 年全球发病率以及死亡率排名前十位的肿瘤

据中国 2015 年前十位恶性肿瘤发病及死亡情况统计数据显示[8]，2015 年 215 万男性新发癌症病例中，结直肠癌占比 10.5%，位居第四位；前列腺癌占比 3.4%，位居第六位；膀胱癌占比 2.9%，位居第七位。178 万女性新发癌症病例中，结直肠癌占比 9.2%，位居第三位；宫颈癌占比 6.2%，位居第六位；子宫体癌占 3.9%，位居第八位，如图 6-2 所示。148.0 万男性总死亡病例中，结直肠癌占 7.4%，位居第五位；前列腺癌占比 2.1%，位居第十位。85.8 万女性总死亡病例中结直肠癌占 9.1%，位居第四位；宫颈癌占比 4.0%，位居第八位；卵巢癌占 3.0%，位居第十位。

三、放疗在盆腔肿瘤治疗中的角色

新型辅助放疗（适用于直肠癌患者）是结直肠癌治疗的主要手段之一，与手术和辅助化疗（适用于 II / IV 期和高危 II 期结肠癌患者）一样有着非常重要的作用[9]。对于可以进行根治性放疗的宫颈癌，推荐的方案有原发灶合并盆腔和（如果受累）主动脉旁淋巴结的外照射（总剂量为 45 ～ 50Gy），以及腔内近距离放射治疗（辅以每周 40g/m^2 的顺铂化疗）[10]。手术（根治性膀胱切除术）是肌肉浸润性膀胱癌的标准治疗方法，但对于保留器官的联合治疗的部分患者，或者不适合手术的患者，放化疗已经上升为手术的替代治疗选择。放化疗使膀胱完好的患者 5 年生存率达到 40% ～ 65%，5 年总生存率达到 40% ～ 50%，并且生活质量优良[11]。前列腺癌放射治疗有两种方式，即外照射治疗（ERT）和近距离放射治疗（BT）。近距离放射治疗通常用于早中期前列腺癌（CAP），而 ERT 则可用于任何阶段的 CAP。然而，ERT 后的近距离加量照射治疗也同样适用于中高危病例[12]。在前化疗时代，放射治疗在卵巢癌的辅助和巩固治疗中发挥着一定作用。如今，以铂为基础的化疗已经取代了放疗，并在大多数情况中发挥着重要作用。尽管如此，对于有局部症状的患者，临床上仍建议进行放射治疗以缓解症状[13]。

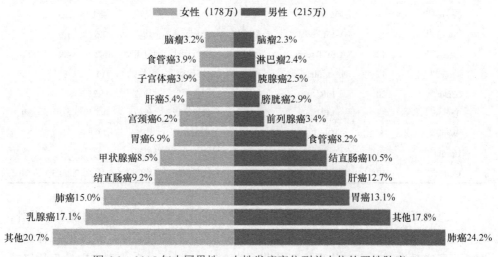

图 6-2　2015 年中国男性、女性发病率位列前十位的恶性肿瘤

第二节　盆腔肿瘤放疗中器官运动问题

随着时间的推移，盆腔内器官的位置和体积容易伴随生命活动而自然地发生周期性变化。因此，放疗计划设计时的盆腔解剖位置可能与治疗期间的盆腔解剖信息不同。而器官大小、形态以及位置的改变可能会导致临床靶区（CTV）位置与形状的改变。

当使用常规的"盒式"放射治疗技术时，照射体积覆盖了从骶岬到闭孔的整个骨盆，CTV 始终保持在照射体积内的可能性更高，因此，内部器官运动也就不那么重要。但调强放射治疗的剂量分布复杂，具有与靶区适形的凹面和相对陡峭的剂量梯度，治疗过程中器官的内部运动很容易导致部分靶区的漏照射或部分危险器官（OAR）不必要的高剂量照射。因此，需要重新考虑内部器官运动的潜在影响，以提高 PTV 和 OAR 空间位置和体积的一致性。

一、治疗分次间的子宫颈运动

多篇报道对子宫颈的运动进行了研究，结果如表 6-1 所示。研究方法主要分为三类：①通过计算机断层扫描、MV 射野影像或四维 CT 来计算子宫颈的位置变化 [17, 22-24]；②通过磁共振影像来计算子宫颈的位置变化 [20, 21]；③对子宫颈植入金标，然后再拍摄电子射野影像来计算子宫颈位置变化 [14-16, 18, 19]。

表 6-1　分次间子宫颈运动（mm）

作者	病例数	技术	检测频率	测量目标	统计量	前后	头脚	左右
Kaatee 等 [14]	10	EPID/seeds	每日	金标运动	均值	1.7	3.0	−1.3
Haripotepornkul[15]	10	kV/seeds	每日	金标运动	均值	4.2	4.1	1.9
de Pree[16]	9	kV/seeds	每日	金标运动	均值	−1.2	2.6	−1.5
Latifi[17]	15	MV-CT/seeds	每日	金标运动	均值	7.6	7.6	7.6
Mens[18]	12	kV/CBCT/seeds	每日	金标运动	随机运动	6.2	4.9	2.2
Lee[19]	17	Portal films	每周	环运动	中位值	16	8	10
Chan[20]	20	MRI	每周	子宫颈口	均值	11.2	11.3	/
Taylor[21]	33	MRI	隔日	宫颈前后	均值	4.1	2.7	0.3
Wang[22]	8	4D-CT	每周一、三、五	宫颈前后	均值	7.9	3.8	3.9
Beadle[23]	16	CT	每周	宫颈质心	极值平均	21	16	8
Collen[24]	10	MV-CT	每日	边界偏移	均值	0.4/−3	2.2/0.5	−3.5/0.2

大多数研究显示：子宫颈在前后和头脚方向的运动较大，左右运动较小。此外，使用金标计算出的运动范围相较于其他方法计算出的结果更小。最终的统计结果显示：子宫颈在前后方向的平均运动范围为 2.3 ～ 16mm，在头脚方向的平均运动范围为 2.7 ～ 8mm，左右方向平均运动范围为 0.3 ～ 10mm。

二、治疗分次间的子宫体运动

表 6-2 整理了现有文献中关于子宫体运动范围的数据。有关子宫体在治疗分次间运动的研究指出 [20-22, 24-26]：总体而言，子宫体的运动度大于子宫颈，并独立于子宫颈，而子宫底的运动度又大于子宫腔 [20]。此外，有研究进一步指出 [26]：18% 的患者子宫会出现 ≥ 30° 的旋转，并且 60 岁以下的患者子宫旋转度更高。还有 11% 的患者在计划设计时子宫前倾，而治疗期间子宫则后倾。另有一个特例，子宫旋转高达 91°，子宫底在前后方向上移位高达 48mm[22]。

表 6-2　分次间子宫体运动（mm）

作者	病例数	技术	检测频率	测量目标	统计量	前后	头脚	左右
Taylor[21]	33	MRI	隔日	子宫颈	均值	7	7.1	0.8
Wang[22]	8	4D-CT	每周一、三、五	子宫颈	均值	14.2	9.5	6.5
Chan[20]	20	MRI	每周	子宫底	均值	14.5	24.4	/
Collen[24]	10	MV-CT	每日	边界移动	均值	3.3/0.3	6.1/5.0	−0.6/0.7
Lee[25]	13	CT（SBDS）	每周	离心距离	随机运动	−1.1/4.3	−6.1	−2.6/−1.2

三、治疗分次间的淋巴结运动

有研究对治疗分次间的淋巴结运动进行了评估。对预防性淋巴结 CTV 的评估结果显示，其中位移位在 7～30mm[27]。每周 MRI 评估肿大淋巴结的运动显示，外放 5～9mm 的不均匀边界才能覆盖 95% 的 CTV 体积[28]。

四、治疗分次间的前列腺运动

有研究对植入金标后使用 CBCT 系统 IGRT 的 10 例前列腺癌病例进行了分析[29]，该研究将计划 CT 作为估计金标间距离的参考 CT，将 CBCT 与参考 CT 进行离线比较，并评估直肠和膀胱体积对前列腺移位的影响。对 120 个 CBCT 的分析结果显示，10 名患者前列腺沿 3 个轴（X、Y、Z）平均移位（$\pm$SD），分别为 X 方向（0.90 ± 0.84）mm，Y 方向（0.00 ± 2.07）mm，Z 方向（-0.80 ± 1.28）mm。前列腺移位与膀胱体积在 Y 轴的变化（$P < 0.001$）和直肠体积在 Z 轴的变化（$P < 0.05$）之间有显著的负相关关系，可重复的直肠排空状态可以有效降低前列腺放疗的不确定度。

第三节　治疗分次内的器官运动

有研究分析了前列腺在治疗分次内的运动[30]。该研究共 10 个病例，在做定位 CT 成像时进行超声（US）扫描，并在其放疗过程中每周进行一次 US 扫描。每次 US 扫描时对前列腺进行 2～2.5min 的监测，在整个 US 扫描过程中，患者保持仰卧位不动，共获得 51 条监测曲线。对三个正交方向的前列腺运动数据进行分析并计算体重指数（BMI）值，研究 BMI 与前列腺移位程度的相关性。研究结果显示，最大分次内移位的平均值（$\pm$1SD）分别为：头（+）/ 脚（0.2 ± 0.9）mm；左（+）/ 右（-0.2 ± 0.8）mm；前（+）/ 后（-0.2 ± 1.1）mm。最大的移位是 2.8mm，发生于体后方向。在头脚、左右、前后方向，移位大于 2.0mm 的分数百分比分别为 4%、2% 和 10%。最大的分次内欧氏距离（3D 向量）的平均值为（0.9 ± 0.6）mm。12% 的治疗分次最大 3D 矢量移位大于 2.0mm。只有两个分次（4%）观察到大于 3.0mm 的移位，而 BMI 和前列腺分次内移位的程度之间没有相关性。

也有研究分析了宫颈癌放疗中器官在治疗分次内的运动情况，表 6-3 列出了相关研究的统计结果。研究者分别在每个分次开始和结束时拍摄磁共振电影成像、CT 和电子射野影像来评估器官在治疗分次内的运动[15, 20, 22, 29, 31-33]。结果显示，治疗分次内子宫 - 子宫颈的平均运动范围为 0.1～3.0mm。尽管运动范围会随时间增加，但也只有不到 3% 的时间内会出现移位大于 5mm 的情况[30]。与治疗分次间的运动模式不同，分次内的内部运动并不具有明显的方向性。

表 6-3　分次内的器官运动（mm）

作者	病例数	技术	测量目标	统计量	前后	头脚	左右
Chan[20]	20	MRI	子宫口	均值	10.6	11.2	/
Haripotepornkul 等 [15]	10	kV	金标运动	均值	2.9	2.6	1.6
Wang[22]	8	4D-CT	子宫体	均值	2.0	2.0	1.8
Kerkhof[31]	22	MRI	CTV 运动	中位值	0.1	0.2	0.6
Mayr[30]	12	MRI	肿瘤	均值	0.9	/	/
Raj[33]	10	MRI	子宫颈	极值平均	1.4/5.1	3.9/2.9	/
Yamamoto[32]	10	Film/marker	子宫颈	95% CI	1.4 ~ 3.4	2.4 ~ 4.2	1.9 ~ 2.5

一、膀胱充盈对器官运动的影响

　　膀胱充盈状态不同，其体积会有显著差异。研究显示，膀胱充盈与子宫颈分次间运动直接相关。膀胱容量主要改变子宫顶端（ToU）在前后和头脚两个方向的位置，且效果因人而异 [21, 34, 35]。在膀胱不同充盈程度下，观察到患者 ToU 在头脚方向活动范围为 5 ~ 40mm，前后方向的活动范围为 0 ~ 65mm[34]。那些连续多次治疗时膀胱容量较为一致的患者（差异 < 50ml），其 ToU 最顶端平均运动为 4.2mm，而膀胱容量差异性较大的患者（> 50ml），其 ToU 最顶端平均运动为 11.2mm[20, 21]。膀胱充盈对子宫颈运动的影响小于子宫体 [21, 36]，当膀胱由全空变化到全充盈时，子宫颈位置会下移 5.5mm、前移 3.9mm[23]。

　　膀胱充盈变化，也会直接影响小肠的位置。研究表明，调强放射治疗对小肠的保护效果直接受膀胱体积大小的影响。更大的膀胱体积可使小肠远离肿瘤，从而使接受 > 50Gy 照射剂量的小肠体积平均减少 83cm³（范围 0 ~ 292cm³）[37]。

　　另有研究发现，在宫颈癌放射治疗过程中，平均膀胱体积会系统性地减少 [20, 24, 38]。从治疗的第一周到最后一周，膀胱平均体积从 156cm³ 下降到了 88cm³[23]。膀胱体积每减少 10cm³，子宫底将下移 18mm，子宫腔将下移 8mm，子宫颈将前移 3mm[20]。

　　另外，有回顾性研究显示，宫颈癌放射治疗前的膀胱容量还会对 CTV-ITV 外放边界有一定影响 [36]。当基线膀胱容积较小时（< 115ml），CTV 到 ITV 仅需要 7mm 的外放边界。而基线膀胱容积（> 115ml）较大时，则需要更大（12mm）的 CTV-ITV 外放边界。

二、直肠充盈对器官运动的影响

　　有关直肠充盈对子宫颈 - 子宫运动影响的研究发现 [36, 39]：相比于子宫，直肠充盈更易使子宫颈和阴道上部发生运动 [20, 21]。直肠容积与 GTV、CTV 和阴道上部前后移位显著相关，相关系数分别为 0.71、0.79 和 0.66[19]。一个特别的案例显示，直肠直径从 71mm 变为 34mm，导致子宫颈位置前后移位达 19mm[19]。直肠乙状结肠充盈减少 6cm^3，对应子宫腔会下移 3.6mm，子宫颈将下移 2.6mm[18]。

回顾性分析显示，治疗前直肠容积大于 70cm^3 的患者，其内部外放边界的后缘和下缘需要画得更大，分别为 20mm 和 12mm。而基线直肠容积小于 70cm^3 的患者，其内部外放边界的后缘和下缘可以画得更小，分别为 10mm 和 6mm[36]。研究指出，尽管直肠容积每日都有变化（范围在 21 ～ 150cm^3），但在整个疗程中并不存在系统性变化[18]。

三、膀胱直肠充盈度与其剂量的关系

有研究对膀胱直肠充盈度变化进行了分析[40]。该研究在每次治疗前获取了 12 例前列腺癌患者的 CBCT 图像，所有患者都接受 IMRT，治疗 39 个分次共 7800cGy，疗程 8 周。其中，6 名患者进行了膀胱和肠道准备，其他 6 名患者作为对照组。将 CBCT 图像上膀胱和直肠的体积与计划 CT 进行比较。结果表明：与有膀胱准备方案的患者相比，没有膀胱准备指导的患者膀胱体积和剂量的变化更大。对照组膀胱容量的最大变化高达 98%。没有执行肠道准备，直肠体积变化较大，最大变化高达 96%。采用肠道准备后，直肠体积最大变化小于 25%。

另一项研究分析了膀胱直肠充盈度变化导致的 OAR 剂量学差异[41]。该研究中患者均接受 70Gy/28Fx 的低分次前列腺 IMRT。每次治疗前扫描 CBCT，并将计划的治疗射野转移到每日 CBCT 上，计算出实际投照剂量。接着计算出膀胱和直肠体积剂量，并与每日膀胱和直肠充盈度进行相关性分析。研究发现：168 个每日 CBCT 中有 74.7% 的患者膀胱会变小。而这种体积的缩小与膀胱累积 V_{70} 的增加存在相关性，即从计划 CT 上的 9.47% 增加到治疗期间的 10.99%。直肠的 V_{70} 在计划 CT 上为 7.27%，而对所有 6 名患者进行平均后，CBCT 的平均值增加到了 11.56%。直肠体积剂量的增加与直肠体积的增加也存在相关性。其中有一位患者在治疗过程中，直肠和膀胱的绝对 V_{70} 对于整个疗程平均值分别增加了 295% 和 61%。研究中观察到膀胱和直肠的每日体积有较大的变化，这些变化与这些结构的体积剂量偏差存在相关性。综上，治疗过程中膀胱和直肠体积变化对这些器官接受的累积剂量有影响。且随着膀胱体积的增大，膀胱接受的体积剂量会减少，直肠的情况则相反。

四、外放边界的确定

一项关于前列腺外放边界的研究分析了 307 名患者 11 726 次定位的 70 356 个坐标偏移数据[42]。结果显示，男性依靠皮肤标记摆位的不确定度为：前后方向（0.8±5.4）mm，头脚方向（1.3±4.8）mm，左右方向（0.1±5.6）mm；依靠骨性标记的摆位误差为：前后方向（0.4±3.3）mm，头脚方向（0.1±2.5）mm，左右方向（0.1±1.4）mm。经计算，使用皮肤标记进行摆位时，CTV-PTV 的外放边界分别为 11.4mm、10.6mm 和 11.8mm（前后、头脚和左右），使用骨性结构进行摆位时，外放边界为 7.0mm、4.7mm 和 2.1mm。使用骨结构摆位时，若平均直肠面积 < 11cm³ 和膀胱体积 > 300cm³，则可使用较小的 CTV-PTV 外放边界。使用皮肤标记摆位时，BMI > 35kg/m³ 的患者需要使用最大的外放边界（左右方向可高达 15.8mm）。

多项研究对宫颈癌放疗中补偿子宫颈 - 子宫体运动的内部外放边界进行了分析，相关研究的统计结果如表 6-4 所示。有三项研究使用预设的外放边界来评估治疗时 CTV 的覆盖率。当使用 15mm 的各向同性外放边界时，有 32% 的治疗分次未能完全覆盖整个 CTV，而平均"遗漏"的体积仅为 4cm³[39]。当使用前后和头脚方向外放 20mm、左右方向外放 10mm 的各向异性外放边界时，也仍有 13% 的治疗分次没有完全覆盖 CTV[43]。相反，使用 5mm 和 20mm PTV 外放边界并采用 IMRT 技术进行治疗的剂量学分析表明，用 5mm 的外放边界补偿盆腔器官运动时，在 95% 的患者中有 98% 的 CTV 可以接受足够的剂量 [44]。

也有研究提出，针对特定部位设置非均匀外放边界，子宫底周围外放可达 4cm，子宫颈周围最多仅需外放 1.25cm[20]。另有一项研究结合不同的运动模型模拟了 1cm、2.4cm 均匀外放边界和锥形外放（子宫底周围 2.4cm 缩小到子宫颈周围 1cm）边界。用 1cm 的外放边界来补偿运动影响会使子宫底欠量约 5Gy（处方剂量的 10%）。使用锥形外放边界可以提高剂量对靶区的覆盖，但肠道和直肠剂量会略有增加（V_{50} 从 17.8 增加到 19.0，V_5 从 46.2 增加到 48.3）[45]。

尽管大多数研究建议各向异性地在前后方向外放 12 ~ 32mm、头脚方向外放 8 ~ 20mm、左右方向外放 7 ~ 17.5mm，但在临床实践中还是建议在 CTV 的周围各向同性地外放 15.3 ~ 21mm 内边界。

关于淋巴结内部外放边界的研究论证有限。两篇相关研究的摘要给出了相互矛盾的建议 [27, 28]，一项研究认为 1cm 的边缘足够，另一项研究认为不足。美国肿瘤放射治疗协作组主导建立的子宫癌和宫颈癌靶区勾画图谱建议 CTV-PTV 外放 7mm 来覆盖淋巴结体积 [46]。

表 6-4　建议的子宫体 - 子宫颈外放边界（mm）

作者	病例数	测算技术	测算频率	目标	前后	头脚	左右
Collen[24]	10	MV-CT	每日	子宫颈	17/12	15/9	9/8
Wang[22]	8	4D-CT	每周一、三、五	子宫颈	19/19	10/10	9/9
Chan[20]	20	MRI	每周	宫颈口	10 ~ 15	10 ~ 15	10 ~ 15
Latifi[17]	15	MV-CT/seeds	每日	金标	17/17	17/17	17/17
Collen[24]	10	MV-CT	每日	子宫体	19/19	20/19	13/13
Wang[22]	8	4D-CT	每周一、三、五	子宫体	32/32	20/20	14/14
Huh[26]	16	CT	每周二、四	子宫体	21/21	21/21	21/21
Chan[20]	20	MRI	每周	子宫底	10 ~ 40	10 ~ 40	10 ~ 40
Chan[20]	20	MRI	每周	子宫腔	10 ~ 12.5	10 ~ 12.5	10 ~ 12.5

续表

作者	病例数	测算技术	测算频率	目标	前后	头脚	左右
Schippers[28]	17	MRI	每周	增大淋巴结	7/8	7/9	5/8
van de Bunt 等[36]	20	MRI	每周	GTV	12/14	4/8	11/12
Kaatee[14]	10	EPID/seeds	每日	CTV	12/12	12.1/12.1	10.2/10.2
Tyagi[39]	10	CBCT	每日	CTV	15.3/15.3	15.3/15.3	15.3/15.3
Taylor[21]	33	MRI	隔日	CTV	15/15	15/15	7/7
Lee[19]	17	Portal/ring	每周	CTV	22.9/22.9	15.4/15.4	17.5/17.5
van de Bunt[36]	20	MRI	每周	CTV	24/17	11/8	16/12

五、膀胱直肠充盈度对后装治疗剂量的影响

有研究评估了阴道残端近距离治疗（VCB）中直肠容积对术后 VCB 直肠剂量的影响[47]。研究对 92 名连续接受 VCB 患者的计划 CT（334 组）进行了重新勾画（膀胱和直肠），并使用相同的参数进行回顾性计划再设计。然后对最大剂量 D_{max}、$D_{0.1cc}$、D_{1cc} 和 D_{2cc} 进行了单变量和多变量分析发现：直肠体积与 D_{max}、$D_{0.1cc}$、D_{1cc}、D_{2cc} 之间存在正相关关系。多重线性回归模型分析发现：直肠体积、圆柱施源器位置和圆柱施源器直径变量与剂量体积参数显著相关。较大的直肠体积与 VCB 分次间较高的直肠剂量参数具有相关性。另一项试图量化近距离治疗每个分次中 OAR 剂量差异的研究也指出，膀胱和直肠的体积增加与其剂量（D_{2cc}）之间有很强的正相关性，所以每一个分次都控制统一的膀胱容量，并且进行充分的肠道准备对后装治疗非常重要[48]。然而，一项基于在体直肠剂量测量的研究指出，直肠体积与在体直肠剂量测量结果或计划系统计算的直肠剂量没有统计学上的显著关联。而增加膀胱容量和阴道施源器与直肠的距离可减少直肠的辐射剂量[49]。

针对膀胱容量对剂量分布影响的研究显示[50-52]，较大的膀胱容量往往会收到较高的剂量，但膀胱充盈对剂量体积参数没有明显影响。膀胱容量较大时，小肠剂量会被最先降低，但直肠和乙状结肠体积剂量不会受膀胱充盈的影响。由于膀胱容积的增加会导致肠道 D_{2cc} 值的显著降低，为保护肠道，最好在膀胱充盈状态下实施治疗。

第四节　盆腔部器官运动的管理

盆腔部位的器官几乎不受患者呼吸的影响，器官运动的诱因主要来源于膀胱充盈的周期性变化、直肠内粪便体积的周期性变化、直肠内气体的随机性聚集和肠道的自主蠕动这几个方面。因此，本节的运动管理方法将围绕这几个方面进行介绍，旨在通过科学的干预手段指导临床，进而减少盆腔器官运动的诱发因素，将器官运动保持在较小的波动范围内。

一、患者摆位方式的选择

相比于仰卧位,使用腹板装置的俯卧位可使小肠向上方和前方移位。研究表明:俯卧位时,使用"有限弧"技术的旋转容积调强进行放疗,可使接受 $> 45Gy$ (V_{45}) 剂量的小肠体积 V_{45} 从 19% 减少到 12.5%,但也会使接受 $> 50Gy$ 剂量的大肠体积从 6.9% 增加到 14.8%[53]。使用七野调强技术放疗时,小肠 V_{45} 可从 20.3% 降低至 13.7%,但直肠 V_{40} 将从 69.5% 增加到 79.4%[54]。适形放射治疗条件下,俯卧位无法显著减少小肠剂量[55]。

采用俯卧位时,腹板还可以搭配小肠移位系统使用[25, 56, 57]。小肠移位系统是一种俯卧位时放置在腹部下方的聚苯乙烯泡沫塑料加压装置。使用小肠移位系统时,通过 IMRT 技术实施治疗,可将 PTV 内的平均小肠体积从 67.9% 减少到 16.8%[57]。

二、图像引导技术的运用

1. IGRT 引导摆位　影像引导放疗利用放疗科的影像学定位装置,可视化地定位治疗靶区和周围正常组织,以确保其相对于射束的位置正确[58, 59],从而使正常组织的辐射暴露最小化。IGRT 带来的放疗准确性的提升也提高了前列腺肿瘤放疗可接受的剂量上限,可在不增加治疗毒性的同时,提高肿瘤控制率[60]。尽管 IGRT 将治疗分次间靶区位置的不确定性降到了最低,每一天的实际照射过程中,膀胱、直肠及其他器官的解剖位置可重复性仍然依赖于治疗前的准备与监测。可重复性无法实现时,即使有 IGRT 引导摆位,剂量学上的偏差仍然在所难免。另外,分次内前列腺的移动仍然是一个问题。与骨盆区域的其他器官一样,造成前列腺治疗分次内移动的一个重要原因是直肠内的气团实时随机移动[61, 62]。

2. IGRT 自适应放疗　IGRT 引导的自适应放疗可以在每个治疗分次实时完成 CT 扫描,在线勾画靶区和正常组织,在线完成计划设计。从而保证投照到患者体内的实际剂量完全匹配患者当前分次的真实解剖结构。靶区和正常组织接受的剂量可以得到准确的评估。即使放疗分次间解剖位置不能重复,放疗潜在风险仍能得到有效控制。若辅以运动管理策略,理论上将可以得到更高的肿瘤控制率和更低的正常组织并发症率。

三、膀胱充盈一致性管理

膀胱是一个相对封闭的器官,膀胱容积一致性很难通过直接干预来实现。但膀胱内部为均质液体,实践中可以通过超声探测设备测量液体的体积来间接监测膀胱容量的变化,让患者在期望的膀胱容积下接受治疗。表6-5列出了一些文献中所采用的膀胱充盈度管理方法。

表 6-5 膀胱充盈度管理

作者	病例数	充盈度	干预时机	评估方法	充盈率（ml/min）
Jin[63]	49	60～600	定位/治疗前2小时	超声容量仪	0.19～5.13
Heijkoop[64]	16	300	治疗开始前2小时饮水，治疗开始前1小时排空后再次饮水	CBCT	3±2.7
Dees-Ribbers[65]	24	250	定位/治疗前1小时	CBCT	1.94
Chang[66]	20	不定量	/	超声容量仪	/
Ahmad[38]	24	500	定位/治疗前1小时	超声容量仪	9
Yoon[67]	20	500	定位/治疗前，小便排尽后	超声容量仪	/

如前所述，膀胱体积在整个治疗疗程中会发生明显的变化，因此膀胱体积一致性管理是保证精准放疗的基础。很多研究对膀胱体积管理方法进行了报道。膀胱容量可以通过超声容量仪实时测量，膀胱容量管理的有效方法就是通过超声容量仪来对膀胱容量进行监测，当监测数据达到期望值时才对患者实施治疗。需要注意的是，在治疗过程中膀胱的容量会系统性地变小[66]。同时，临床实践中教育、培训和持续性的膀胱容积监测对有效提高膀胱容量的一致性至关重要[67]。

实践中发现：患者很难通过自身感受来确保治疗时的膀胱容量和CT定位时的膀胱容量保持比较一致的水平。因此，在治疗前往往需要多次测量膀胱容量才能达到临床要求。对于当前治疗分次开始前首次测量体积偏小的患者，可以通过提高等待时间使膀胱容量增加，这个过程相对比较自然，除了增加等待时间外，患者生理和心理上没有额外负担。但是，对于当前治疗分次开始前首次测得体积就已经偏大的患者而言，通过排出部分尿液来实现剩余尿量与期望值一致是很难实现的，患者的心理负担也会随之增加。频繁的测量不仅会增加技术员的工作负担，也会打乱正常的治疗队列，而引起其他患者的不满。因此，临床实践中也需要将患者的排队时间与膀胱容量测量时间点进行统一管理。有研究分析了患者年龄、饮水量和体重指数对平均膀胱充盈率的影响[63]，结果显示膀胱容量随时间线性增加。同时观察到个体间的平均膀胱充盈率差异很大，范围为 0.19～5.13ml/min。平均膀胱充盈率与年龄（$R=-0.53$，$P=0.01$）和饮水量（$R=0.84$，$P=0.00$）相关，但与患者体重并无相关性（$P>0.05$）。因此，平均膀胱充盈率可以采用多元线性回归和迭代拟合两种方法进行量化。利用该模型可以得出最佳的超声扫描次数和放疗实施时间，使一次测量即满足要求的患者比例从 6.5% 增加到 41.2%。该方法可以减少患者因憋尿引起的不适，减少技术人员的劳动成本，但前期的个性化准备工作需要严格落实。

四、直肠充盈一致性管理

直肠具有一定的开放性，可以通过特定的技术手段直接干预直肠的体积或肠道微环境。直肠充盈一致性管理的技术手段多种多样，但目的主要是以下几点：

①排空或辅助排空直肠内的粪便；②排空直肠内的气体或减少直肠内气体的产生；③扩张直肠到某一固定并可重复的体积。表 6-6 列出了常用的干预手段。

表 6-6　直肠充盈度管理方法

作者	病例数	干预方法	干预时机	评估方法	有效性
Stasi[68]	10	直肠自主排空	定位 / 治疗前	CT	可降低器官运动影响
Smeenk[69]	文献综述	直肠内置球囊	定位 / 治疗中	CT，金标	可降低肛门直肠剂量
Parsai[70]	1 尸体	内置直肠牵引器	定位 / 治疗中	CT	可让直肠壁远离照射野
Fuji[71]	21	直肠插管排气	定位 / 治疗前	CT	可提高直肠 / 靶区重复性
Ogino[72]	76	示指插入直肠排气	定位 / 治疗前	CT	可降低靶区的运动和边界
Ki[73]	若干	益生菌，一日 2 次	治疗前 7 天开始	MV-CT	可提高直肠 / 靶区重复性
Nichol[62]	42	氧化镁泻药，晚 30ml 早 15 ～ 60ml	定位 / 治疗前 3 天开始	MRI	无明显效果
Lips[74]	46	氧化镁 500mg，一日两次	定位 / 治疗前 2 天开始	CT，金标	无明显效果
Nijkamp[75]	23	氧化镁 500mg，一日一次，晚上服用	定位 / 治疗前 2 天开始	CBCT	可以提高影像质量，降低靶区运动
Fiorino[76]	21	灌肠	定位 / 治疗清晨	MV-CT	可有效降低靶区运动
Seo[77]	15	50% 甘油 50ml 灌肠	定位 / 治疗前	kV 平片	可降低分次间靶区运动
Oates[78]	56	饮食规划	定位 / 治疗前 2 周	CBCT	可降低直肠体积变化
Mcnair[79]	22	饮食规划	定位前 3 天	CT	直肠充盈度没有变化
Lips[80]	844	非产气食物	定位前 5 天	kV 平片	不能降低分次内运动
Smitsmans[81]	26	饮食规划	定位前 1 周	CBCT	靶区运动有随机性降低

（一）直肠排空（rectum emptying）

解决直肠充盈一致性最简单的办法就是排空直肠。研究指出，在前列腺癌的模拟定位和治疗过程中，认真排空直肠的做法安全简单，可减少器官运动对直肠的剂量体积参数的影响[68]。单就直肠而言，8/10 的患者平均 DVH 比计划 CT 上计算的 DVH 更好。通过 Wilcoxon 检验比较治疗期间的平均 DVH 与计划 DVH 可以发现直肠剂量在统计学上的显著降低：V_{70} 降低 3.6%（P=0.022）；V_{50} 减小 5.5%（P=0.022）；中位剂量降低 3.2Gy（P=0.007）。DVH 系统性差异（计划影像与治疗影像的平均差异）、标准差和随机波动的平均标准差的平均值分别为 4.0%、4.7% 和 6.6%。

体积分析显示，计划和治疗 BEV 之间的直肠体积有微小的系统性变化。在 8/10 的患者中，治疗期间的平均直肠体积比计划 CT 时大。但无论是屈曲下方还是上方，计划设计阶段和治疗期间直肠壁的系统性变化都相当小。

（二）直肠球囊（endorectal balloon，EBR）

在前列腺放疗中，放置直肠球囊可有效减少前列腺运动，并使直肠体积最小化。有研究对直肠球囊的临床使用做了全面的总结[69]。对有肛门直肠疾病的患者而言，虽然使用 ERB 出现相关毒性的风险会增加，但整体而言，患者对 ERB 还是具有良好耐受性的。计划设计研究显示，应用 ERB 可减少直肠壁和肛门壁剂量，从而减少肛门直肠的毒性。图 6-3 为临床上常用的几种直肠球囊：ERB1 由一个 9cm 长的乳胶球囊组成，固定在 33cm 长的聚氯乙烯软轴上；ERB2 由一个 5cm 长的 silkolatex 球囊，固定在 30cm 长的双向直肠管上，由 silkolatex 涂层的软橡胶制成；ERB3 由一个 15cm 长的刚性轴组成，上面固定有一个 4.5cm 非乳胶固定套管；ERB4，放疗专用，由一根 20cm 长的聚氯乙烯软轴和一个 3cm 长的硅气球组成。前端封闭，配有阻挡器和深度标尺。

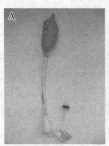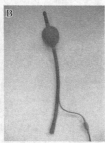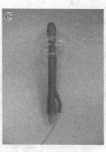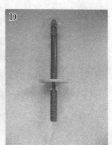

图 6-3　临床上常用的几种直肠球囊
A. ERB1；B. ERB2；C. ERB3；D. ERB4

在直肠球囊的实际临床使用中，需要制订明确的摆位和校正规程。而且球囊的填充材料对剂量分布，尤其是靶区跟直肠交界处的剂量分布有明显影响。研究表明，用水或对比剂填充的直肠球囊优于充空气的直肠球囊[82]。

（三）直肠牵引

对于宫颈癌、阴道癌和前列腺癌，直肠是需要进行剂量限制的器官，放疗可能会引起直肠毒性或继发性癌症的风险。只要把直肠前壁和辐射场之间拉开一个很短的距离，就能将理想的治疗剂量投照到治疗靶区内。解决这一问题的有效方法是将直肠作为危险器官进行物理移位。有研究提出了一种器官牵引装置，该装置采用了一种镍钛形状记忆合金，在启动时可使直肠移位，从而使直肠远离治疗射束的路径[70]。控制系统通过移动直肠前壁来创造出理想的形状，能够重复并安全地进行调节。研究发现，这种新型的器官回缩装置是一种很有前途的工具，可以应用于临床环境。在治疗盆腔肿瘤时，该装置可将直肠的剂量降到最低，并具有根据肿瘤体积投照消融剂量或在需要时提升总剂量的潜力。

（四）直肠排气

直肠内气体的有无或多少，对直肠和治疗靶体积的空间位置和形状有重要影响。直肠内的气体体积在整个放疗疗程中会有很大的变化，将其排出体外，有助于提高直肠及其附近治疗靶体积的空间重复性。

有研究评估了直肠内气体排出后，模拟定位和放疗过程中患者前列腺和精囊的运动情况[72]。如图 6-4 所示，该研究中实验组患者在指导下带橡胶手套涂抹橄榄油，将自己的示指经肛门插入直肠内，通过撑开直肠来排出气体。然后使用坐式马桶，并用清洁水喷射清洗肛门。该研究在采集用于计划设计的定位 CT 以外，还采集了三次放疗期间后续的定位 CT 影像。通过在每个 CT 影像上勾画出器官的轮廓，并使用质心坐标系分析前列腺和精囊的位置变化。结果表明，直肠气体清除后，可以减少横截面积，从而减少前列腺和精囊的运动和边缘。这对于需要对前列腺、精囊和盆腔淋巴结进行放疗的患者尤为重要。

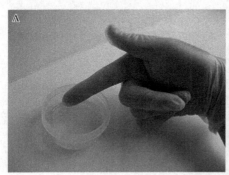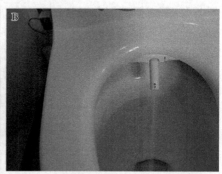

图 6-4　直肠排气模拟试验
A. 示指涂抹橄榄油；B. 坐式冲洗马桶

　　另一项研究使用软塑料乙状直肠排气管（图 6-5）从直肠排出气体[71]，直肠排气管有两个设计成适合直肠和肛门屈曲的回弯。侧壁开孔直通管腔，以便直肠内的气体排出。该研究纳入了 21 名接受前列腺癌质子束治疗的患者。治疗计划设计和治疗开始时，在排气管放置前后各进行一次 CT。然后在 CT 图像上测量前列腺移位和直肠体积的变化，21 名患者均能耐受排气操作。研究表明，插排气管的直肠体积明显低于没有插排气管的直肠体积。治疗计划阶段和治疗开始之间，插排气管的直肠体积明显小于没有插排气管的（7.8cm^3 vs.24.9cm^3）。排气管置入可明显减少前列腺在前后方向和头脚方向的移位，但左右方向的移位不明显。该操作减少了前列腺的移位，可以有效固定前列腺。

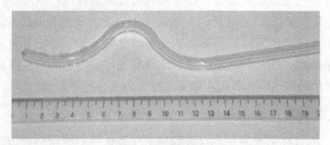

图 6-5　直肠排气管

（五）服用益生菌

　　益生菌是通过定植在人体内，改变宿主某一部位菌群组成的一类对宿主有益的活性微生物。其可以调节宿主黏膜与免疫系统功能、调节肠道内菌群平衡、促进营养吸收，从而保持肠道健康。益生菌能够促进肠道蠕动，增强营养吸收，改善腹泻，缓解便秘。能够促进消化，改善消化不良，降低直肠内气体的产生。

肠道产气量增加和腹胀是乳糖酶缺乏、功能性肠道疾病、小肠细菌过度生长等因素造成的后果。益生菌被认为是安全的微生物补充剂，也包含在发酵食品如酸奶、发酵牛奶和果汁中。据报道，益生菌可预防腹部或盆腔照射中辐射引起的肠炎和腹泻。服用益生菌的患者（1.4%）3级或4级腹泻发生率明显低于安慰剂组（54.4%）[83]。持续摄入益生菌可恢复肠道微生物菌群，强化肠道屏障能力。益生菌能稳定正常的肠道微生物菌群，减少过多气体的产生和腹胀[84]。有研究表明，摄入适量的益生菌能有效缓解排空障碍患者的胀气和大便硬结[85]。也有报道称，益生菌能减轻肠易激综合征的腹胀和大便相关症状[86]。

有研究试图通过指导患者服用益生菌来提高直肠体积的可重复性[73]。该研究将40位前列腺癌根治性TOMO患者随机分成两组，指导他们分别服用含有$1×10^8$个菌落形成单位的L型嗜酸菌益生菌胶囊和安慰剂胶囊，每日2次。然后分析直肠的百分体积变化，即计划CT和每日MV-CT图像之间的直肠体积差异。结果显示，服用益生菌组的中位直肠体积和中位直肠百分体积变化显著小于服用安慰剂组（中位直肠百分体积变化从18.5%降低到8%）。嗜酸菌可以显著降低直肠百分体积变化，从而降低决定前列腺位置的最重要因素。

（六）服用泻药

泻药已被用于减少治疗分次内或者治疗分次间因直肠气体而引起的摆位误差。使用泻药后肠蠕动增加，结肠难以吸收水分，可引起大便松软或腹泻，从而有利于直肠轻松排空。

为了减少前列腺的分次内运动，一些研究小组开始在放疗过程中每日使用氧化镁泻药[61, 62, 81]。这种方法的原理在于假设氧化镁能减少气团的数量，使直肠充盈更稳定。目前，这种药物也被用于宫颈癌照射的临床实践中。但在治疗过程中服用泻药，肠道内粪便自主移动也可能引起直肠扩张，从而引起前列腺运动。长期使用泻药也可诱发胃肠道不良反应，如严重腹泻，这也是盆腔照射中常见的毒性反应。

（七）灌肠

前列腺在直肠的前面，仅由筋膜相隔。因此，前列腺的位置受直肠体积的影响很大[87, 88]。尤其是外围区的位置很容易受到直肠体积变化的影响，因为外围区紧贴直肠前壁，约有2/3的前列腺癌发生在外周区[89]。因此，有必要将周围区纳入放疗范围。直肠胀大会将前列腺推向前方，尤其是周边区，引起部分前列腺照射不足。据报道，前列腺癌放疗计划CT中直肠扩张的患者，发生肿瘤局部控制率失败的概率更高[90, 91]。因此，遇到在CT定位时直肠胀大的患者，应建议其在直肠排空后重新进行CT扫描。

直肠排空可降低前列腺运动程度，还可降低前列腺在治疗分次内的运动。一项研究显示，在满直肠组和空直肠组中，10% 的前列腺发生超过 3mm 运动的时间分别是 1min 和 20min[72]。因此，在每次放疗前实施直肠灌肠，可以限制直肠体积变化引起的分次间和分次内前列腺运动。有研究在计划 CT 扫描和每次放疗之前，对患者进行 50ml 50% 甘油的直肠灌肠，以使直肠体积变化较小[77]，并且甘油不会干扰放疗的剂量分布。研究结果显示，提前进行直肠灌肠，治疗分次间前列腺移位频率较小。直肠灌肠可用于减少分次间前列腺移位和 CTV 到 PTV 之间的外放边界。

（八）饮食规划

饮食规划的潜在优势有两个方面：①饮食规划可减少 CBCT 图像采集过程中肠道移动气团的形成，以及 CBCT 图像中相关的重建伪影，从而提高 CBCT 扫描的图像质量和 3D 灰度配准的成功率；②治疗过程中直肠体积变化的减少可提高放疗分次间的几何重复性，而移动气腔的减小可降低前列腺在治疗分次内的运动。

为了减少肠道气体和获得可重复的直肠体积，有研究对前列腺放疗患者 CT 定位前 1 周到治疗结束期间的饮食进行了系统规划。从 CT 定位前 2 日晚上和治疗前 2 日开始，直到治疗结束，每日摄入温和泻药，即两片氧化镁片（每片 500mg），药量可根据实际情况适当增减。并规定定时进餐、定时排便、定时治疗。考虑到大多数人早上会排便，所以放射治疗建议安排在上午 10 点以后进行[81]。上述研究的影像结果显示，饮食规划明显降低了粪便和（游动）气体的发生率。粪便、气体和游动气体从非饮食规划组的 55%、61% 和 43% 显著降低至饮食规划组的 31%、47% 和 28%（$P < 0.001$）。由于直肠内气体和短期前列腺运动之间存在关联，因此治疗分次内的前列腺运动也会相应减少。3D 灰度值配准的成功率从 83% 提高到 94%（$P < 0.001$）。因此，在前列腺放疗中使用饮食规划是可取的。

另有研究指出，在规划饮食期间，为保证规律的肠道蠕动，患者要定时吃饭，避免漏餐，增加体力活动，每天饮 1.5 ～ 2L 的液体。避免食用全麦面包（细粒面包除外），谷类和麦片，坚果和花生，豌豆、豆类、卷心菜、洋葱、大蒜、红 / 青椒、紫菜、橙子、香蕉、西梅、干果，辣味食物，碳酸饮料和啤酒，咖啡每日不得多于 4 杯。为避免吞咽空气，进食时要细嚼慢咽，闭口咀嚼，小口饮食，避免咀嚼口香糖[80]。

第五节　运动的管理实践中需要注意的问题

器官运动管理只是提升放疗精准度的必要手段，并非放疗得以精确实施的根本保证。患者的健康状况、理解能力以及对规范流程的依从性是运动管理能否顺利实施的关键。精准放疗应该追求个性化而非标准化，切不可未经筛选而在患者没有充分理解的情况下，对所有患者实施统一的标准操作。凡是需要打破患者自然生理活动的干预手段，都必须要预先对患者的承受能力和理解能力进行评估。要充分尊重患者的知情权和选择权，务必保证患者在生理和心理上都能接受。每种干预手段的运用也都有一些需要特别注意的问题。

一、膀胱容量管理需要注意的问题

膀胱体积一致性角度来看，膀胱容积管理最简单的办法是直接排空尿液。但实践中为了保护小肠，放疗往往在膀胱比较充盈的状态下进行。膀胱的充盈状态需要让患者觉得比较舒适，但患者的感受是一个非常主观的标准，不建议将其作为放疗是否执行的决策依据。膀胱充盈状态下的放疗需要在有监测数据的情况下执行。

膀胱体积监测主要是通过超声膀胱容量仪检测患者膀胱容量来实现。在进行模拟 CT 的扫描时一定要跟患者仔细确认，确保计划 CT 中的膀胱容量未处于极限状态。否则，一旦等候治疗时间延长，很容易让健康状况不佳的患者对小便失去控制。另外，研究表明，膀胱容量会随着治疗的推进而发生系统性的变化，若模拟定位时膀胱处于极限状态，随着治疗的推进，膀胱容量的一致性将很难维持。

二、直肠充盈管理需要注意的问题

虽然直肠运动和前列腺运动之间存在直接联系，减少 CT 模拟和实际治疗之间直肠体积变化对前列腺放疗非常重要。但实现直肠体积一致的最有效方法尚存争议，各种方法差异性很大。

使用直肠排气管或用示指机械排空直肠气体的方法可能是最有效的技术。使用直肠排气管，直肠体积的平均差值从 $24.9cm^3$ 明显下降到 $7.8cm^3$。尽管如此，治疗前每日常规将排气管或者手指插入直肠，会引起患者不适，同时还需要注意不要刺激照射后的直肠黏膜。尽管文献中提到患者具有较好的耐受性，但在该人群中的成功使用可能不容易转化到其他放疗中心。

单纯饮食规划的重点是减少可发酵碳水化合物（豆类）的摄入量，以减少直肠气体产生，从而避免直肠胀气。此外，在临床实践中，低纤维饮食常常被推荐，其基本假设是低纤维饮食可增加大便次数和（或）大便稀溏的趋势，但尚无确切数据来佐证这种设想。消胀饮食策略非常直观，但大多数研究缺乏关于依从性的细节。饮食方面的地域差异意味着，特定的消胀饮食在不同省份使用时可能并不合适。这种多样性可能会使一个中心的饮食处方或结果无法推广到另一个中心。

消胀饮食结合泻药的研究发现，饮食规划结合泻药可使直肠内粪便和气体的发生率明显降低；但是，饮食控制对直肠气体积聚的影响会被泻药的影响所覆盖，因为泻药也可能引起严重的腹泻。同时积极结果也伴随着矛盾的产生，即约 50% 的扫描中仍有气体存在，前列腺旋转不能改善，前列腺运动发生 > 3mm 的概率没有改变，前列腺上段直肠体积的减少不具有可重复性。

灌肠是一种常见的方法，虽然这种方法似乎是一种直观的解决方案，有可能减少直肠体积的波动，但结果并非结论性的。没有前瞻性随机研究将灌肠与任何其他干预措施进行比较，大多数研究都是与回顾性队列或以前发表的结果进行比较。同样需要注意的是，所使用的药物可能会产生不同的结果，这取决于它们在直肠中的位置和插入的方法。另外，灌肠难以在最小的不适感下实现快速、可重复和有效的清洁。

没有证据表明使用泻药可以减少前列腺分次内的运动。在服用泻药的两项研究中，一项采用渗透性泻药镁乳，发现治疗组与对照组的前列腺分次内运动没有显著差异。另一项研究使用膨松剂车前子壳，发现观察组使用止泻药的概率增加。总之，泻药的使用往往难以坚持，而泻药消除气体的能力也无法得到证实。另外，肠道松弛剂在减少直肠变化和相关前列腺运动方面也被证明是无效的。

肠道菌群对食物的发酵是大肠内气体的主要来源，个体间差异大，并受饮食中可溶性和难溶性发酵纤维的混合影响。使用益生菌的研究发现，在治疗过程中直肠体积和百分比变化明显减少。益生菌虽然易于使用，但最佳剂量、使用的菌种以及其通过放疗对微生物群的影响尚未明确，尤其是补充益生菌对发酵和伴随气体产生的影响还需要进一步研究。

三、IGRT 需要注意的问题

器官运动管理既要保证治疗的精确性，又要保证治疗流程的流畅性。影像资料看到的是既成事实，基于影像结果，要么确认操作继续，要么阻断操作流程。所以图像引导只是既有结果的检验手段，而并非一致性的根本保证。保证一致性主要还是要依靠 CT 扫描前或者治疗实施前的准备工作和监测数据。重新摆位或者重新扫描 CT 会对工作流程产生影响，需要让患者重新进入排队序列。另外，图像引导也需要预先确定干预的阈值。

器官运动管理对盆腔部位肿瘤的精确放疗至关重要。盆腔部位器官运动管理主要是解决膀胱和直肠充盈一致性的问题。膀胱容量管理，主要借助于超声膀胱容量仪来实现，方法单一、操作简单，但参考膀胱容量的选择要适中。直肠充盈一致性管理，方法多样，尚无定论。合理的饮食规划，再结合益生菌的服用和直肠排空，可能是可行性最强且效果最佳的组合。

参 考 文 献

[1] Mundt A J，Roeske J C，Lujan A E. Intensity-modulated radiation therapy in gynecologic malignancies. Med Dosim，2002，27（2）：131-136.

[2] Mundt A J，Mell L K，Roeske J C. Preliminary analysis of chronic gastrointestinal toxicity in gynecology patients treated with intensity-modulated whole pelvic radiation therapy. Int J Radiat Oncol Biol Phys，2003，56（5）：1354-1360.

[3] Kidd E A，Siegel B A，Dehdashti F，et al. Clinical outcomes of definitive intensity-modulated radiation therapy with fluorodeoxyglucose-positron emission tomography simulation in patients with locally advanced cervical cancer. Int J Radiat Oncol Biol Phys，2010，77（4）：1085-1091.

[4] Hasselle M D，Rose B S，Kochanski J D，et al. Clinical outcomes of intensity-modulated pelvic radiation therapy

for carcinoma of the cervix. Int J Radiat Oncol Biol Phys，2011，80（5）：1436-1445.

[5] Cozzi L，Dinshaw K A，Shrivastava S K，et al. A treatment planning study comparing volumetric arc modulation with RapidArc and fixed field IMRT for cervix uteri radiotherapy. Radiother Oncol，2008，89（2）：180-191.

[6] Jadon R，Pembroke C A，Hanna C L，et al. A systematic review of organ motion and image-guided strategies in external beam radiotherapy for cervical cancer. Clin Oncol（R Coll Radiol），2014，26（4）：185-196.

[7] WHO. WHO report on cancer: setting priorities，investing wisely and providing care for all. Geneva: World Health Organization Licence，2020.

[8] 郑荣寿，孙可欣，张思维，等 . 2015 年中国恶性肿瘤流行情况分析 . 中华肿瘤杂志，2019，41（1）：19-28.

[9] Kuipers E J，Grady W M，Lieberman D，et al. Colorectal cancer. Nat Rev Dis Primers，2015，1: 15065.

[10] Vordermark D. Radiotherapy of cervical cancer. Oncol Res Treat，2016，39（9）：516-520.

[11] Riou O，Chauvet B，Lagrange J L，et al. Radiothérapie des cancers de vessie [Radiotherapy of bladder cancer]. Cancer Radiother，2016，20（Suppl）：S196-S199.

[12] Podder T K，Fredman E T，Ellis R J. Advances in radiotherapy for prostate cancer treatment. Adv Exp Med Biol，2018，1096: 31-47.

[13] Iorio G C，Martini S，Arcadipane F，et al. The role of radiotherapy in epithelial ovarian cancer: a literature overview. Med Oncol，2019，36（7）：64.

[14] Kaatee R S，Olofsen M J，Verstraate M B，et al. Detection of organ movement in cervix cancer patients using a fluoroscopic electronic portal imaging device and radiopaque markers. Int J Radiat Oncol Biol Phys，2002，54（2）：576-583.

[15] Haripotepornkul N H，Nath S K，Scanderbeg D，et al. Evaluation of intra- and inter-fraction movement of the cervix during intensity modulated radiation therapy. Radiother Oncol，2011，98（3）：347-351.

[16] Pree I D，Hoogeman M，Quint S. Evaluation of submucosal marker placement by repeat kV stereoscopic imaging for cervical cancer treatment. Radiat Oncol，2013，2007（44）：S168.

[17] Latifi K，Forster K M，Harris E E. Assessment of organ motion in intact cervix cancer patients treated with intensity modulated radiation therapy. Int J Radiat Oncol Biol Phys，2010，78（3）：S719.

[18] Mens J M. Tumor tracking in cervical cancer patients based on implanted polymeric markers. Int J Radiat Oncol Biol Phys Med Biol，2011，81（2）：S460.

[19] Lee C M，Shrieve D C，Gaffney D K. Rapid involution and mobility of carcinoma of the cervix. Int J Radiat Oncol Biol Phys，2004，58（2）：625-630.

[20] Chan P，Dinniwell R，Haider M A，et al. Inter- and intrafractional tumor and organ movement in patients with cervical cancer undergoing radiotherapy: a cinematic-MRI point-of-interest study. Int J Radiat Oncol Biol Phys，2008，70（5）：1507-1515.

[21] Taylor A，Powell M E. An assessment of interfractional uterine and cervical motion: implications for radiotherapy target volume definition in gynaecological cancer. Radiother Oncol，2008，88（2）：250-257.

[22] Wang Q，Lang J，Song Y, et al. Evaluation of intra- and interfraction movement of the cervix and the uterine body during intensity modulated radiation therapy. Int J Radiat Oncol Biol Phys，2012，84: S446.

[23] Beadle B M，Jhingran A，Salehpour M，et al. Cervix regression and motion during the course of external beam chemoradiation for cervical cancer. Int J Radiat Oncol Biol Phys，2009，73（1）：235-241.

[24] Collen C，Engels B，Duchateau M，et al. Volumetric imaging by megavoltage computed tomography for assessment of internal organ motion during radiotherapy for cervical cancer. Int J Radiat Oncol Biol Phys，2010，77（5）：1590-1595.

[25] Lee J E，Han Y，Huh S J，et al. Interfractional variation of uterine position during radical RT: weekly CT evaluation. Gynecol Oncol，2007，104（1）：145-151.

[26] Huh S J，Park W，Han Y. Interfractional variation in position of the uterus during radical radiotherapy for cervical cancer. Radiother Oncol，2004，71（1）：73-79.

[27] Velema L，Bondar M，Mens J，et al. Nodal CTV deformation cannot be neglected in highly conformal radiotherapy of cervical cancer patients. Radiother Oncol，2012，103: S185-S186.

[28] Schippers M，Bol G，Raaymakers B. Motion and volume changes of pelvic nodes in cervical cancer patients treated with chemoradiation: what margins are required. Radiother Oncol，2011，99: S311-S312.

[29] Ingrosso G, Miceli R, Ponti E, et al. Interfraction prostate displacement during image-guided radiotherapy using intraprostatic fiducial markers and a cone-beam computed tomography system: a volumetric off-line analysis in relation to the variations of rectal and bladder volumes. J Cancer Res Ther, 2019, 15 (Supplement): S69-S75.

[30] Mayr N A, Koch R M, Wang J Z. Intra-fractional organ motion of the uterus and tumor in cervical cancer patients implications for radiation therapy planning and delivery. Int J Radiat Oncol Biol Phys, 2006, 66: S164.

[31] Kerkhof E M, van der Put R W, Raaymakers B W, et al. Intrafraction motion in patients with cervical cancer: the benefit of soft tissue registration using MRI. Radiother Oncol, 2009, 93 (1): 115-121.

[32] Yamamoto R, Yonesaka A, Nishioka S, et al. High dose three-dimensional conformal boost (3DCB) using an orthogonal diagnostic X-ray set-up for patients with gynecological malignancy: a new application of real-time tumor-tracking system. Radiother Oncol, 2004, 73 (2): 219-222.

[33] Raj K, Guo P, Jones E, et al. Intrafraction organ motion of the normal cervix. Int J Radiat Oncol Biol Phys, 2005, 63: S220.

[34] Ahmad R, Hoogeman M S, Bondar M, et al. Increasing treatment accuracy for cervical cancer patients using correlations between bladder-filling change and cervix-uterus displacements: proof of principle. Radiother Oncol, 2011, 98 (3): 340-346.

[35] Buchali A, Koswig S, Dinges S, et al. Impact of the filling status of the bladder and rectum on their integral dose distribution and the movement of the uterus in the treatment planning of gynaecological cancer. Radiother Oncol, 1999, 52 (1): 29-34.

[36] van de Bunt L, Jürgenliemk-Schulz I M, de Kort G A, et al. Motion and deformation of the target volumes during IMRT for cervical cancer: what margins do we need. Radiother Oncol, 2008, 88 (2): 233-240.

[37] Georg P, Georg D, Hillbrand M, et al. Factors influencing bowel sparing in intensity modulated whole pelvic radiotherapy for gynaecological malignancies. Radiother Oncol, 2006, 80 (1): 19-26.

[38] Ahmad R, Hoogeman M S, Quint S, et al. Inter-fraction bladder filling variations and time trends for cervical cancer patients assessed with a portable 3-dimensional ultrasound bladder scanner. Radiother Oncol, 2008, 89 (2): 172-179.

[39] Tyagi N, Lewis J H, Yashar C M, et al. Daily online cone beam computed tomography to assess interfractional motion in patients with intact cervical cancer. Int J Radiat Oncol Biol Phys, 2011, 80 (1): 273-280.

[40] Heng S P, Low S H, Sivamany K. The influence of the bowel and bladder preparation protocol for radiotherapy of prostate cancer using kilo-voltage cone beam CT: our experience. Indian J Cancer, 2015, 52 (4): 639-644.

[41] Pearson D, Gill S K, Campbell N, et al. Dosimetric and volumetric changes in the rectum and bladder in patients receiving CBCT-guided prostate IMRT: analysis based on daily CBCT dose calculation. J Appl Clin Med Phys, 2016, 17 (6): 107-117.

[42] Dolezel M, Slezak P, Odrazka K, et al. Interfraction variation in prostate cancer-analysis of 11726 cone-beam CT. J Buon, 2015, 20 (4): 1081-1087.

[43] Bloemers M, Ruiter P D, Triest B V, et al. Evaluation of PTV margins and cervical organ motionwith cone beam CT in cervical cancer patients. Radiother Oncol, 2010, 96: S145-S149.

[44] Lim K, Kelly V, Stewart J, et al. Pelvic radiotherapy for cancer of the cervix: is what you plan actually what you deliver. Int J Radiat Oncol Biol Phys, 2009, 74 (1): 304-312.

[45] Gordon J J, Weiss E, Abayomi O K, et al. The effect of uterine motion and uterine margins on target and normal tissue doses in intensity modulated radiation therapy of cervical cancer. Phys Med Biol, 2011, 56 (10): 2887-2901.

[46] Lim K, Small W Jr, Portelance L, et al. Consensus guidelines for delineation of clinical target volume for intensity-modulated pelvic radiotherapy for the definitive treatment of cervix cancer. Int J Radiat Oncol Biol Phys, 2011, 79 (2): 348-355.

[47] Sabater S, Arenas M, Berenguer R, et al. Dosimetric analysis of rectal filling on rectal doses during vaginal cuff brachytherapy. Brachytherapy, 2015, 14 (4): 458-463.

[48] Rangarajan R. Interfraction variations in organ filling and their impact on dosimetry in CT image based HDR intracavitary brachytherapy. J Med Phys, 2018, 43 (1): 23-27.

[49] Bergau P F L, Schirmer M A, Leha A, et al. The impact of rectal/bladder filling and applicator positioning on

in vivo rectal dosimetry in vaginal cuff brachytherapy using an enhanced therapy setting. Brachytherapy, 2020, 19 (2): 168-175.

[50] Mahantshetty U, Shetty S, Majumder D, et al. Optimal bladder filling during high-dose-rate intracavitary brachytherapy for cervical cancer: a dosimetric study. J Contemp Brachytherapy, 2017, 9 (2): 112-117.

[51] Hung J, Shen S, De Los Santos J F, et al. Image-based 3D treatment planning for vaginal cylinder brachytherapy: dosimetric effects of bladder filling on organs at risk. Int J Radiat Oncol Biol Phys, 2012, 83 (3): 980-985.

[52] Kim R Y, Shen S, Lin H Y, et al. Effects of bladder distension on organs at risk in 3D image-based planning of intracavitary brachytherapy for cervical cancer. Int J Radiat Oncol Biol Phys, 2010, 76 (2): 485-489.

[53] Adli M, Mayr N A, Kaiser H S, et al. Does prone positioning reduce small bowel dose in pelvic radiation with intensity-modulated radiotherapy for gynecologic cancer. Int J Radiat Oncol Biol Phys, 2003, 57 (1): 230-238.

[54] Stromberger C, Kom Y, Kawgan-Kagan M, et al. Intensity-modulated radiotherapy in patients with cervical cancer. An intra-individual comparison of prone and supine positioning. Radiat Oncol, 2010, 5: 63.

[55] Pinkawa M, Gagel B, Demirel C, et al. Dose-volume histogram evaluation of prone and supine patient position in external beam radiotherapy for cervical and endometrial cancer. Radiother Oncol, 2003, 69 (1): 99-105.

[56] Park W, Huh S J, Lee J E, et al. Variation of small bowel sparing with small bowel displacement system according to the physiological status of the bladder during radiotherapy for cervical cancer. Gynecol Oncol, 2005, 99 (3): 645-651.

[57] Huh S J, Kang M K, Han Y. Small bowel displacement system-assisted intensity-modulated radiotherapy for cervical cancer. Gynecol Oncol, 2004, 93 (2): 400-406.

[58] Smitsmans M H, Wolthaus J W, Artignan X, et al. Automatic localization of the prostate for on-line or off-line image-guided radiotherapy. Int J Radiat Oncol Biol Phys, 2004, 60 (2): 623-635.

[59] Nederveen A J, Dehnad H, van der Heide U A, et al. Comparison of megavoltage position verification for prostate irradiation based on bony anatomy and implanted fiducials. Radiother Oncol, 2003, 68 (1): 81-88.

[60] Lips I M, Dehnad H, van Gils C H, et al. High-dose intensity-modulated radiotherapy for prostate cancer using daily fiducial marker-based position verification: acute and late toxicity in 331 patients. Radiat Oncol, 2008, 3: 15.

[61] Nederveen A J, van der Heide U A, Dehnad H, et al. Measurements and clinical consequences of prostate motion during a radiotherapy fraction. Int J Radiat Oncol Biol Phys, 2002, 53 (1): 206-214.

[62] Nichol A M, Warde P R, Lockwood G A, et al. A cinematic magnetic resonance imaging study of milk of magnesia laxative and an antiflatulent diet to reduce intrafraction prostate motion. Int J Radiat Oncol Biol Phys, 2010, 77 (4): 1072-1078.

[63] Jin F, Luo H L, Zhou J, et al. A parameterized model for mean urinary inflow rate and its preliminary application in radiotherapy for cervical cancer. Sci Rep, 2017, 7 (1): 280.

[64] Heijkoop S T, Langerak T R, Quint S, et al. Quantification of intra-fraction changes during radiotherapy of cervical cancer assessed with pre- and post-fraction Cone Beam CT scans. Radiother Oncol, 2015, 117 (3): 536-541.

[65] Dees-Ribbers H M, Betgen A, Pos F J, et al. Inter- and intra-fractional bladder motion during radiotherapy for bladder cancer: a comparison of full and empty bladders. Radiother Oncol, 2014, 113 (2): 254-259.

[66] Chang J S, Yoon H I, Cha H J, et al. Bladder filling variations during concurrent chemotherapy and pelvic radiotherapy in rectal cancer patients: early experience of bladder volume assessment using ultrasound scanner. Radiat Oncol J, 2013, 31 (1): 41-47.

[67] Yoon H I, Chung Y, Chang J S, et al. Evaluating variations of bladder volume using an ultrasound scanner in rectal cancer patients during chemoradiation: is protocol-based full bladder maintenance using a bladder scanner useful to maintain the bladder volume. PLoS One, 2015, 10 (6): e0128791.

[68] Stasi M, Munoz F, Fiorino C, et al. Emptying the rectum before treatment delivery limits the variations of rectal dose - volume parameters during 3DCRT of prostate cancer. Radiother Oncol, 2006, 80 (3): 363-370.

[69] Smeenk R J, Teh B S, Butler E B, et al. Is there a role for endorectal balloons in prostate radiotherapy? A systematic review. Radiother Oncol, 2010, 95 (3): 277-282.

[70] Parsai E I, Jahadakbar A, Lavvafi H, et al. A novel and innovative device to retract rectum during radiation therapy of pelvic tumors. J Appl Clin Med Phys, 2019, 20 (1): 194-199.

[71] Fuji H，Murayama S，Niwakawa M，et al. Changes in rectal volume and prostate localization due to placement of a rectum-emptying tube. Jpn J Radiol，2009，27（5）：205-212.

[72] Ogino I，Uemura H，Inoue T，et al. Reduction of prostate motion by removal of gas in rectum during radiotherapy. Int J Radiat Oncol Biol Phys，2008，72（2）：456-466.

[73] Ki Y，Kim W，Nam J，et al. Probiotics for rectal volume variation during radiation therapy for prostate cancer. Int J Radiat Oncol Biol Phys，2013，87（4）：646-650.

[74] Lips I M，van Gils C H，Kotte A N，et al. A double-blind placebo-controlled randomized clinical trial with magnesium oxide to reduce intrafraction prostate motion for prostate cancer radiotherapy. Int J Radiat Oncol Biol Phys，2012，83（2）：653-660.

[75] Nijkamp J，Pos F J，Nuver T T，et al. Adaptive radiotherapy for prostate cancer using kilovoltage cone-beam computed tomography：first clinical results. Int J Radiat Oncol Biol Phys，2008，70（1）：75-82.

[76] Fiorino C，Di Muzio N，Broggi S，et al. Evidence of limited motion of the prostate by carefully emptying the rectum as assessed by daily MVCT image guidance with helical tomotherapy. Int J Radiat Oncol Biol Phys，2008，71（2）：611-617.

[77] Seo Y E，Kim T H，Lee K S，et al. Interfraction prostate movement in bone alignment after rectal enema for radiotherapy. Korean J Urol，2014，55（1）：23-28.

[78] Oates R W，Schneider M E，Lim Joon M，et al. A randomised study of a diet intervention to maintain consistent rectal volume for patients receiving radical radiotherapy to the prostate. Acta Oncol，2014，53（4）：569-571.

[79] McNair H A，Wedlake L，McVey G P，et al. Can diet combined with treatment scheduling achieve consistency of rectal filling in patients receiving radiotherapy to the prostate. Radiother Oncol，2011，101（3）：471-478.

[80] Lips I M，Kotte A N，van Gils C H，et al. Influence of antiflatulent dietary advice on intrafraction motion for prostate cancer radiotherapy. Int J Radiat Oncol Biol Phys，2011，81（4）：e401-e406.

[81] Smitsmans M H，Pos F J，de Bois J，et al. The influence of a dietary protocol on cone beam CT-guided radiotherapy for prostate cancer patients. Int J Radiat Oncol Biol Phys，2008，71（4）：1279-1286.

[82] Srivastava S P，Das I J，Kumar A，et al. Impact of rectal balloon-filling materials on the dosimetry of prostate and organs at risk in photon beam therapy. J Appl Clin Med Phys，2013，14（1）：3993.

[83] Blanarova C，Galovicova A，Petrasova D. Use of probiotics for prevention of radiation-induced diarrhea. Bratisl Lek Listy，2009，110（2）：98-104.

[84] Ringel-Kulka T，Palsson O S，Maier D，et al. Probiotic bacteria Lactobacillus acidophilus NCFM and Bifidobacterium lactis Bi-07 versus placebo for the symptoms of bloating in patients with functional bowel disorders：a double-blind study. J Clin Gastroenterol，2011，45（6）：518-525.

[85] Del Piano M，Carmagnola S，Anderloni A，et al. The use of probiotics in healthy volunteers with evacuation disorders and hard stools：a double-blind，randomized，placebo-controlled study. J Clin Gastroenterol，2010，44（Suppl 1）：S30-S34.

[86] Kim H J，Vazquez Roque M I，Camilleri M，et al. A randomized controlled trial of a probiotic combination VSL#3 and placebo in irritable bowel syndrome with bloating. Neurogastroenterol Motil，2005，17（5）：687-696.

[87] Antolak J A，Rosen I I，Childress C H，et al. Prostate target volume variations during a course of radiotherapy. Int J Radiat Oncol Biol Phys，1998，42（3）：661-672.

[88] Melian E，Mageras G S，Fuks Z，et al. Variation in prostate position quantitation and implications for three-dimensional conformal treatment planning. Int J Radiat Oncol Biol Phys，1997，38（1）：73-81.

[89] McNeal J E，Redwine E A，Freiha F S，et al. Zonal distribution of prostatic adenocarcinoma. Correlation with histologic pattern and direction of spread. Am J Surg Pathol，1988，12（12）：897-906.

[90] de Crevoisier R，Tucker S L，Dong L，et al. Increased risk of biochemical and local failure in patients with distended rectum on the planning CT for prostate cancer radiotherapy. Int J Radiat Oncol Biol Phys，2005，62（4）：965-973.

[91] Heemsbergen W D，Hoogeman M S，Witte M G，et al. Increased risk of biochemical and clinical failure for prostate patients with a large rectum at radiotherapy planning：results from the Dutch trial of 68 Gy versus 78 Gy. Int J Radiat Oncol Biol Phys，2007，67（5）：1418-1424.

第七章　人工智能与器官运动管理

肿瘤放射治疗物理技术已经拥有比较完善的理论架构和操作流程，目前主流的图像引导放射治疗（IGRT）技术在调强放射治疗（IMRT）基础上已加入时间因素，即考虑了解剖组织在治疗过程中的运动如呼吸运动、心脏搏动等，但在实际操作过程中，实现精准放疗仍有难度。除了靶区勾画差异外，人体运动诱发的肿瘤和周围危险器官运动，会使得定位影像与其实际位置存在移位。这种无法预测的移位可能会导致处方剂量不能准确地覆盖靶区以及规避危险器官，从而降低放疗增益比，甚至造成脱靶等严重后果。因此，器官运动管理和监控在 IGRT 放疗过程中至关重要。

人工智能（artificial intelligence，AI）目前正被引入包括医学在内的不同领域。特别是在放射肿瘤学中，利用机器学习模型可以优化工作流程，提高时效性及精准度。本章节将对 AI 相关基础知识做一简要说明，之后将从头颈部肿瘤、胸部肿瘤、腹部肿瘤三部分重点阐述人工智能在 IGRT 放疗过程中器官运动管理的最新应用与进展。

第一节　人工智能算法

一、机 器 学 习

人工智能，顾名思义，在计算机科学中就是让计算机变得更智能。在此基础上最基本的要求之一便是具有学习能力的智能行为，因此，机器学习是人工智能中一个重要的分支之一，并且也是 AI 版图中发展得最快最迅猛的领域。机器学习也成为医学研究数据分析中不可或缺的工具之一。机器学习算法在很早期的时候，就被应用于医学领域。特别在 2000 年以后，数字革命提供了相对便利和可用的方法来收集和存储数据。而随着技术的发展，现代医院越来越多配备了良好的监测和数据收集设备，方便了数据的集中收集和共享。

1950 ～ 1970 年，随着电子计算机的使用，机器学习算法被开发出来用于建模和分析大量的数据集。最早期的机器学习主要分为三大类：以 Hunt 等 [1] 为代表描述的符号学习方法，Nilsson[2] 推出的数据统计方法，Rosenblatt[3] 提出的神经网络。科技发展到现在更先进的方法 [4]：统计和模式识别技术，如 K 邻近算法；判别分析、贝叶斯分类、符号规则的归纳学习，如自上向下归纳的决策树、决策规则归纳和逻辑程序的归纳等；人工神经网络，如多层前馈神经网络反向传播等。

　　根据算法分类，机器学习主要被分为三类算法：有监督学习、无监督学习和强化学习三种，有监督学习和无监督学习两个部分将在后文做详细介绍。强化学习相较于其他两种算法，是一种较为特殊的算法，该算法更具有"智能"，可以根据当前环境和状态来确定下一步的执行操作，然后产生新的环境，再如此反复。最典型的例子就是之前网络上很火的人机围棋大战，计算机需要根据每一步的落棋和棋局形势来决定下一步的操作。

　　虽然机器学习诞生于 20 世纪 80 年代，很多我们现在正在使用的一些算法也早就被提出，如反向传播算法、卷积神经网络等，但是在神经网络等理论在被提出后的很长一段时间内都没有被重视，或者说是没有成功地被应用。在 2006 年以后，由于计算机技术的持续发展，神经网络才慢慢被大量应用于机器学习领域，开始蓬勃发展，随着神经网络的改进和优化，深度学习作为机器学习的一个主要领域，慢慢地走到了台前。

　　机器学习的演化不过五十多年：最早是在 20 世纪 80 年代，以符号主义为主导 [5]，指的是使用符号、规则和逻辑来表征知识和进行逻辑推理，代表算法是决策树，这些算法一般架构于大型机或服务器，实用性比较有限，无法做到大范围应用；到了 90 年代，贝叶斯理论成为主流，贝叶斯提出了类似于"逆概率"的理论，通过获取发生的可能性来进行概率推理，其架构在小型服务器集群上，在当时来说，已经可以较好地完成一些分类任务了；同时期的还有支持向量机等算法被推出，该算法根据约束条件来优化函数；而发展到 2010 年，联结主义成为现在的热门，联结主义指的是使用概率矩阵和加权神经元来动态判别和归纳数据，代表算法则是神经网络；同样，这样的大数据处理架构于大型服务器，能够实现更精准的图像声音等识别，也可用于医学数据分析、翻译、犯罪学分析等领域，同时强化学习也在这个时期有了一定的发展，进化主义最常用的是遗传算法，是一种强化学习算法，能够产生变化，在所有的决策当中取其最优。

　　2010 年以后，融合各种理论的算法开始迅猛发展，主导的流派则是联结主义和符号主义的融合，架构是云计算，使用了大量记忆神经网络、大规模集成、基于先知的推理等理论。如今则呈现了百花齐放的势态，各种理论互相融合和叠加变成了常态。

二、深度学习

　　深度学习的起源可以追溯到 20 世纪 40 年代 [6]，将其用于解决现代复杂问题主要是因为以下三个因素的推动。①大量训练数据的可用性：近年来，随着信息的普遍数字化，大量数据可用于训练复杂的计算模型；②强大计算资源的可用性：在大量数据基础上学习复杂功能会导致巨大的计算需求，计算机的飞速发展推动了深度学习的应用；③算法公共资源的可用性：在不同的领域，越来越多的源代码在公共平台上发布。

　　深度学习是学习样本数据的内在规律和表示层次，构建能够代表数据的复杂数学模型，并进一步执行准确的数据分析。在数据处理层，采用一些非线性或线性的函数，并根据不同需求对其进行加权处理。这样做的目的是：通过训练数据集构建一个计算模型，不断地迭代学习以确定模型的参数，使其逐渐表现出更好的性能，完成指定的任务。计算模型通常采用人工神经网络（artificial neural network，ANN）的形式，由多层神经元 / 感知机等基本计算单元组成，其参数（即网络权重）表示不同层神经元之间的连接强度，见图 7-1。在典型的深度神经网络中，输入信号的每个特征都由网络参数加权，并由神经元层进行分层处理。使用训练数据来学习连接的强度，即网络参数值。输入和输出信号看不到的网络层通常称为隐藏层。一旦针对特定任务进行了训练，深度学习模型能够使用各种测试数据准确地执行相同的任务，当代的深度学习模型通常经过数百个小时的训练，才能拥有足够的准确率。深度学习方法有监督学习和无监督学习两种。

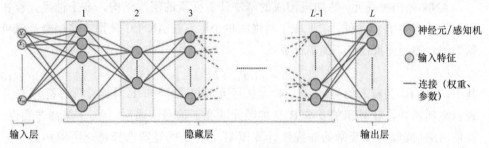

图 7-1　典型的深度神经网络

（一）监督学习

　　在监督学习（supervised learning）中，假设训练数据以 (x, y) 的形式存在，其中 $x \in R^m$ 是训练样本，y 是其标签。训练样本通常属于不同的数据类别。监督学习的经典应用是在训练数据的帮助下找到计算模型，使其能够正确预测训练之前没有见过的数据样本的标签。在学习中，看不见的数据样本被称为测试样本。想要成功构建一个能够完成样本分类测试的模型，可以将学习问题化为参数模型，最大程度地减少特定损失。仅当学习的参数模型能够预测数据样本的正确标签时，它才具有较小的值。模型损失指的是每个数据样本的损失值，模型的成本为各个数据样本计算的损失的期望值。深度学习使我们能够在非常大的数据集上实现低成本的模型参数学习。

（二）无监督学习

　　监督学习假设了训练数据的样本标签，而无监督学习（unsupervised learning）则是假定样本标签不可用。在这样的情况下，计算模型的典型应用是根据数据样本内在特征的相似性将数据样本分类为不同的组。例如，根据图像三原色（RGB）值对色彩图像的像素进行聚类。与监督学习相似，无监督学习模型也可以利用损失函数最小化作为训练目标。在深度学习中，通常会设计一种损失函数，它是模型输入信号对其自身的准确映射。一旦映射被学习，就可以使用该模型很好地计算数据样本的表示形式。

除了监督学习和无监督学习外，其他学习类型还包括半监督学习（semi-supervised learning）[7]和强化学习（reinforcement learning）[8]等。半监督学习使用的训练数据中，仅有比较小的子集带有标签。强化学习又称再励学习、评价学习或增强学习，是机器学习的范式和方法论之一，用于描述和解决智能体（agent）与环境交互过程中通过学习策略达成回报最大化或实现特定目标的问题。

三、常用网络

（一）人工神经网络（ANN）

ANN 是由神经元/感知机构成的基本计算元素的层次结构。多个神经元存在于层次结构的单个级别上，形成了网络的单个层。在 ANN 中使用许多层会加深机器学习。神经元执行以下简单计算：

$$a = f(\omega^{\mathrm{T}}x + b) \tag{7-1}$$

其中，$x \in \mathbf{R}^m$ 是输入信号，$\omega \in \mathbf{R}^m$ 是神经元的权重，$b \in \mathbf{R}$ 是偏差项。符号 $f(\ )$ 表示激活函数，计算出的 $a \in \mathbf{R}$ 是神经元的激活信号。通常，$f(\ )$ 保持非线性，以使 ANN 能够诱导复杂的非线性计算模型。$f(\ )$ 的经典选择是众所周知的 S 形和双曲正切函数。图 7-2 是标准 ANN 中单个神经元/感知机的剖析图。输入信号 x 的每个特征系数 $x_i, \forall i \in \{1, \cdots, m\}$ 都由相应的权重 ω_i 加权。将偏差项 b 添加到加权总和 $\omega^{\mathrm{T}}x$，然后应用非线性/线性函数 $f(\ )$ 来计算激活项 a。

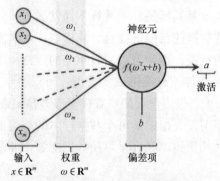

图 7-2　单个神经元/感知机

神经网络必须学习公式（7-1）中的权重值和偏差值。公式（7-1）用于学习这些参数的策略（即反向传播策略[9]）要求为 $f(\ )$ 是其输入的可微函数。在现代的深度学习中，整流线性单元（ReLU）被广泛用于此功能，尤其是对于非标准的 ANN（如 CNN）。ReLU 定义为 $a = \max (0, \omega^{\mathrm{T}}x + b)$。与经典的 S 形和双曲正切激活函数相比，ReLU 通常能够更有效地学习复杂的模型。

可以将与 ANN 单层中所有神经元相关的权重表示为矩阵 $W \in \mathbf{R}^{p \times m}$，其中 p 是该层中神经元总数，可以立即使该计算层中所有的神经元激活，激活公式如下：

$$a = f(Wx + b) \tag{7-2}$$

$a \in \mathbf{R}^p$ 存储了层中所有神经元的激活值，注意 ANN 的层次结构，很容易看出由 L 层网络引起的功能形式模型可以表示为：

$$M(x, \Theta) = f_L(W_L f_{L-1}(W_{L-1} f_{L-2} \cdots (W_1 x + b_1) + \cdots + b_{L-1}) + b_L) \tag{7-3}$$

式中，下标表示层号，$W^i, B^i, \forall i \in \{1, \cdots, L\}$ 表示 Θ。

可以通过使用不同层数，在每个层中设置不同数量的神经元，甚至对不同层设置不同的激活函数来建立神经网络模型。这些选择共同决定了神经网络的体系结构。架构的设计变量和学习算法的设计变量称为网络的超参数。尽管模型参数（即 Θ）是自动学习的，但找到超参数的最合适值通常是手动迭代过程。标准 ANN 也通常称为多层感知机（multilayer perceptron，MLP），因为它们的层通常由标准神经元/感知机组成。最后一层，即用于分类的 softmax 层，不同于其他层。与标准感知机层中每个神经元的"独立"激活计算相反，softmax 神经元计算的激活对该层的所有激活值都进行了标准化。在数学上，softmax 层的第 i 个神经元计算出的激活值为：

$$a_i = \frac{e^{\omega_i^{\mathrm{T}} a_{L-1} + b_i}}{\sum_{j=1}^{p} e^{\omega_j^{\mathrm{T}} a_{L-1} + b_j}} \tag{7-4}$$

标准化激活信号的好处是，可以将 softmax 层的输出解释为概率向量，当给定样本属于特定类别时，该概率向量将对网络的置信度进行编码。softmax 层输出的这种解释是相关文献中广泛使用的概念。

（二）卷积神经网络

在用于图像分析的深度学习技术背景下，卷积神经网络（convolutional neural network，CNN）最重要。与标准 ANN 相似，CNN 由多层组成，但除简单的感知机层外，我们在这些网络中还会遇到三种不同类型的层：卷积层、池化层、全连接层（fc 层）。

卷积层：卷积层的目的是学习可以对图像执行卷积运算的卷积核及过滤器的权重。传统的图像分析在使用此类滤镜来突出显示/提取不同的图像特征方面已有很长的历史，如用于检测图像边缘的 Sobel 滤波器[10]。但是，在 CNN 之前，需要通过谨慎地手动设置卷积核权重来设计这些过滤器。CNN 提供的突破是在神经网络设置下自动学习这些权重。

图 7-3 表示卷积操作。在 2D 设置中，该操作涉及在 2D 网格（即图像）上移动一个小窗口（即卷积核）。在每个移动步骤中，将两个网格的相应元素相乘并求和以计算标量值。结束操作会产生另一个 2D 网格，在 CNN 文献中称为特征/激

活图。在 3D 设置中，对 3D 体积的相应通道执行相同的步骤，然后简单地将得到的特征图加起来，以计算 2D 图作为最终输出。

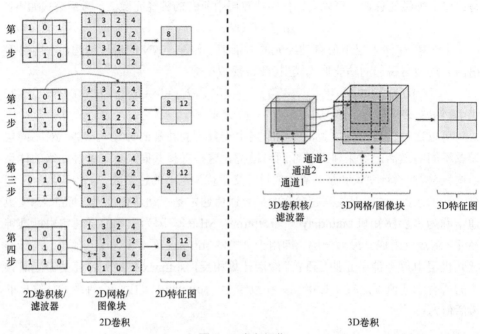

图 7-3　卷积操作

在图 7-3 中，我们可以使用公式（7-1）直接计算激活 a_1（二维网格）。该图没有显示偏差项，在卷积层中通常会忽略它。显而易见，在此设置下，我们可以使用与学习标准 ANN 的权重相同的工具来学习卷积核的权重。相同的概念适用于 3D 体积，不同之处在于我们必须使用多个卷积核在输出中获得体积（而不是2D 网格）。然后，由卷积核产生的每个特征图都将充当卷积层输出量的单个通道。CNN 文献中的一种常见做法是仅显示不同层的输入和输出集，从而简化 3D 设置。

卷积层与 ANN 的标准感知机层非常相似，但两者之间主要存在两个区别：①每个输入特征都通过相同的卷积核（即权重）连接到其激活信号。这意味着所有输入功能共享卷积核的权重，被称为参数共享。因此，卷积核尝试调整权重以适配组成完整输入信号的基本模式，如边缘检测。②由于相同的卷积核将所有输入功能连接到输出功能 / 激活，因此，卷积层只有很少的参数从卷积核建立的权重中进行学习。尽管数据的维度很高，但这种稀疏的连接仍可以进行有效的学习，而对于标准的稠密连接感知机层，这是无法实现的。

池化层：池化层的主要目的是减少 CNN 中激活图的宽度和高度，激活图中 $n_p \times n_p$ 网格的单个输出值 "v" 是该网格的最大值或平均值，相应地，该层通常称为最大池化层或平均池化层。有些网络未将该层视为单独层，而作为是常规网络层或卷积层的一部分，如 VGG16 网络 [11, 12]。

全连接层：这些层与标准 ANN 中遇到的感知机层相同。CNN 中使用多个卷积和池化层逐渐减小了生成的激活图的大小。最后，将来自更深层的激活图重新排列为向量，然后将其馈送到全连接层。现在，全连接层的激活向量经常用作输出信号（如图像）。

除了上述三层，还有一层是批处理规范化层 [13]，在 CNN 中比标准 ANN 中遇到的更多。该层（具有可学习的参数）的主要目标是控制不同网络层激活值的均值和方差，以使整个模型的感应更加有效。这个想法的灵感源于一个众所周知的事实，即如果将输入归一化为零均值和单位方差，则 ANN 模型的感应通常会更容易。BN 层本质上是将类似的原理应用于深度神经网络的激活。

（三）递归神经网络

标准的神经网络是先假定输入信号彼此独立，但是通常情况并非如此。例如，出现在句子中的单词通常取决于其前面单词的顺序。递归神经网络（recurrent neural network，RNN）设计对此类序列进行建模，可以认为 RNN 在其内部状态的帮助下保持序列的"记忆"。图 7-4 为一个典型 RNN 模型，显示了完整的网络序列。例如，如果 RNN 具有三层，则可以建模三个字长的句子。在图 7-4 中，x_t 是在第 t 个时间戳的输入，在实际案例中，x_t 可以是句子中第 t 个单词的某种定量表示。网络的记忆由状态 s_t 维护，其计算公式如下：

$$s_t = f(U_{x_t} + W_{s_{t-1}}) \tag{7-5}$$

其中，$f(\ )$ 通常是非线性激活函数，如 ReLU。给定时间戳 o_t 的输出是当时网络状态的加权函数，如预测句子中下一个单词的概率可以假设其输出形式为：

$$o_t = \mathrm{softmax}(Vs_t)$$

在上述方程式中需要注意的是，在所有时间戳上使用相同的权重矩阵 U、V、W。因此，在多个时间戳上对输入序列的递归执行相同的操作。对于 RNN，还需要一种特殊的反向传播算法，即时间反向传播（back-propagation through time，BTT）。与常规反向传播相比，BTT 必须将错误递归传播回先前的时间戳。对于涉及太多时间戳的长序列，需要解决梯度消失 / 爆炸现象。长短期记忆（long short-term memory，LSTM）[14] 网络是一种当前流行的 RNN 类型，它在处理长序列方面存在优势。

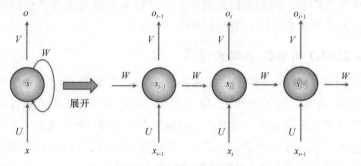

图 7-4　典型 RNN 模型

四、常用框架

如今流行的深度学习框架有很多，如 Tensorflow[15]、PyTorch[16]、Caffe[17]、Keras[18]、Theano[19]、MatConoNet[20] 等。每个框架有各自特点，如 PyTorch 是 Facebook 的 AI Research 支持的基于 Python 的库，具有实现动态图形的能力，备受关注；Caffe2 基于 Caffe 构建，并提供 C++ 和 Python 接口。这些框架都由软件开发人员不断维护，并且大多数新框架一经发现，就会被迅速纳入其中。需要适当的图形处理单元（GPU）来充分利用这些现代框架，而大多数框架还提供 CPU 支持，以训练和测试小型模型。该框架允许其用户直接测试不同的网络体系结构及其超参数设置等，而无须实际实现由各层执行的操作以及训练它们的算法，这些层和相关算法在框架的库中预先实现。

第二节　人工智能与 IGRT 应用进展

一、头颈部肿瘤

头颈部肿瘤患者采用 IGRT，可有效纠正由患者体位及体型、技师摆位、设备系统误差等导致的摆位误差，达到精准放疗的目的。图像引导目前主要有体内引导（如 Cone Beam Computed Tomography–CBCT、kV-kV）和光学体表引导（如 Catalyst、Optical Surface Mornitoring System–OSMS）。近年来随着人工智能的迅速崛起，许多研究者也将其应用于头颈部的 IGRT，在运动管理方面取得了一定成果。

（一）基于动作感知周期结合机器自组织学习的头颈摄像监测系统

在 2008 年国外研究机构开发了一种头颈摄像头系统[21]，该系统基于动作感知周期，通过机器学习以自组织方式（self-organized fashion）扫视 3D 目标。在该过程中，摄像头系统执行给定头颈位置的微扫视，学习映射这些微扫视，以确定当前目标的 3D 位置。整个阶段提供了自生成的运动命令，以激活相关视觉、空间和运动信息，这些信息用于学习视觉和运动系统之间的内部坐标转换，最终将学习到的变换用于使用头、颈和眼睛位置及其三者间不同组合来准确地扫视 3D 目标。该系统采用的神经体系结构如图 7-5 所示。

（二）2D/3D 图像配准回归学习

国外有研究[22] 提出一种刚性及非刚性 2D/3D 配准方法，该方法可以从靶区 2D 投影图像中估算出该区域的 3D 运动模型，通过刚性变换来表示计划时间和治疗时间之间的颅骨几何差异。该方法主要包括两个阶段：配准和回归学习。在配准阶段，通过两步学习过程确定线性算子：先根据原有的 3D 图像建立图像区域的运动低阶参数模型，再使用从 3D 图像生成的学习时间样本，通过多尺度线性回归公式来计算模型参数与 2D 投影强度残差，计算出的多尺度回归矩阵会产生从粗到细的线性算子，该算子可根据配准中的 2D 投影强度残差来估计模型参数，如图 7-6 所示。该方法在 IGRT 中的应用仅需几秒，不仅对肿瘤位置和形状的运动追踪进行建模，同时考虑了危险器官。

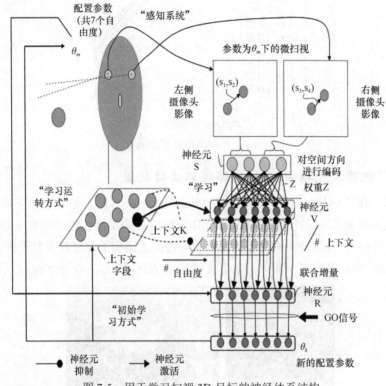

图 7-5 用于学习扫视 3D 目标的神经体系结构

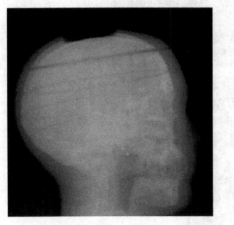

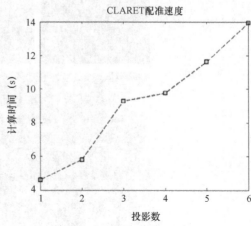

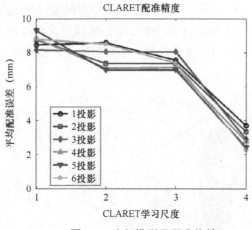

图 7-6　头部模型及配准偏差

（三）机器人无框架 SRS 头部运动实时校正

无框立体定向放射外科（stereotactic radiosurgery，SRS）在中枢神经系统疾病的治疗应用中具有许多临床优势，然而其治疗位置的不确定性较有框 SRS 更高。国外研究机构[23]将高精度的机器人技术和先进的人工智能算法整合到无框 SRS 治疗中，见图 7-7。该方案利用一种具有前馈算法的新型反馈控制技术来校正串行运

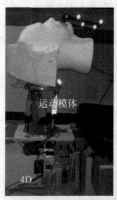
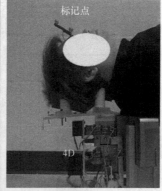
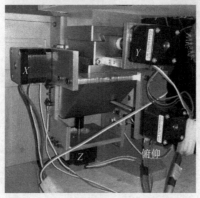

图 7-7　颅骨位置运动跟踪

动机器人系统中存在的平移和旋转耦合。算法输入参数包括实时 6DOF 目标位置、帧间距枢轴点到目标距离常数以及用于患者安全的平移和角度、直线加速器偏离（门控）公差常数。使用 4D（X、Y、$Z+$ 间距）机器人平台、红外头位置感应单元和控制计算机对算法进行了测试，处理测得的磁头位置信号，并将结果命令发送到四轴电机控制器的接口，通过该接口驱动四个步进电机执行运动补偿。实验表明，4D 机器人平台的控制性能满足 SRS 要求的亚毫米精度。

（四）基于人工智能的头颈部实时连续运动跟踪

传统的头颈部运动跟踪方法主要通过立体视觉、压力/重力传感器或加速度传感器等方式实现。最近有研究机构[24]提出了基于人工智能的信号处理对头颈部运动进行跟踪管理的方案。该方案将头颈部运动采集与识别功能分别在下位机与上位机实现（图 7-8），其中头颈部固定姿态识别功能采用阈值法，以 2 倍阈值作为头颈部固定姿态判定的阈值，5 倍阈值作为头颈部有效运动判定的阈值，最后将有效运动与无效运动片段输入卷积神经网络进行分类识别；选择全连接前馈神经网络作为基础结构，整个网络分为三层：输入层、隐藏层和输出层，由 Dropout 连接，分别包含 512、64 和 9 个神经元。经过训练，卷积神经网络最终分类综合准确率为训练集 98.85%、测试集 97.51%。该算法效率和精度较高，可实时、连续、准确地进行颈部运动跟踪。

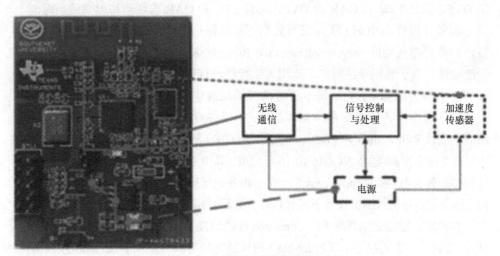

图 7-8　头颈部运动采集模块框图

二、胸部肿瘤

不同于头颈部肿瘤，胸部肿瘤易受呼吸运动、心脏跳动或肌肉运动影响，导致肿瘤及其周围正常组织位置发生偏移。为了应对预期的呼吸运动影响，近年来，人工智能在呼吸运动管理和实时跟踪研究中显示出优势，有较多的相关研究报道。下面就不同研究方向做一简单汇总。

（一）体外信息结合人工智能预测体内肿瘤位置

连续使用 X 射线成像或在肿瘤中放置能够发出电磁信号的应答器可以直接监视肿瘤运动。但是这些方法会造成患者接受不必要的辐射剂量，且成本高昂。为避免上述缺点，可在患者躯干上放置外部标记，然后间歇性地对患者成像获取肿瘤和标记点位置。建立外部标记点与肿瘤位置的联系，训练预测模型，该模型能够通过外部标记点位置确定肿瘤位置。

D'Souza 及其同事分析了 CyberKnife 的数据库，通过外部标记创建和测试了机器学习的肿瘤运动模型[25]。在 62 位肺癌患者、5 位肝癌患者和 23 位胰腺癌患者的腹部或胸部上贴三个光学标记，作为体外 3D 位置，在肿瘤内或附近植入三个基准标记，作为肿瘤质心 3D 位置。通过连续监测这些体外 3D 位置，来确定肿瘤的实时位置。Matteo 等[26] 开发了一种基于人工神经网络的实时肿瘤追踪方法，能够根据三个外部标记的位置来估算体内肿瘤位置，通过量化 20 个病例的 3D 靶向误差，验证了该方法的正确性。Li 等[27] 采用 PCA 模型，利用外表面的一个标记点对整个肺部的运动进行跟踪，其肺部的跟踪误差小于 2mm。Fayad 等[28] 也成功将 PCA 算法应用于整个 CT 图像在呼吸运动中的形变跟踪，13 个解剖结构点的平均跟踪误差小于 2mm；建立外表面运动变形向量场（deformation vector field，DVF）与 PTV 和 OAR 表面运动的 DVF 之间的关联模型，通过计算外表面的 DVF，估计 PTV 和 OAR 的 DVF，实现 PTV 和 OAR 的运动和形变的跟踪。

深吸气屏气（DIBH）联合表面监测可有效降低左乳腺癌患者放疗时的心脏剂量，而体表感兴趣区（region of interest，ROI）的选择会直接影响到摆位偏差监测的准确性。基于卷积神经网络，运用人工智能，有望实现最优曲面兴趣区的自动选择[29]。具体方法如下：先从每个患者的表面轮廓中随机提取 900 个 ROI（图 7-9），计算重建曲面上各顶点的曲率熵和法线，作为 ROI 选择学习的代表映射；再计算相应的刚性 ROI 配准误差（RE），运用 deep CNN-VGG16 网络进行预先训练。

作为 RE 预测模型，VGG16 由 16 层组成，其中 13 层是卷积层，3 层是全连接层。卷积层共有 5 组（称为 convl-conv 5），每一组卷积层后面都有一个窗口大小为 2×2 的最大池化层，该层对图像进行下采样以减少计算负担，并控制过拟合。在 convl-conv5 中，卷积层的输出采用零填充。Convl-conv5 的滤波器数分别为 64、128、256、512、512，最后三个全连接层（称为 fc6-fc8）的目的是映射具有不同非线性激活函数的特征进行分类。共模拟了 20 个随机运动，其中每一种运动都由平移、旋转和噪声组成。最后随机选取患者，训练模型的再预测准确性。预先训练的 VGG16 在 10 个训练阶段进行了微调，在 Matlab 2016a 上实现了表面显示、ROI 生成和 ICP 配准。40 例患者中，30 例用于模型训练，其余 10 例用于模型测试；在 30 个培训患者数据中进行 5 倍交叉验证（80% 用于培训，20% 用于验证）。采用均方根误差（root mean square error，RMSE）和平均绝对误差（mean absolute error，MAE）两个指标来评价再预测模型的准确性。结果发现平移 RMSE 和 MAE 分别小于 1mm 和 0.7mm，旋转误差分别小于

0.459° 和 0.35°，具有较好的 RE 预测精度，见表 7-1 与图 7-10。同时，计算效率得到大幅提高，训练 RE 预测模型的计算时间为 12h，一个患者的总计算时间约为 20s，包括 ROI 的生成、再预测和 ROI 的选择，时效性快，精准度高，适宜用于临床。

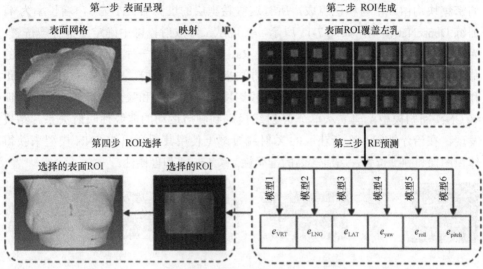

图 7-9　表面提取过程

表 7-1　预测模型的准确性分析结果

指标		平面（mm）			旋转（°）			等效误差（mm）
		垂直	纵向	横向	垂直旋转	纵向旋转	横向旋转	
五倍交叉验证	均方根误差	0.93	0.80	0.83	0.36	0.39	0.32	2.07
	绝对误差	0.63	0.57	0.56	0.27	0.28	0.23	1.53
	± 标准偏差	（±0.69）	（±0.57）	（±0.62）	（±0.26）	（±0.28）	（±0.23）	（±1.39）
测试	均方根误差	0.96	0.91	0.97	0.43	0.45	0.37	2.62
	绝对误差	0.64	0.67	0.64	0.32	0.31	0.25	1.70
	± 标准偏差	（±0.73）	（±0.66）	（±0.75）	（±0.32）	（±0.36）	（±0.31）	（±2.00）

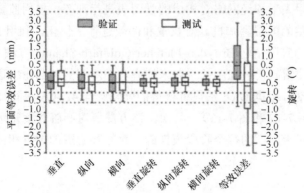

图 7-10　预测 RE 和真实 RE 的平均误差

（二）二维验证影像结合人工智能预测肿瘤三维位置

Markus 等[30]在 PyTorch 中利用 DenseNet 模型将单通道图像输入到第一个密集块，每个输入的卷积核大小为 3，过滤器数为 2k，其中 k 是增长率。每个随后的密集块均由 8 个卷积层组成，所有这些卷积层的过滤器大小为 3，增长率为 4。训练 DenseNet 模型，如图 7-11 所示，实现从二维放射投影中确定三维肿瘤位置，为肺肿瘤适形放射治疗提供实时结果。Ran 等[31]提出了一种基于卷积神经网络的肺部肿瘤定位方法，结合主成分分析方法来建立运动模型。实验先采用强度校正和数据增强技术，提高模型对 X 射线投影图像中的散射和噪声的鲁棒性，而后训练 CNN 回归模型，建立从单个 X 射线投影到肿瘤运动的非线性映射关系。结果发现，在治疗期间，在所获取的 X 射线投影上使用其所提出的 CNN 模型来获得体积图像和肿瘤位置，具有较高的准确性（＜1mm）和鲁棒性。

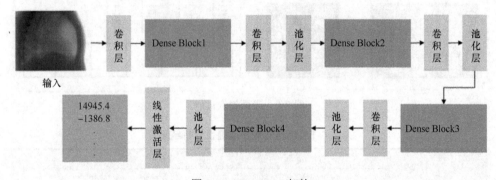

图 7-11　DenseNet 架构

（三）4D-CT 结合人工智能进行肺部呼吸运动的预测

四维放射治疗 4D-CT 技术能够对患者的各个呼吸时相进行扫描，重建出肿瘤在每个呼吸运动下的状态。4D-CT 技术结合人工神经网络方法可以模拟任何呼吸阶段的器官轮廓，如通过预测呼吸阶段的肺轮廓来模拟每个患者呼吸周期中的肺运动[32]。Pierre 等[33]提出根据患者的 4D 扫描人体直径数据来模拟和定制呼吸运动，采用人工神经网络对构成的学习集进行训练，使用监督学习方式训练具有一个隐藏层的多层感知机。对权重和偏差进行了优化，利用 t 最小化均方误差，基于梯度的有限记忆 Broyden-Fletcher-Goldfarb-Shanno 方法（L-BFGS），结合 Wolfe 线性搜索确定最优步长。对未知患者相对应的肺部轮廓进行插值，然后模拟其呼吸运动。根据 Dice 系数将获得的肺轮廓与 4D-CT 进行比较，从而验证插值准确性（图 7-12 和图 7-13）。其次，该方法还对心脏和食管运动进行了初步研究，能够在呼吸周期的每个阶段模拟肺、食管和心脏的位置和体积，都具有良好的准确性。

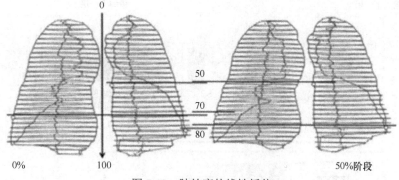

图 7-12　肺轮廓的线性插值

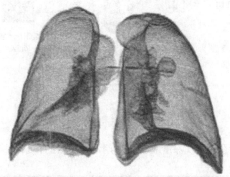

图 7-13　比较 4D-CT 数据和神经网络运动仿真系统（70% 阶段）

最近，一些研究者使用深度学习预测肺部呼吸运动，Nabavi 等使用 4D-CT 技术结合深度卷积长短期记忆（LSTM）网络[34]，卷积 LSTM 是 LSTM 变体之一，它使我们能够使用卷积算子将 3D 输入数据转换为 1D 数据。该研究收集 6 例肺肿瘤患者的 4D-CT 图像，观察肿瘤位置的冠状、矢状和轴向视图，被存储为参考图像。预测呼吸运动网络体系结构结合患者呼吸周期中的 4D-CT 图像，可以预测自主图像的 4D-CT 图像的未来帧（图 7-14）。该体系结构在准备好的数据集上对这三个方向进行评估，结果表明，网络预测生成的图像与相应的参考图像非常一致。基于卷积 LSTM 网络的肺运动预测结果如图 7-15 所示，参考图像、预测的后续帧及其差异映射随着时间推移，基于卷积 LSTM 模型的图像预测可以生成下一帧，于是周期性的肺运动可以被监控。该模型使得在缺乏基于训练模型的 4D-CT 图像访问的情况下，生成下一帧成为可能。

（四）基于 MRI 影像的运动跟踪和预测

MRI 是依据所释放的能量在物质内部不同结构环境中不同的衰减，通过外加梯度磁场检测所发射出的电磁波，来得知构成这一物体原子核的位置和种类，从而绘制成物体内部的结构图像。MRI 引导的放射疗法可在治疗过程中连续采集图像以监视肿瘤运动。

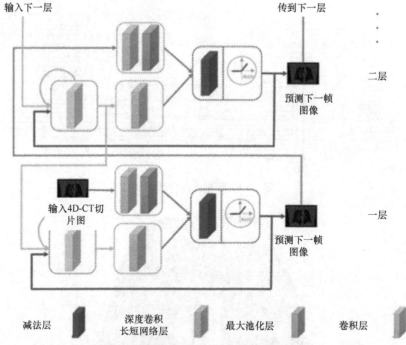

图 7-14　深度卷积长短期记忆网络的体系结构

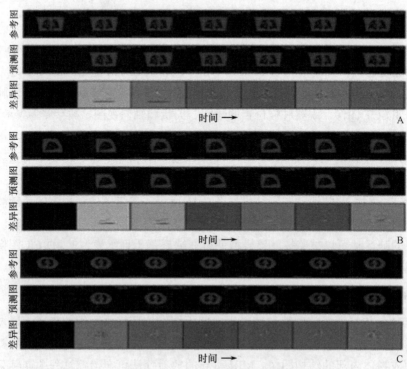

图 7-15　呼吸周期图像的预测

A. 冠状面视图；B. 矢状面视图；C. 横断面视图

Yun 等 [35, 36] 在 MRI-Linac 上采集模体 MRI 影像，分析其运动数据并训练，基于训练的 ANN 便可进行自动轮廓勾画。首先采用粒子群算法优化 ANN 的网络结构和初始权值，然后采用误差反向传播算法（基于 MRI 影像训练）用于自动勾画的 ANN 模型，而后基于训练的 ANN 模型对分次间采集的 MRI 影像进行自动轮廓分析处理，从而实现分次间 MRI 影像上肿瘤的运动追踪监测。

Seregni 等 [37] 使用 3.0T 诊断扫描仪采集 6 名肺癌患者的磁共振电影成像，基于尺度不变、特征变换的方法提取磁共振电影成像中的多个特征参数，然后采用不同的机器学习方法，包括线性插值（假设信号在整个预测范围内保持恒定速度）、自回归线性预测（由同一信号的先前 h 个样本的线性组合获得，使用最小二乘法对参数进行优化）和支持向量机（选择高斯径向基函数实现非线性预测器）对数据进行建模，进行运动预测，并得出结论：适当的预测算法可以潜在地减少治疗的几何不确定性。

以 1.5T 磁共振在治疗位置对 7 例早期非小细胞肺癌患者成像，结合粒子滤波与自回归模型，首先从自回归模型中提取未来的运动信息作为粒子滤波器模型的输入，然后进行图像观察和校准，最终实现对图像中的肿瘤位置进行序列跟踪和预测 [38, 39]。

使用扩展卡尔曼滤波器模型对 MRI 多个切片中的外部呼吸替代物运动进行预测 [40]，通常对几个跟踪点执行运动预测，并通过对每个跟踪点和运动方向进行独立建模来获得预测。MRI 提供了包含丰富信息的高维图像，这些信息可能有助于预测结果。

John 等 [41] 基于先前观察到的运动状态的加权组合来预测将来的组织运动，提出了一种用于 MRI 引导的放射疗法的新颖的图像复原（image restoration，IR）运动预测方法，回顾性地分析了在 ViewRay 上进行自主呼吸治疗的患者的影像数据，以测试 IR 方法。图 7-16 为研究患者中一个预测上下运动的例子，每个高维数据点都是用一系列连续获取的两幅图像构建的，识别出最相似的邻点（a），并使用训练集中 K=5 个最相似的高维数据点（b）相关运动的加权来估计未来运动。结果发现图像复原运动预测有可能减少门控等待时间，并提高 MRI 引导的放射治疗中基于可变形配准的目标跟踪的速度和准确性。

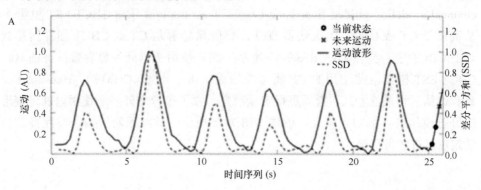

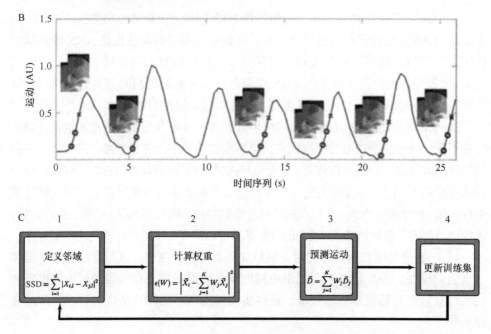

图 7-16 患者影像中预测上下运动的例子

三、腹部肿瘤

腹部常见肿瘤包括肝癌、宫颈癌、前列腺癌、结直肠癌等。在这些肿瘤放射治疗实施时,活动度较大的器官有肝、膀胱、小肠等,形变较小的器官有胰腺、直肠、前列腺等。目前主要研究的对象多集中在膀胱、肝脏等形变大、体积大的器官中,直肠等位置不明确,体积较小的器官则并没有过多的研究资料,还需进一步的探索。

(一)利用锥形束投影和生物力学模型进行肝肿瘤 4D 定位

患者体表(如胸廓、肋下)活动度在一定程度上反映了器官的运动情况,但两者的相关性非常复杂,且个体差异性较大,因此他们之间的关系难以用一个函数来描述。Zhang 等[42] 构建了一个以生物力学为基础的肝脏 CBCT 模型(biome-chanical modeling guided liver cone-beam CT estimation,Bio-CBCT-EST 模型),从高质量 CT 或 CBCT 图像获得 DVF,将肿瘤轮廓从 CT 或 CBCT 图像转移到新的 CBCT 中,整体思路如图 7-17 所示。然后使用 7 例肝癌患者数据评估 Bio-CBCT-EST 模型,并使用 DICE 相似性指数、质心误差(COME)、Hausdorff 距离和逐体素相关性(CC)指标进行定量研究。除了模拟之外,还使用内部可变形的肝脏模体进行了初步研究,模体如图 7-18 所示。其结果对肿瘤在线配准和自动定位具有参考价值。

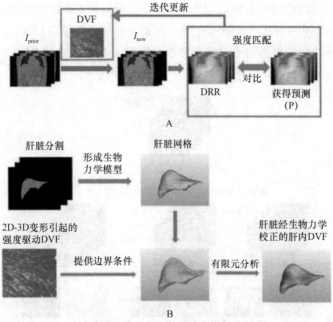

图 7-17　CBCT 模型整体思路

A. 2D-3D 变形技术方案；B. 肝脏生物力学建模工作流程

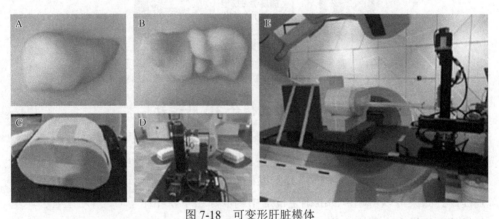

图 7-18　可变形肝脏模体

A. 柔软有弹性的肝脏模体前视图；B. 肝脏模体的后视图；C. 肝脏容器；D. 内部运动平台；E. 整体运动可变形肝脏
模体平台

（二）自动无标记靶区定位和跟踪

图像引导前列腺放射治疗目前多数靠植入的基准标记（fiducial marker，FM）
或者传感器（transducer）来定位，但是标记或传感器的植入是有创的，会侵入患者
的身体，增加患者出血、感染或产生不适反应的风险。新型的无标记前列腺定位
策略显示出临床优势[43]，该策略运用预先训练好的深度学习模型来分析 kV-X 射
线投影图像，不需要日常 CBCT 辅助。图 7-19 即是基于深度学习模型的前列腺定
位的步骤和工作流程，第一步是生成反映解剖学各种情况的 kV-X 射线投影图像的

训练数据集，使用由运动矢量场（MVF）构成的模型将 CT 数据集进行形变；然后，生成 DRR，将其视为实际几何结构变形后在某个方向上的模拟 kV-X 射线投影图像；最后，使用带注释的样本用于训练深度学习模型，使用独立的 DRR 和 OBI 系统进行验证。

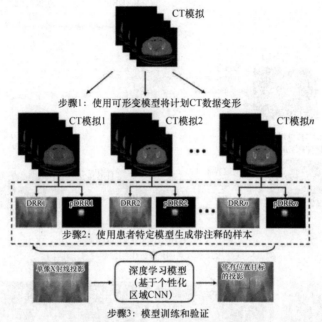

图 7-19　基于深度学习的治疗目标定位方法的总体流程图

DRR，X 射线数字重建影像；pDRR，前列腺的 X 射线数字重建影像；CNN，卷积神经网络

（三）深度学习和 2D 超声图像估计 3D 肝运动

基于深度学习算法，使用 2D 超声图像可以预测 3D 肝运动[44]。为了提高预测的准确性，引入肝区域的分割矢量图作为回归网络的输入，用一种紧密连接的卷积网络 BCDU-Net 来提取特征，分割准确率提升非常大，运动预测的准确性也得到提高。如果可以将超声的准确定位运用到放疗当中，相比于 CT 等对患者会产生剂量的定位设备，超声定位可能会更加安全。

（四）基于深度学习提高图像配准精度

在腹部器官中，直肠和膀胱运动幅度大且与周围组织的对比度低，图像配准选择形变配准为佳；相比直肠，目前膀胱形变配准研究占多数。Bondar 等使用对称性 TPS-RPM 方法来解决膀胱的表面配准，其结果显示，与常规 TPS-RPM 算法相比，该算法获取约 78% 的反向一致性和 46% 的表面匹配度[45]；基于此，加入权值参数，即可表述不同器官的形变难易程度，实用性较广[46]。Lv 等[47] 提出了一种基于 CNN 的 3D-MRI 腹部图像配准技术，可对不同图像进行空间变换分析，与目前常用方法相比，重建时间从 1h 减少到了 1min；基于 U-Net 架构的深度学习框架应用于分段肾皮质和髓质内 8 个 ROI 的配准，在自由呼吸测量期间，配准后标准均方根值显著降低 [48]。

（五）基于 MRI/ 超声 /4D-CT 的自由呼吸放疗期间的平面内器官变形预测

利用循环编码器 - 解码器体系结构，可以预测平面内（in-plane）器官运动 [49]。该体系结构在多个尺度上利用特性表示，同时学习给定的输入序列和连续图像之间的密集变形映射，并推断它们随时间的推移。随后，几个级联排列的空间变换器使用预测的变形场生成未来的图像序列。模型利用复合损失函数，以期在保持平滑变形的同时最小化真实图像和预测图像之间的差异。该结构的另一最大特点是仅基于图像数据，以无监督的方式进行端到端的训练。将该体系结构应用于 85 个不同病例（健康受试者和患者）的数据集中，该数据集包含 MRI 肝脏图像、超声（US）肝脏图像和 4D 胸部 CT 图像。实验旨在调查所提出的多尺度体系结构设计的重要性以及增加预测帧数对模型整体精度的影响。在 MRI、US 和 CT 数据集中，该模型能够预测下一个多时相图像中器官位置，中位精度分别为 0.4（0.55）mm、0.45（0.74）mm 和 0.28（0.58）mm。所获得的结果通过在几种成像模态上实现预测图像和目标图像的精确匹配，显示了该模型临床应用的强大潜力。

第三节　总结和展望

一、总　　结

人工智能（AI）是目前发展较为成熟的技术，其在放疗中的应用研究也比较广泛，器官运动是其中之一。器官运动是 IGRT 中影响剂量精准传输的重要因素，不同部位运动器官类别不一样，AI 在其中的应用研究也有不同，主要内容总结见表 7-2 中。

表 7-2　AI 在 IGRT 器官运动管理中的应用举例

肿瘤部位	AI	应用研究
头颈	基于动作感知周期的自组织机器学习	头颈摄像监测系统
	多尺度回归	2D 投影图像估算 3D 运动
	前馈算法的新型反馈控制校正串行运动机器人系统	机器人无框架 SRS 头部运动实时校正
	卷积神经网络结合全连接层前馈神经网络，智能信号处理	头颈部实时连续运动跟踪，准确率达 97% 以上
胸部	PCA 模型，deep CNN-VGG16 网络	体外信息预测体内肿瘤位置及其体外信息的确定
	PyTorch，DenseNet 模型	2D 影像预测肿瘤 3D 位置
	ANN，监督学习：深度卷积长短期记忆网络	4D-CT 图像预测呼吸运动
	粒子群算法优化 ANN，误差反向传播算法训练 ANN 模型；粒子滤波与自回归模型；扩展卡尔曼滤波器模型	MRI 运动跟踪和预测

续表

肿瘤部位	AI	应用研究
腹部	Bio-CBCT-EST 模型	CBCT 和生物力学模型进行肝 4D 定位
	可形变模型和患者特性模型训练基于个性化区域的 CNN	前列腺无植入标记模式进行靶区定位和跟踪
	BCDU-Net 卷积网络	2D 超声进行 3D 肝运动
	对称性 TPS-RPM；CNN；U-Net	改善图像配准精度
	循环编码器 - 解码器体系，复合损失函数，无监督学习	多模态预测自动呼吸运动下器官运动

相比胸腹部，头颈部肿瘤器官活动度较小，AI 的研究主要集中于头颈运动监测和矫正，如亚毫米精度的 4D 机器人平台在无框架头颈 SRS 中发挥高精度定位优势，基于动作感知周期以自组织方式扫视三维目标的头颈摄像系统完成了最优灵活性和稳健性之间的权衡，基于 AI 的信号处理对头颈部运动实时连续跟踪精度 > 97%。

胸腹部肿瘤 IGRT 中的器官运动，如呼吸运动、心脏跳动、胃肠蠕动和泌尿活动等，是需要重点关注并亟待解决的问题。IGRT 图像模式众多，AI 在其研究方向也广泛，如通过 AI 精选体表感兴趣区，通过学习体表标记或活动度信息创建肿瘤运动模型，临床测试跟踪误差 < 2mm，对肿瘤在线配准和自动定位具有参考意义；基于 2D 验证影像结合 DenseNet 模型预测肿瘤 3D 位置；基于 4D-CT 技术结合 ANN、采用监督学习预测肺部呼吸运动。MRI 引导放疗是目前研究的热点之一，近年来关于此的 AI 研究也是逐渐增多。基于 MRI 影像训练自动勾画 ANN 模型，之后对分次间 MRI 影像进行自动轮廓勾画，实现 MRI 影像上的跟踪监测；基于尺度不变、特性变化方法，采用线性差值、自回归线性预测等机器学习方法建模实现运动预测；利用预先训练好的深度学习模型，分析分次验证影像信息，实现自动无标记靶区定位和跟踪；基于多模态影像结合循环编码器 - 解码器体系结构，预测器官位置中位精度达 0.25mm 等。以上研究结果均显示了 IGRT 在临床应用上的强大潜力。

二、展　望

IGRT 使放疗发生了革命性变化，AI 的加入，打开了诸多探索之门。关于器官运动，如呼吸运动、肝运动和前列腺运动是目前研究较多的几种运动，胃肠蠕动和膀胱等泌尿活动将是亟待研究的方向。依赖于 AI 技术的进步，MRI 和超声影像在器官运动中的应用研究或许成为热点之一，在临床中的应用也将会逐渐普遍。相比光子放疗，质子和重离子放疗对器官运动实时监测提出更高要求，AI 技术将会发挥更大优势。

参 考 文 献

[1] Hunt E B，Martin J，Stone P J. Experiments in induction. New York：Academic Press，1966.

[2] Nilsson N J. Learning machines. New York：McGraw-Hill，1997.

[3] Rosenblatt F. Principles of neurodynamics. Washington：Spartan Books，1962.

[4] Michie D，Spiegelhalter D J，Taylor C C. Machine learning，neural and statistical classification. Chichester：Ellis Horwood，1994.

[5] Domingos P. The master algorithm：how the quest for the ultimate learning machine will remake our world. Basic Books，2015.

[6] Goodfellow I，Bengio Y. Courville A. Deep learning. Cambridge：The MIT Press，2016：1.

[7] Zhu X J. Semi-supervised learning literature survey. Madison：University of Wisconsin-Madison，2008.

[8] Kaelbling L P，Littman M L，Moore W. Reinforcement learning：a survey. Journal of Artificial Intelligence Research，1996，4：237-285.

[9] Rumelhart D E，Hinton G E，Williams R J. Learning representations by back-propagating errors. Nature，1986，323（6088）：533-536.

[10] Sobel I，Feldman G. A 3x3 isotropic gradient operator for image processing. Die Pharmazie，1968，7（8）：271-272.

[11] Simonyan K，Zisserman A. Very deep convolutional networks for large-scale image recognition. Computer Science，2014.

[12] Sun S，Akhtar N，Song H，et al. Deep affinity network for multiple object tracking. IEEE Transactions on Pattern Analysis and Machine Intelligence，2019：99.

[13] Ioffe S，Szegedy C. Batch normalization：accelerating deep network training by reducing internal covariate shift. Publication History，2015.

[14] Hochreiter S，Schmidhuber J. Long short-term memory. Neural Comput，1997，9（8）：1735-1780.

[15] Abadi M，Barham P，Chen J，et al. TensorFlow：a system for large-scale machine learning. Usenix Association，2016，16：265-283.

[16] Paszke A，Gross S，Chintala S，et al. Automatic differentiation in PyTorch. //31 conference on neural information processing systems. Long Beach，USA，2017.

[17] Jia Y，Shelhamer E，Donahue J，et al. Caffe：convolutional architecture for fast feature embedding. Computer Science，2014，675-678.

[18] F. Chollet. Keras. https：//keras.io，2015.

[19] The Theano Development Team，Al-Rfou R，Alain G，AlmaHaiRi A，et al. Theano：a python framework for fast computation of mathematical expressions. 2016，arXiv：1605. 02688v1[cs.SC].

[20] Vedaldi A，Lux M，Bertini M. MatConvNet. ACM SIGMultimedia Records，2018，10（1）：9.

[21] Srinivasa N，Grossberg S. A head-neck-eye system that learns fault-tolerant saccades to 3-D targets using a self-organizing neural model. Neural Netw，2008，21（9）：1380-1391.

[22] Chou C R，Frederick B，Mageras G，et al. 2D/3D image registration using regression learning. Comput Vis Image Underst，2013，117（9）：1095-1106.

[23] Liu X，Belcher A H，Grelewicz Z，et al. Robotic real-time translational and rotational head motion correction during frameless stereotactic radiosurgery. Med Phys，2015，42（6）：2757-2763.

[24] Li S Y，Zhou P，Xiao W J，et al. A wearable system for cervical spondylosis prevention based on artificial intelligence. Chinese Journal of Medical Instrumentation，2020，44（1）：33-37.

[25] D'Souza W D，Malinowski K，Zhang H H. Machine learning for intra-fraction tumor motion modeling with respiratory surrogates. International Conference on Machine Learning and Applications，2009，463-467.

[26] Seregni M，Pella A，Riboldi M，et al. Real-time tumor tracking with an artificial neural networks-based method：a feasibility study. Phys Med，2013，29（1）：48-59.

[27] Li R，Lewis J，Jia X，et al. PCA-based lung motion model. Phys Med Biol，2011，56（18）：6009-6030.

[28] Fayad H，Pan T，Pradier O，et al. Patient specific respiratory motion modeling using a 3D patient's external surface. Med Phys，2012，39（6）：3386-3395.

[29] Chen H，Chen M，Lu W，et al. Deep-learning based surface region selection for deep inspiration breath hold（DIBH）monitoring in left breast cancer radiotherapy. Phys Med Biol，2018，63（24）：245013.

[30] Foote M D，Zimmerman B E，Sawant A S，et al. Real-time 2D-3D deformable registration with deep learning and application to lung radiotherapy targeting. Cham：Springer，2019.

[31] Wei R，Zhou F，Liu B，et al. Convolutional neural network（CNN）based three dimensional tumor localization using single X-ray projection. IEEE Access，2019，7：37026-37038.

[32] Laurent R，Henriet J，Salomon M，et al. Makovicka respiratory lung motion using an artificial neural network. Neural Computing and Applications，2012，21（5）：929-934.

[33] Leni P E，Laurent R，Salomon M，et al. Development of a 4D numerical chest phantom with customizable breathing. Phys Med，2016，32（6）：795-800.

[34] Nabavi S，Abdoos M，Moghaddam M E，et al. Respiratory motion prediction using deep convolutional long short-term memory network. J Med Signals Sens，2020，10（2）：69-75.

[35] Yun J，Wachowicz K，Mackenzie M，et al. First demonstration of intrafractional tumor-tracked irradiation using 2D phantom MR images on a prototype linac-MR. Med Phys，2013，40（5）：051718.

[36] Yun J，Mackenzie M，Rathee S，et al. An artificial neural network（ANN）-based lung-tumor motion predictor for intrafractional MR tumor tracking. Med Phys，2012，39（7）：4423-4433.

[37] Seregni M，Paganelli C，Lee D，et al. Motion prediction in MRI-guided radiotherapy based on interleaved orthogonal cine-MRI. Phys Med Biol，2016，61（2）：872-887.

[38] Bourque A E，Carrier J F，Filion D，et al. A particle filter motion prediction algorithm based on an autoregressive model for real-time MRI-guided radiotherapy of lung cancer. Biomedical Physics & Engineering Express，2017，3（3）：035001.

[39] Bourque A E，Bedwani P，Carrier J F，et al. Particle filter-based target tracking algorithm for magnetic resonance-guided respiratory compensation：robustness and accuracy assessment. Int J Radiat Oncol Biol Phys，2018，100（2）：325-334.

[40] Noorda Y H，Bartels L W，Viergever M A，et al. Subject-specific liver motion modeling in MRI：a feasibility study on spatiotemporal prediction. Phys Med Biol，2017，62（7）：2581-2597.

[41] Ginn J S，Ruan D，Low D A，et al. An image regression motion prediction technique for MRI-guided radiotherapy evaluated in single-plane cine imaging. Med Phys，2020，47（2）：404-413.

[42] Zhang Y，Folkert M R，Li B，et al. 4D liver tumor localization using cone-beam projections and a biomechanical model. Radiother Oncol，2019，133：183-192.

[43] Zhao W，Shen L，Wu Y，et al. Automatic marker-free target positioning and tracking for image-guided radiotherapy and interventions//Image-Guided Procedures，Robotic Interventions，and Modeling. 2019.

[44] Yagasaki S，Koizumi N，Nishiyama Y，et al. Estimating 3-dimensional liver motion using deep learning and 2-dimensional ultrasound images. Int J Comput Assist Radiol Surg，2020，15（12）：1989-1995.

[45] Bondar L，Hoogeman M S，Vásquez Osorio E M，et al. A symmetric nonrigid registration method to handle large organ deformations in cervical cancer patients. Med Phys，2010，37（7）：3760-3772.

[46] Wognum S，Heethuis S E，Rosario T，et al. Validation of deformable image registration algorithms on CT images of ex vivo porcine bladders with fiducial markers. Med Phys，2014，41（7）：071916.

[47] Lv J，Yang M，Zhang J，et al. Respiratory motion correction for free-breathing 3D abdominal MRI using CNN-based image registration：a feasibility study. Br J Radiol，2018，91（1083）：20170788.

[48] Lv J，Huang W，Zhang J，et al. Performance of U-net based pyramidal lucas-kanade registration on free-breathing multi-b-value diffusion MRI of the kidney. Br J Radiol，2018，91（1086）：20170813.

[49] Romaguera L V，Plantefève R，Romero F P，et al. Prediction of in-plane organ deformation during free-breathing radiotherapy via discriminative spatial transformer networks. Med Image Anal，2020，64：101754.